바이러스를 이기는
새로운 습관

바이러스를 이기는 새로운 습관

THE NEW NORMAL

제니퍼 애슈턴 지음 | **이기동** 옮김

감수 **정기석** 한림대 의대 교수·전 질병관리본부장

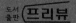

도서
출판 프리뷰

Introduction

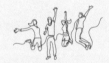

코로나바이러스 팬데믹이 시작되고 몇 개월 지난 무렵이었다. 센트럴파크에서 조깅을 하는데, 언뜻 주위의 모든 게 이전 같지 않다는 생각이 들었다. 센트럴파크는 거의 그대로였다. 잠들지 않는 도시 뉴욕에서 센트럴파크는 웬만해선 바뀌지 않을 몇 안 되는 곳 중의 하나이다. 그런데 그곳에 온 사람들이 달라 보이는 것이었다. 모두들 하나같이 마스크를 쓰고 있었다. 조깅하는 사람 수가 부쩍 늘고, 관광객은 눈에 띄게 줄어들었다.

그리고 자신을 돌아보았다. 나도 공원에서 달리는데, 나는 조깅을 자주 하는 사람이 아니다. 그런데 헬스클럽에 가지 못하니 바깥에서 달리는 게 새로운 운동 습관이 된 것이다. 나의 새로운 일상, 바로 뉴 노멀new normal이었다.

새로운 일과가 된 달리기를 마칠 즈음 공원 끝에 있는 인도에 도착해서 보니 몇 십 명이 모여 서 있었다. 전에 없던 풍경이었다. 뉴요커들은 할 일 없이 길에 그렇게 모여 서 있는 법이 없기 때문이다. 뉴욕은 사람들이 계속 바쁘게 움직이는 도시이다. 그런데 갑자기 사람들이 갈 곳이 딱히 없고, 급하게 어디로 갈 일도 없어진 것 같았다.

조금 있다 그렇게 모여 서 있는 이유를 알 수 있었다. 근처에 있는 대형 유기농 가게인 홀푸드마켓Whole Foods Market에 들어가기 위해 줄을 선 것이었다. 줄은 건물 모퉁이를 돌아 길게 이어졌고, 사람들은 바닥에 붙여 놓은 연녹색 안내표시에 맞춰 2미터 거리 두기를 하고 서 있었다.(미국은 6피트 거리 두기이나 한국의 사회적 거리 두기에 맞춰 2미터로 바꿔서 표기함.)

쇼핑객 한 명이 출구로 나오면, 경비요원이 손님을 한 명씩 들여보냈는데, 반드시 일방통로를 따라 들어가라는 당부를 덧붙였다. 도처에서 그런 일이 벌어졌다. 미국 전역의 어느 도시를 가든 가게 앞에 줄이 늘어섰다. 그 줄이 우리에게 어떤 의미를 갖는지 퍼뜩 생각이 들었다. 운동하는 방식, 식품매장에 가서 물건을 사는 것과 같은 일상의 모습이 이렇게 눈에 띄게 바뀐다면, 우리가 사는 세상은 앞으로 절대로 이전 같지 않을 것이라는 생각이 든 것이다. 코로나-19 백신과 치료제가 나오더라도 그럴 것 같았다.

코로나바이러스 위기는 마치 소행성이 지구와 충돌한 것 같은 큰 충격을 몰고 왔다. 우리가 사는 세상은 영구히 지워지지 않을 충격을 받았고, 그로 인해 완전히 바뀌었다. 갑자기 어떤 사람이 센트럴파크 끝 쪽에 '새로운 세상에 오신 걸 환영합니다'라고 쓴 대형 현수막을 내건 것 같은 기분이었다. 이제 모든 게 달라졌다. 주위를 한번 둘러보고, 새로운 세상에 적응하도록 해야 한다.

센트럴파크에서 처음으로 목격한 그 세상은 이제 우리의 새로운 일상이 되었다. 식품매장 앞에 늘어선 긴 줄은 있다가 없어졌다가 하고, 고객들에게 요구하는 규칙도 어쩔 수 없이 바뀌었지만, 소행성이 와서 부딪쳤고, 이후 완전히 새로운 세상이 시작되었다는 사실은 변하지 않았다. 팬데믹 시대가 시작되고 나서 우리가 하는 행동, 우리의 생각, 두려움, 우리가 갖는 믿음은 엄청나게 달라졌다. 앞으로 몇 년 동안 계속 그럴 것이다.

나로서는 생전 처음 겪는 일이다. 그건 누구나 마찬가지이다. 코로나바이러스 팬데믹은 우리가 살면서 겪은 일 중에서 단일 사건으로는 단연코 가장 큰 대사건이다. 나는 개인적으로 의사로, 그리고 의학전문기자로 살아오면서 사회적, 의학적, 경제적, 정치적, 물리적, 정신적으로, 그리고 정서적인 면에서 그 충격이 코로나-19 근처에 갈 만한 사건도 겪어보지 못했다. 이 놀라운 일이 일어나는 동안 나는 제일 앞자리에서 현장을 지켜보며 사건의 흐름을 추적했다. 이리저리 바뀌는 흐름의 배경을 분석해서 수백만 시청자들에게 전달했다.

나는 2012년부터 ABC 뉴스에서 일했고, 2017년부터는 수석 의학전문기자로 일하고 있다. 간판 프로인 굿모닝 아메리카Good Morning America, 데이비드 뮤어가 진행하는 월드뉴스투나잇World News Tonight with David Muir, 나이트라인Nightline에 고정 출연하고, 기타 전국으로 방송되는 여러 프로그램에도 출연하고 있었다. 그런데 이 일이 터지고 나서부터는 매일 하루 13시간 넘게 방송하고, 굿모닝 아메리카3GMA3의 에이미 로바흐가 진행하는 뉴스 프로그램에도 출연하기 시작했다.

그때부터 나는 코비드-19와 함께 살고, 함께 자고, 꿈도 코비드-19로 꾸었다. 연구자료를 모조리 읽고, 역학 전문가, 공중보건 전문가, 감염병 전문가들과 수시로 이야기를 나누었다. 그리고 미국 감염병 전문의들의 수장인 앤서니 파우치Anthony Fauci 박사도 자주 만났다. 애틀랜타에 있는 미국 질병통제예방센터CDC와 백신을 개발하고 있는 메릴랜드주 베데스다의 국립보건연구원, 그리고 백악관 웨스트윙을 뻔질나게 드나들었다.

그러는 내내 하나의 화두가 나를 떠나지 않았다. 그것은 바로 우리는 절대로 이전처럼 되지 못한다는 사실이었다. 당신도, 나도, 당신 이웃도, 지구 반대편에 있는 남녀노소 그 누구도 마찬가지이다. 9/11 테러를 겪은 세대는 그런 위기가 한 나라를 어떻게 바꾸어놓는지 알 것이다. 9월 11일에 일어난 그 사건은 이전에 알지 못했던 위협에 대해 우리의 눈을 뜨게 해주었다. 수천 명에 달하는 미국인의 생사를 바꾸었고, 미국 시민들의 여행 방식과 두려움의 대상을 바꾸고, 미국 최대 도시 뉴욕의 경제적, 정치적, 사회적 분위기와 겉모습까지 완전히 바꿔놓았다.

팬데믹은 어디서 운동하고, 어떻게 쇼핑하는지 등 우리의 일상을 바꾸었을 뿐만 아니라, 먹고, 잠자고, 일하고, 사람을 만나는 것과 같은 가장 기본적인 욕구들까지 뒤집어 놓았다. 2019

년에는 사무실에 출근하고, 외식하러 나가고, 친구나 친지를 만나는 일이 평범한 일상이었지만 이제는 그렇지 않다. 팬데믹은 이전까지 전혀 몰랐던 치명적인 호흡기 병원체가 몰고 온 새로운 위협에 우리의 눈을 뜨게 만들었다. 이 위협은 건강에 대한 우리의 생각을 완전히 바꾸었다. 그리고 그동안 우리가 중요하다고 생각한 것, 가능하다고 여긴 일들에 대한 관점도 바꾸었다.

지난 20여 년 동안 비행기 여행을 한 사람이라면 9/11 이후 여행이 정상으로 되돌아가지 못했다는 사실을 알 것이다. 마찬가지로 세계는 이제 코로나바이러스 이전으로 결코 돌아갈 수 없다. B.C.before coronavirus로 되돌아갈 수 없게 된 것이다. 효과적인 백신과 치료법이 개발되더라도 그렇다. 사람들이 "언제 정상적인 생활로 돌아가지요?"라고 묻는 말을 들으면 마음이 아프다. 정상적인 일상으로 돌아가지는 못할 것이다. '지금'이 바로 우리의 새로운 일상이 되었기 때문이다. 이것은 우리가 반드시 알아두어야 할 정말 중요한 개념이다.

의사로서 분명하게 말할 수 있다. 코로나바이러스는 당분간 아무 데도 가지 않고 우리 곁에 남아 있을 것이다. 에볼라 바이러스 같은 질병은 치명적이기는 하지만 쉽게 걸리지 않고, 보통은 질병을 억제하고 근절하기가 쉽다. 하지만 코비드-19처럼 전염성이 높으면서 치사율이 들쑥날쑥한 감염병은 통제하기가 극히 어렵다. 예를 들어 독감을 보자. 독감은 전염성이 매우 강하지만 그렇게 치명적인 질병은 아니다. 그렇지만 의사들이 아직 완전히 통제하지 못하고 있는 질병이다.

바이러스를 이기는 새로운 습관

우리는 과학이 독감 바이러스를 완전히 퇴치하기를 기다리는 대신 이 바이러스와 더불어 사는 법을 배우고, 독감이 우리를 지배하기 전에 우리가 독감을 다스리며 사는 지혜를 터득해야 한다. 독감과 감기가 완전히 해결되어 어떤 선행지표가 되기까지는 오랜 시간을 더 기다려야 할 것 같기 때문이다. 시기별로 그에 맞는 해결책이 필요하다. 이제 우리는 새로운 일상에 살고 있다. 우리가 살아 있는 동안에는 '코로나? 그게 뭐 대단한 거야?'라고 말할 수 있는 시절은 오기 힘들 것 같다.

예전의 일상인 '올드 노멀'old normal로 다시 돌아가는 일은 결코 없을 것이라고 말하는 근거는 또 있다. 집단면역을 달성하고 코비드-19 치료제를 개발하더라도, 코비드-19 못지않게 무서운 바이러스의 공격과 다시 마주칠 가능성이 높다. 신종 감염병 전문가들은 또 다른 팬데믹의 출현은 시간문제일 뿐이라고 말한다. 우리는 이제 그런 일이 언제든 다시 닥칠 수 있다는 사실을 안다. 팬데믹이 다시 닥칠 것이라는 두려움은 심리적으로 큰 영향을 미치고, 여러 다양한 방법으로 전 세계에 충격을 가할 것이다. 어쩌면 지금껏 보지 못한 놀라운 충격을 미칠지도 모른다.

적어도 사람들은 앞으로 여러 해 동안 사람이 많이 모인 공간에 들어가는 것은 매우 조심스러워할 것이 분명하다. 포옹도 자제할 것이고, 파우치 박사가 말한 것처럼 악수가 사라질 가능성도 있다. 공공장소에 비치해 둔 손 세정제도 당분간 사라지지 않을 것이다. 공공장소에서는 평생 마스크를 벗지 않을 사람도 꽤 될 것이다. 기침이나 재채기하는 사람만 보면 이런 생각을

할 것이다. '조심해야지. 손은 반드시 씻고, 2미터 거리 두기를 지키고, 얼굴은 만지지 말아야지.'

이런 말을 들으면 혹시 외상 후 스트레스 장애PTSD에 해당되는 게 아닌가 하는 의문이 들지도 모르는데, 실제로 그게 맞다. 팬데믹은 너무도 비극적이고, 무섭고, 혼란스러운 일이어서 새로운 일상을 맞이한 우리 모두 조금씩 외상 후 스트레스 장애 증상을 보이게 만들 것이다. 앞으로 새로운 변종 독감이나 변이 바이러스가 나타났다는 뉴스를 듣게 되면 여러분은 겁부터 먹고 최악의 상황에 대비하려고 들 것이다. 팬데믹 초기에 전국적으로 록다운 조치가 시행될 당시 상황을 떠올리고, 매우 불길한 예감, 공포감, 우울감에 휩싸일지 모른다.

이게 바로 우리의 새로운 일상이다. 크게 놀랍거나 생소하게 받아들일 현실도 아니다. 내가 이 책을 쓰게 된 이유도 바로 이 때문이다. 나는 여러분이 새로운 일상을 받아들이고, 그 새로운 현실에 적응하도록 도와주고자 한다. 가급적 빠르고 순조롭게 새로운 일상에 적응할수록 새로운 일상은 더 이상 새롭지 않을 것이기 때문이다. 그게 일상이 되는 것이다. 여러분이 이 달라진 현실을 인정하도록 돕고 싶다. 인정해야 새로운 현실을 받아들이고 치유를 시작할 수 있기 때문이다. 이게 바로 회복력이다. 역경에서 벗어나는 힘이다. 신체적으로, 정신적으로, 감정적으로 회복력이 강해지면 더 효과적으로 역경에 맞설 힘이 생긴다. 새로운 팬데믹이든 개인적인 어려움이든 마찬가지다. 역경을 두려워할 게 아니라 하나의 기회로 받아들이는 것이다.

그런데 새로운 일상에서 규칙, 기대치, 위험요소가 계속 바뀌면 어떻게 회복력을 가질 수 있을까? 불과 몇 주 전까지만 해도 진실이라고 받아들인 사실과 반대되는 새로운 연구결과들이 나온다. 그리고 실제로 위험요소가 되는 일에 대해 친구와 가족 구성원들이 다른 의견을 가지고 다른 행동을 취한다. 정확한 정보와 허위 정보가 뒤섞여 전염병처럼 만연하는 인포데믹 시대infodemic age에는 우리 앞에 닥친 위험과 관련된 뉴스와 해설이 산더미처럼 쌓인다.

우리는 지금까지 친구 생일파티 초대에 응하거나 헬스클럽에 가는 것 같은 간단한 일을 결정할 때 그렇게 많이 고민할 필요가 없었다. 새로운 일상에서는 그런 일도 너무 위험하기 때문에 거의 외톨이가 된 기분이 들 정도로 무력감을 느끼게 된다. 아니면 자포자기한 상태로 경계심을 완전히 풀고, 그저 별일 없기를 바라는 심정이 될 수도 있을 것이다.

두 가지 태도 모두 이해되고 공감이 가기도 하지만, 두 경우 모두 권하지는 않겠다. 그보다 더 나은 방법이 있는데, 바로 의사처럼 생각하기를 배우는 것이다. 의사들은 응급실이나 수술실에서 힘들고, 큰 위험이 따르는 의학적인 결정을 내려야 할 때 겁에 질려 주저앉거나 근거 없는 낙관론에 빠지지 않는다. 냉정하고 침착하게, 최적의 데이터에 근거해 과학적인 방식으로 결론을 도출하려고 한다.

이 책을 통해서 나는 여러분에게 의사들처럼 생각하도록 가르쳐 드리고자 한다. 그래서 여러분이 정확한 정보를 가지고, 자신의 건강에 대해 안전한 결정을 내리고, 새로운 일상에 잘 적응해 나가도록 돕고자 한다. 직접 의사가 되지 않더라도 의사처럼 생각할 수는 있다. 위기가 닥치면 냉정하고 분석적인 자세로, 근거에 입각해서 위기의 본질을 파악해 나가는 자세가 필요하다. 어떻게 하면 되는지 여러분에게 알려드릴 것이다.

우선 나는 TV 방송에만 나오는 의사가 아니라 20년 동안 실제로 환자를 돌보고 있는 현직 의사이다. 팬데믹이 터진 첫날부터 나는 다른 의사들처럼 감정에 휘둘리지 않고, 증거를 면밀히 분석하며 이 위기에 대응했다. 그리고 환자를 볼 때처럼 이 바이러스를 진단했다. 활력징후vital signs는? 이 질병에 대해 우리가 아는 건 뭐고, 모르는 건 뭐가 있지? 나는 환자들의 눈을 직접 보는 대신 TV 카메라 렌즈를 쳐다보며 사람들의 감정을 헤아리려고 했다. 모두 궁금해하고, 겁먹고, 혼란스러워했다.

의사들은 모르는 활력징후를 근거로 여러분을 진단하는 법이 절대로 없다. 마찬가지로 나도 코비드-19는 물론이고, 다른 어떤 병에 대해서도 절대로 어떤 가정이나 정치적인 고려, 여론이나 추론을 근거로 결론을 내린 적이 없다. 방송에서도 여러 차례 이야기했지만, 우리가 아는 게 무엇이고, 모르는 게 무엇인지 분명하게 밝히는 게 정말 중요하다. 위기상황에서 최상의 판단을 내리기 위해서는 두려움이 아니라 팩트에 근거해야 한다. 응급실과 수술실에서 의사들은 환자를 위해 그렇게 한다. 이런 자세를 유지한다면 시시각각으로 변하는 위기상황에서도 냉정과

바이러스를 이기는 새로운 습관

침착함을 유지할 수 있다.

덧붙이면, 훌륭한 의사는 환자의 신체 특정 부위 한 곳이나 한 가지 증상에만 국한해 진찰하지 않는다. 효과적인 진단과 치료를 위해 환자의 몸 전체, 여러 다른 기관들의 상호작용을 모두 본다. 마찬가지로 나는 이 팬데믹 상황에서 늘 큰 그림을 보려고 했다. 그리고 내가 본 빅 픽처를 시청자들에게 전달했다. 시청자들이 매일 변하는 미세한 상황들에 몰입되지 않고, 일이 전개되는 전체 그림을 이해할 수 있도록 해주기 위해서였다.

큰 그림을 보는 것은 대단히 중요하다. 우리가 이 팬데믹을 겪으면서 깨달은 게 있다면 그것은 바로 질병의 세부적인 사항은 수시로 바뀐다는 점이다. 의사들처럼 생각하고, 큰 그림을 파악하는 게 중요한 이유도 바로 이런 점 때문이다. 그리고 과학의 움직임에 대한 이해도 대단히 중요하다.

의사들은 의학과 과학 분야에서 매일 새로운 지식을 접한다. 특정 질병을 오랫동안 연구하고 진료해 온 의사들도 마찬가지다. 평생 바이러스나 특정 질병을 연구한 사람도 그 분야의 지식을 모두 다 안다는 건 어림도 없다. 예를 들어 독감유사질병이 나타나기 시작한 게 수백 년이 지났지만, 지금도 우리는 독감에 대해 모르는 게 많다.

신종 코로나바이러스와 같은 새로운 질병의 경우, 우리는 알아야 할 전체 내용에 겨우 첫발을 내디딘 정도에 불과하다. 그렇기 때문에 현재 우리가 아는 내용에 관심을 집중하는 게 매우 중요하다. 지금까지 밝혀진 내용에 집중하면서, 코로나바이러스에 대해 그동안 연구한 내용을 분석 작업에 참고하는 것이다. 코비드-19의 새로운 위험요소들은 언제든지 나타날 수 있고, 바이러스 자체도 변이를 계속할지 모른다. 그에 맞춰 의료정보도 새로 제공되어야 하고, 행동수칙도 바뀌어야 한다.

현재 우리 손에 들어와 있는 팩트를 신뢰하는 게 중요하다. 감정 대신 증거, 근거 없는 믿음이 아니라 의학, 허풍 대신 과학을 믿어야 한다. 코로나바이러스 만큼 신속히 집중적인 연구가 이루어진 바이러스는 일찍이 없었다. 짧은 시간에 쌓은 지식의 양이 놀라울 정도로 많다. 이는 대단히 고무적인 일이다.

과거 그 어느 때보다도 의료계와 언론에 대한 사람들의 불신이 크다는 점도 안다. 여러분이 가진 이런 회의와 냉소, 두려움, 다 좋다. 모두 이해할 만하고, 실제로 그럴 이유가 있다고 나는 생각한다. 나도 모든 대답을 다 안다고 생각하지 않는다. 세상에 그런 사람은 없다. 앞으로도 그런 사람은 없을 것이다. 그렇기 때문에 당장 모든 해답을 다 얻겠다고 덤빌 게 아니라, 먼저 올바른 질문을 던지는 게 중요하다. 그렇게 하다 보면 우리 앞에 놓인 새로운 일상에 적응해 나가고, 다가올 위기에 대처하는 데 필요한 정보를 얻게 될 것이다.

사람마다 각자 처한 사정이 다르다는 점도 인정한다. 코비드-19에 가족이나 친구, 동료를 잃은 사람도 많다. 너무나 슬픈 일이다. 팬데믹 때문에 직장을 잃었을 수 있고, 가정이 쪼개지거나 사업이 망했을 수도 있을 것이다. 이런 분들에게 먼저 위로를 드린다. 재택근무를 하는 게 지겨운 사람도 있을 테고, 하루 종일 집안에서 어린 자녀들과 씨름하고, 노인을 돌봐야 하는 사람도 있을 것이다. 필수 인력이라 재택근무라는 호사를 누릴 꿈도 못 꾸고 꼬박꼬박 일터로 나가는 사람들도 있을 것이다. 새로운 일상이 어떤 모습이든, 나는 여러분이 그 일상에 잘 적응해 나가도록 돕고자 한다. 책을 처음부터 끝까지 다 읽어도 좋고, 필요한 부분을 골라서 읽어도 좋다. 어떻게 읽든 각 장마다 여러분이 원하는 정보를 반드시 얻을 수 있을 것이라고 장담한다.

어려운 의학 정보를 해독하는 방법, 요즘처럼 힘든 시기에 음식은 어떻게 먹고, 잠은 어떻게 자는 게 좋을지 알려주는 단순한 내용들도 있다. 모두 팬데믹 시대에 우리를 보다 건강하고 행복한 삶으로 이끌어 주는 길잡이 역할을 해줄 것이다. 코로나바이러스 대유행은 가혹한 시련이었다. 하지만 그로 인해 시작된 변화들까지 시련에 그치라는 법은 없다. 새로운 일상은 우리가 경험해 보지 못한 전혀 다른 삶이 분명하다. 하지만 그게 좋은 삶이 되지 말라는 법은 없다. 이 책에서 가르치는 로드맵을 따라 회복력을 되찾는다면, 그 과정에서 여러분은 코로나바이러스에 가려 보이지 않는 보석들을 발견하게 될 것이다.

그런 귀한 보석들 가운데 하나는 팬데믹이 우리에게 전에 없던 강한 유대감을 가져다주었다는 사실이다. 이제 나 혼자만 새로운 일상에 적응해 나가면 되는 게 아니라, 우리 모두 그렇게 하고 있다. 팬데믹을 겪으며 모두 무엇인가를 잃었다. 가족 구성원이나 친구, 사업, 일자리, 건강을 잃었을 수 있고, 각자가 누리던 자유의 일부를 잃었을 수도 있다. 헬스클럽에 못 나가고, 외식을 못하고, 여행을 못하고, 가족과 친구를 맘놓고 만나지 못한 것 등 비교적 사소한 상실감을 맛본 사람들도 있을 것이다. 그래도 무엇인가를 잃은 것은 사실이다. 그래서 우리 모두 함께 슬퍼하고, 함께 이 어려움을 이겨 나가야 하는 것이다. 인간의 정신력이 지금보다 더 강했던 적은 없다.

팬데믹이 가져다준 가장 큰 선물 가운데 하나는 바로 감사의 마음이다. 동의하기 힘든 사람도 있겠지만, 나는 이 책을 통해 어느 쪽이든 여러분 스스로 선택할 수 있다는 점을 상기시켜 주려고 한다. 잃은 것에 상심해서 주저앉아 있을 수도 있고, 아직 우리에게 남아 있는 것에 감사하며 지낼 수도 있다. 중요한 것은 이 역경을 통해 우리가 얻은 것이 무엇인지 알아보는 것이다. 장담하건데, 우리 모두 무엇인가 얻은 게 있을 것이다.

마지막으로, 새로운 일상에서 모든 게 달라졌지만 변하지 않는 두 가지가 있다. 바로 웃음과 사랑이다. 나는 이 사실 덕분에 많은 힘을 얻는다. 전쟁과 평화, 팬데믹, 건강, 번영의 시대를 비롯해, 어떤 시대에도 웃음과 사랑은 한 번도 사라진 적이 없다. 앞으로도 어떤 일이 닥치든 웃음과 사랑은 늘 우리 곁에 있을 것이다. 웃음과 사랑은 우리에게 회복이라는 목적지로 가는 길을 알려주는 GPS 역할을 해준다.

제1장

몸 건강

Body

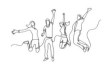

Body

디트로이트 시내를 운행하는 시내버스 안에서 일어난 이야기이다. 여성 승객 한 명이 계속 기침을 했는데 마스크를 쓰지 않은 채였다. 여성은 주위 사람들을 아랑곳하지 않은 듯 맨입으로 기침을 해댔다.

2020년 3월, 운전기사 제이슨 하그로브Jason Hargrove씨는 그 버스를 운행하고 있었다. 그 일로 너무 화가 난 그는 나중에 8분짜리 동영상을 페이스북에 올려 그 일을 소개하며 사람들에게 신종 코로나바이러스에 대한 경각심을 가져달라고 호소했다. 그로부터 11일 뒤에 그는 코비드-19로 목숨을 잃었다. 50살의 가장으로 여섯 아이의 아버지인 그는 아내와 자녀, 아무도 지켜보지 못한 가운데 병원에서 홀로 숨을 거두었다.

며칠 뒤, 미망인 데샤 존슨 하그로브씨는 ABC 방송의 굿모닝 아메리카에 나와서 남편의 이야기를 했다. 남편의 이야기는 이미 전 세계 언론에서 주요기사로 다루고 있었다. 그녀는 사람들에게 가능한 한 집에서 나오지 말고, 방역수칙을 지켜서 부디 남편의 죽음이 헛되지 않게 해달라고 호소했다.

몇 개월 뒤, 데샤씨는 나에게 아직도 사람들이 팬데믹을 심각하게 받아들이지 않는 것 같다고 했다. "이건 우리가 겪으리라고 생각해 본 적이 없는 생활 규범입니다. 하지만 이게 현실입니다." 그녀는 전화로 이렇게 말했다. 그녀 말이 옳았다. 이것은 우리가 한 번도 생각해 보지 못한 규범이었다. 그것은 새로운 일상, 뉴 노멀이었다.

이제 우리는 그 일이 있었던 2020년 3월보다는 훨씬 더 많이 알고 있다. 사람들은 이제 코비드-19의 직접적인 피해자인 데샤씨 같은 사람이 없도록 하려면 취해야 하는 적절하고 효과적인 조치에 대해서 안다. 우선 마스크를 쓰고, 사회적 거리 두기와 같은 방역수칙을 지켜서 다른 사람이 이 병에 걸려 앓거나 목숨을 잃는 일이 없도록 해야 한다. 그리고 천 마스크를 형식적으로 쓰는 정도가 아니라 철저히 방역수칙을 지켜서 본인 스스로 자기 몸을 지켜야 한다.

의사의 소견으로 보면, 제이슨씨는 코비드-19에 걸리면 남보다 더 치명적일 가능성이 있는 몇 가지 위험요소들을 안고 있었다. 먼저 그는 흑인 남성으로, 일반적으로 유색인종과 남성이 이 바이러스에 감염되었을 때 중증 합병증을 나타낼 가능성이 더 높다. 그는 또한 팬데믹 초기부터 감염 위험성이 높은 대중교통 운전기사라는 필수 일자리에서 일했다.

자신의 성별이나 피부색은 마음대로 바꿀 수 없지만, 그를 이 바이러스에 더 취약하도록 만든 다른 위험요소들이 그에게는 있었다. 그의 아내는 남편이 과체중에 당뇨, 고혈압까지 앓고 있

바이러스를 이기는 새로운 습관

었다고 했다. 이 세 가지는 우리가 인위적으로 바꿀 수 있는 코비드-19 중증 합병증의 3대 예측인자들이다. 연구자들이 코로나바이러스와 관련해 이런저런 사실을 알게 되었을 때, 그는 이미 너무 늦었다. 하지만 다른 사람들은 아직 늦은 게 아니다.

"이 바이러스는 인정사정 두지 않습니다." 그녀는 이렇게 말했다. "이런 기저질환이 있으면 영향을 받을 수밖에 없습니다. 비만인 사람은 스스로 조절할 수 있습니다. 그렇게 하면 병을 이겨낼 수 있습니다." 데샤씨 본인도 과체중이라고 했다. 그녀는 지금 자신의 삶도 남편처럼 끝나지 않도록 하기 위해 최선을 다하고 있다고 했다. "당장 밖으로 나가서 걸어! 물을 마시고, 건강식을 먹도록 해!" 그녀는 이렇게 말했다. "나 자신에게 하는 말입니다. 남편처럼 되고 싶지 않으니까요. 남한테 메시지를 전하는 데 그치지 않고, 나 자신이 직접 메시지가 되어 보이고 싶었어요."

데샤씨의 이야기는 충격적이었다. 그리고 너무 흔한 이야기이기도 했다. 굿모닝 아메리카에 출연한 코로나바이러스 환자들 대다수가 과체중이거나 비만이었다. 그리도 많은 이들이 당뇨, 고혈압 같은 만성 질환을 앓고 있었다. 비슷한 이야기이지만, 내가 개인적으로 아는 사람들 가운데서 코로나바이러스에 걸려 입원하거나 사망한 사람들 대부분이 흑인에 과체중, 그리고 여러 기저질환을 앓고 있었다.

마주하기 힘든 진실이다. 하지만 이제 시간이 제법 지났고, 코로나바이러스와 더불어 사는 게 우리의 새로운 일상이 되었다.

그리고 기존의 건강 문제들 중에서 코로나바이러스에 취약한 질병과 문제들에 대해 좀 더 명확히 알게 되었다. 이제는 어떻게 하면 우리 몸이 코로나바이러스에 더 취약해지는지 알게 되었다. 조치를 취하고, 할 수 있는 한 모든 힘을 다해 이런 취약점을 극복해 내는 건 본인의 의지에 달렸다.

당뇨병과 비만 같은 건강상의 위험은 과거와 달리 훨씬 더 큰 걱정거리가 되었다. 제이슨씨는 선택의 여지가 없었다. 그가 감염되었을 때는 손쓸 방법이 없었다. 하지만 이제는 다르다. 여러분은 새로운 일상을 맞이한 세상에서 멋지게 살아남을 수 있도록 자신의 건강에 대해 선제 조치를 취해야 한다.

1년 넘게 전국 TV에서 코비드-19 관련 뉴스를 보도하면서 배운 가장 절실한 교훈 가운데 하나는 바로 이것이다. '지금 이 시간 가능한 한 최고로 건강한 상태를 유지하기 위해 최선을 다하자.' 이게 바로 팬데믹으로부터 여러분의 몸을 방어하고, 코비드-19에 감염되었을 때 뒤따르는 여러 건강상의 위험을 신체적으로 이겨낼 수 있는 최상의 방법이다. 20년 경력의 진료 의사로서 나는 이 지구상에 사는 사람들은 단 한 명의 예외도 없이 질병 위험을 줄일 수 있는 수단과 방법을 갖고 있다고 확신한다. 암이든 코로나바이러스든, 아니면 전 지구적인 팬데믹을 또 몰고 올 다른 종류의 미생물이든 마찬가지다.

어떤 질병의 부정적인 영향을 최소화하도록 여러분을 돕기 위해서 해당 병원체에 대해 모조리 알아보거나 여러분의 개인 의료기록을 일일이 다 뒤질 필요는 없다. 코로나바이러스에 대해 쓴 최근의 우수 연구논문을 빠짐없이 읽고, 세계 최고의 감염병 전문가들과 대화를 나누고, 그리고 거의 매일 수백만 명에 달하는 ABC 뉴스 시청자들에게 관련 소식을 전하면서 나는 다음과 같은 사실을 알게 되었다. 우리를 코비드-19에 훨씬 더 취약하게 만드는 특별한 조건들이 있으며, 아울러 우리가 직면할 위험을 대폭 줄일 수 있는 조치들도 있다는 사실이다.

지금까지 이 바이러스에 걸리지 않고 용케 피해 왔다면 그건 정말 다행스러운 일이다. 하지만 중국 우한武漢에서 코비드-19 발생이 최초로 확인된 2019년 12월 31일 이후, 코로나바이러스는 줄곧 드러나지 않은 경로를 통해 전파돼 왔고, 증상의 정도도 각양각색이었다. 상대가 누군지, 어떤 곳에 살든지, 부자든 아니든 가리지 않았다.

나는 방송에서 건강 관련 이야기를 할 때 자주 비유를 들어 설명한다. 의학 분야는 너무 복잡하고 어렵기 때문에 그렇게 한다. 예를 들어 이런 경우를 생각해 보자. 한두 달 뒤에 온 힘을 다 쏟아야 할 엄청나게 힘든 일을 앞두고 있다고 가정해 보자. 올림픽 육상에 출전할 수도 있고, 회사에서 아주 중요한 프레젠테이션을 하거나 최종 면접시험을 앞두고 있을 수도 있다. 한두 달 뒤에 이런 큰일이 있다는 사실을 안다면 여러분은 지금 당장 온힘을 다해 준비에 들어갈 것인가? 아니면 출발선에 설 때까지, 혹은 프레젠테이션 장에 들어갈 때까지, 최종 시험장에 들어설 때까지 가만히 기다리기만 할 것인가?

팬데믹 시기에는 대비가 최선의 무기이다. 언제 어디서 감염

될지, 어느 정도로 심각하게 앓게 될지 알 수 없기 때문이다. 우리 같은 의사들은 늘 사람들에게 평소 건강관리, 체중관리에 신경 쓰라는 당부를 해왔다. 이제 건강관리의 필요성은 과거 그어느 때보다도 더 시급해졌다. 건강을 우선시하고 몸 관리를 철저히 하라는 말은 여러분도 아마 여러 해 전부터 많이 들어왔을 것이다. 이제 이 말의 의미가 2019년과는 달라졌다. 지금 당장할 수 있는 모든 노력을 다해야 한다. 달리기 훈련을 하고, 프레젠테이션 준비를 하고, 마지막 시험 준비에 착수해야 한다. 한두달 뒤 최상의 결과를 내기 위한 준비를 하는 것은 물론이고, 운명의 시간이 내게 닥치면 그것을 깨부수고 이겨낼 준비를 시작해야만 한다.

이 말을 여러분에게 던지는 웨이크업 콜wake-up call로 생각하라. 이제 팬데믹으로부터 방어하기 위해 여러분의 몸을 단련할 시간이다. 어떻게 해야 하는지 여러분에게 보여주기 위해 내가 이 자리에 온 것이다.

체중 줄이기

어디서부터 시작해야 하나? 여러분의 몸을 팬데믹으로부터 방어하기 위해 해야 할 가장 효과적인 일 한 가지를 꼽으라면 바로 체중감량이다. 과체중이나 비만은 코비드-19 중증 감염을 유발하는 가장 큰 위험인자이기 때문이다. 비만은 암, 심장질환을 비롯한 여러 심각한 질병보다 더 무서운 최대의 위험인자이다. 천식, 폐기종, 폐질환보다 더 위험하다.

몇 가지 통계를 소개한다. 2020년 8월, 환자 40만 명을 대상으로 한 메타분석metanalysis에 따르면 비만이면서 코비드-19에 감염된 사람이 입원치료를 받을 가능성은 건강한 체중의 사람보다 113퍼센트 더 높았다. 중환자실 입원 가능성은 78퍼센트 더 높고, 사망 가능성은 48퍼센트 더 높았다.[1] 또한 2020년 4월, 뉴욕에서 코비드-19에 감염된 환자 4,100명을 대상으로 실시한 연구결과에는 중증 환자들의 특성 가운데 비만이 나이 다음으로 주요 예측변수로 나타났다.[2] 젊은이들도 비만인 경우에는 다른 위험인자가 없더라도 코비드-19에 감염되면 입원할 가능성이 훨씬 더 높았다.[3] 이후 실시된 연구결과들도 같은 결론을 내놓았다. 많은 연구가 진행되었는데 결론은 모두 같았다.

도대체 비만이 어쨌길래 이 바이러스에 그렇게 취약한 것인가? 결론부터 말하자면, 체중이 너무 많이 나가면 그 자체로 만성 질병 상태에 놓인 것과 같다. 이는 미국 비만학회American Board of Obesity Medicine에서 규정한 말이다. 과체중이나 비만은 우리 체내에 들어온 다른 질병과 마찬가지로 염증을 키우고, 면역체계를 약화시키며, 감염과 맞서 싸우는 우리 몸의 능력을 저하시킨다. 코로나바이러스도 염증을 키워 우리 몸을 위협하기 때문에 비만인 상태에서 코로나바이러스에 감염되면 설상가상이 되는 것이다. 만성 염증 상태에서 추가 염증이 일어나면 우리 몸은 더 이상 버티지 못하고 셧다운을 시작하고 만다.

더 고약한 것은 비만인 경우 2형 당뇨병, 고혈압, 심장병을 이미 앓고 있거나 새로 앓게 될 가능성이 더 높다는 사실이다. 그래서 비만인 사람이 코비드-19에 감염되면 중증이 되거나 사망에 이를 가능성이 매우 높아지는 것이다. 이는 분명 많은 이들에게 반가운 소식이 아니다. 미국인 3분의 2가 과체중 혹은 비만이다. 과체중인 사람도 주변 사람 대부분이 그렇다 보니 자신이 아주 건강한 것으로 생각한다. 나한테 오는 환자 중에도 이런 사람들이 있는데, 이런 심리상태는 정말 심각한 문제이다. 본인이 치명적인 질병을 유발할 수 있는 상태로 돌아다니고 있다는 사실을 깨닫지 못하는데 어떻게 당장 필요한 예방조치를 취할 수 있겠는가.

하지만 비만에 대해 한 가지 분명히 해둘 점이 있다. 여러분이 과체중이나 비만이라고 하더라도 그게 자책할 일은 아니라는 것이다. 비만은 게으름이나 나태함으로 인해 오는 질병이 아니다. 복합적인 요인과 함께 유전적인 요인도 있고, 신진대사, 영양, 호르몬, 행동요인 등이 작용한다. 처방약이 체중을 늘리는 경우도 있다. 내 환자들도 체중 때문에 고민하는 사람이 많기 때문에 나는 이게 얼마나 어려운 문제인지 잘 안다.

내가 도움을 드리겠다. 애를 써도 잘되지 않고, 너무도 힘든 싸움이란 걸 나는 잘 안다. 비만이나 과체중인 사람들 가운데 "노력할 만큼 해봤지만 아무 소용이 없더라."고 말하는 이들이 많다. 이는 본인 의지가 약해서 그런 게 아니라, 의학적으로 해결할 문제이다. 자책이나 비난, 수치감이 아니라 문제를 있는 그대로 직시하고 해결해야 한다.

과체중이나 비만은 결코 여러분이 잘못해서 그런 게 아니다. 지금까지 과정이 어떠했든 간에 이제 여러분이 처한 상황을 스스로 변화시키는 노력을 계속해 나가도록 내가 반드시 도와드리겠다. 이제는 여러분의 생명이 달린 일이기 때문이다. 그리고 지금까지 체중이나, 영양, 운동 같은 데 관심을 두지 않았다면 이제부터는 이런 쪽에도 무엇인가 변화를 시작할 때이다. 서둘러 시작하라.

체중감량은 쉬운 일이 아니다. 그게 쉽다면 감량을 도와주는 수십억 달러 규모의 다이어트 산업이 여기저기 번창하지도 않았을 것이다. 하지만 코비드-19의 위험으로부터 자신을 지키기 위해 체중을 줄이는 일은 이전에 해오던 체중감량 시도와는 차원이 다르다. 팬데믹으로부터 자신을 지키기 위한 체중감량은 여름철 수영복을 입기 위해서 하는 노력과는 다르다는 말이다.

지금 우리가 처한 새로운 일상에서 건강하게 살아남기 위해서 모델 같은 몸매를 가질 필요는 없다. 달성하지도 못할 거창하고 극적인 목표를 잡으면 안 된다. 그저 여러분의 체질량지수 BMI를 건강한 수치 안에 들도록 하면 된다. 그러다 체중을 더 줄이고 싶은 마음이 생기면 그거야말로 금상첨화다. 일단 체중이 줄기 시작하면서 몸이 얼마나 가뿐하고 기분이 좋은지 맛보면 그렇게 될 수가 있다. 팬데믹으로부터 여러분의 몸을 지키기 위한 10가지 단계를 소개한다.

1. **체중에 문제가 있는지 체크해 본다.** 스스로 과체중이나 비만이라고 생각되면 그게 맞을 것이다. 대부분은 자기 체중이 건강에 문제가 될 정도인지 아닌지 본인이 제일 잘 안다. 그래도 인터넷으로 체질량지수BMI를 계산해 보는 게 좋다. 키와 몸무게로 체질량지수를 측정해내서 이를 가지고 과체중이나 비만 여부를 알아내는 것이다. 물론 BMI가 완벽한 측정 기준은 될 수 없다. 예를 들어, 근육이 지방보다 무게가 많이 나가기 때문에 운동선수들의 경우 BMI 지수가 터무니없이 높게 나오는 수가 있다.

   하지만 체질량지수는 수백 번의 반복실험 결과 특정한 건강상태와 임상적으로 관계가 있음이 입증되었기 때문에 현재로서는 무료로 손쉽게 해볼 수 있는 최선의 측정 방법이다. 병원에서 과체중이나 비만이라는 진단을 받아도 기분이 나쁘지 않을 사람들은 비만의학 전문이나 주치의를 비롯한 전문 의료인을 찾아가 진단을 받아보도록 한다. 어쨌든 최근 1년 사이에 병원에 가보지 않았다면 이번 기회에 한번 가보는 게 좋을 것이다.

2. **비만을 자기 탓이라고 자책하지 말 것.** 과체중이나 비만일 경우 내 탓이 아니라고, 내가 잘못해서 그런 게 아니라는 점을 스스로 상기시킨다. 자책에 빠지면 체중을 줄이는 데 필요한 마음가짐을 갖추기가 더 어렵다.

3. **할 수 있다는 자신감을 갖는다.** 어린이들에게 용기와 자신감을 불어넣어 주는 그림책 『넌 할 수 있어, 꼬마 기관차』The Little Engine That Could의 이야기처럼 한다. 스스로 체중을 줄이지 못할 것이라고 생각하면 실제로 줄이기 어려워진다. 많은 이들이 체중을 줄이지 못할 것이라는 생각을 당연한 것으로 받아들이기 때문에 건강에 해가 되는 체중을 그대로 유지한다. 그렇게 되지 않도록 한다. 우리는 모두 놀라운 일을 해낼 수 있는 능력을 가지고 있다. 주인공 꼬마 기관차처럼 자신의 능력을 믿고, 체중감량에 도전해 보자.

4. **자신에게 당근을 준다.** 어느 정도 수준의 감량이 이루어지면 음식 아닌 걸로 스스로에게 보상을 한다. 감량의 길을 계속 가도록 동기부여를 하는 데 도움이 될 것이다. 예를 들어 5킬로그램 빠지면 멋진 신발을 사 신겠다거나, 친구들과 야외로 놀러 나가기처럼 자신에게 물질적인 선물을 하거나 특별한 이벤트를 갖겠다고 약속한다. 이처럼 -10킬로그램, -15킬로그램, -20킬로그램 하는 식으로 단계별로 물질적인 보상을 자기한테 하는 것이다.

5. **단계별 감량계획을 세운다.** 체중감량과 체중관리를 위한 제일 간단한 방법 가운데 하나는 비만의학 전문의 과정 강의에서 들은 것이다. 3단계 비만치료 피라미드를 말하는데, 체중감량 방법을 크게 3단계로 나눈다.[4] 과체중으로

체질량지수BMI가 25 이상인 경우 피라미드의 제일 아래쪽 방법을 택한다. 정상 체중의 경우도 마찬가지인데, 균형 잡힌 영양식과 운동을 병행하는 것이다. 나는 이를 음식Food의 F와 운동Fitness의 F를 따서 투 에프로 부른다. 중간단계는 FDA 승인을 받은 처방약을 권하는데, 비만의학 전문의와 같은 유자격자가 BMI 지수가 30 이상으로 임상적으로 비만인 사람에게 처방해 줄 수 있다. 피라미드의 제일 꼭대기 방법은 고도비만인 사람을 대상으로 위소매절제술sleeve gastrectomy 같은 비만대사수술bariatric surgery을 하는 것이다. BMI 지수가 40 이상인 경우는 생명이 위험할 수도 있다.

6. **먹는 것을 너무 참지 않는다.** 먹는 걸 참느라고 너무 힘들어하지 말자. 엄격한 식단조절이나 미친 다이어트 때문에 체중이 빠지는 게 아니다. 특정 식품군을 배제하고 채식만 하고, 칼로리와 탄수화물을 수개월에 걸쳐 철저히 제한하는 방법은 단기적으로는 효과를 나타낼 수 있지만 절대 장기간 계속하기 어렵다. 대신 배가 부를 때까지 먹지 말고, 허기를 면하는 정도만 먹도록 한다. 전체적으로 하루 음식 섭취량을 줄인다.

7. **당분과 탄수화물 섭취를 줄인다.** 새로운 일상에서 취할 최상의 영양식은 제4장에서 상세히 설명한다. 체중을 줄이

는 데 효과적인 음식은 단백질과 좋은 지방 함량이 높고, 당분과 탄수화물 함량은 낮은 음식이다. 그렇다고 탄수화물 섭취량을 일일이 체크하며 먹지는 말고, 전체적으로 탄수화물의 양을 줄여서 식사 때마다 탄수화물이 차지하는 비율이 4분의 1을 넘지 않도록 한다. 간식으로 크래커, 빵, 칩 같은 가공식품과 구운 식품은 피한다. 글루텐 프리 gluten-free나 식물을 기반으로 한 가공식품도 삼가한다.

8. **운동이 만병통치약은 아니다.** 체중이 줄어드는 것의 90퍼센트는 여러분이 먹는 음식에 달렸다. 운동으로 줄일 수 있는 체중은 전체의 10퍼센트에 불과하다. 물론 운동을 많이 하면 근육량이 늘고 전반적으로 건강이 좋아진다. 그리고 체중이 더 빨리 줄고, 줄어든 체중을 오래 유지하는 데 도움을 준다. 하지만 정크푸드를 계속 먹으면서 운동에만 의존해서는 체중을 줄이기 어렵다.

9. **허위 감량 광고에 속지 말라.** 너무 좋다고 해서 믿기 힘든 정도면 믿지 않는 게 좋다. 체중감량을 내세우는 다이어트 산업에서는 신속한 감량을 내세우는 과장광고, 허위광고, 각종 비법들이 넘쳐난다. 하나같이 사람들의 절박한 심정과 좌절감을 먹잇감으로 삼아서 노린다. 하지만 소셜미디어에 나도는 그런 체중감량 비법들 가운데 실제로 효과가 있고, 안전한 방법은 극소수에 불과하다.

백신 접종 후에도 몸을 튼튼히 할 필요가 있는가?

물론이다. 무엇보다도 중요한 게 건강이다. 팬데믹을 겪으며 분명히 드러났듯이, 비만을 비롯해 당뇨병, 심장질환 같은 만성질환은 대단히 치명적인 위험요소가 될 가능성이 높다. 의사들은 이미 여러 해 전부터 이런 질병의 위험성을 경고해 왔다. 이런 만성질환은 팬데믹과 상관없이 위험하다. 백신이 나와 코비드-19 감염 위험이 줄어든다고 하더라도 건강의 중요성은 변함이 없다. 코비드-19는 이런 만성적인 건강의 적신호들이 주는 위험이 멀리 있지 않다는 사실을 보여주었다. 또 언제, 어떤 무서운 팬데믹이 닥칠지 알 수 없다. 백신 접종을 했더라도 새로운 일상에서 가능한 한 건강한 몸을 유지하도록 모든 노력을 다해야 한다.

10. **인내심을 갖는다.** 체중감량에는 시간이 걸린다. 과체중이나 비만은 하루아침에 찾아오지 않고, 하루아침에 고쳐지지도 않는다.

비만 외에 다른 위험요소들

코비드-19의 위험을 줄이기 위해 여러분이 할 수 있는 가장 중요한 일이 바로 체중감량이다. 그런데 건강을 지킬 수 있는 아

바이러스를 이기는 새로운 습관

주 중요한 일들이 또 있다. 연구결과로 입증된 것으로 새로운 일상에서 우리의 건강을 유지시켜 주는 아주 중요한 방법들이다.

팬데믹 초기에 나는 텔레비전에서 '동반질환'comorbidities이란 단어를 수십 번 넘게 썼다. 의대생이나 레지던트 때보다 훨씬 더 많이 썼다. 물론 나만 그런 것도 아니다. 동반질환은 1차 질환 외에 하나 이상 건강상의 복합증상을 동반하는 것을 가리키는 용어로 의료 전문가들 입에서나 들을 수 있는 말이다. 그런데 몇 주 지나지 않아서 이 전문용어를 미국 시민 대부분이 입에 올리게 되었다. 이전 같았으면 의사나 의과대 교수들, 그리고 미국 드라마 '그레이 아나토미'Grey's Anatomy에 등장하는 몇몇 캐릭터들이나 쓰는 용어였다.

쉽게 말해 동반질환이란 기존 질병과 같은 뜻으로 생각하면 된다. 팬데믹 시기에는 둘 다 반드시 알고 있어야 하는 정보이다. 어떤 사람이 동반질환이나 기존 질환을 갖고 있으면 코로나-19로 입원하거나 사망할 가능성이 훨씬 높다. 모든 기존 질환이 똑같은 것은 아니다. 그 가운데서 어떤 질환이 코로나-19에 더 위험한지 쉽게 알 수 있는 건 아니다.

내가 바꿀 수 없는 위험요소들

팩트를 가지고 이야기를 시작해 보자. 코로나바이러스에서 나이가 가장 큰 위험요소라는 것은 이미 알려져 있다. 나이 든 사람이 젊은 사람보다 이 병으로 인해 심하게 앓거나 사망에 이를 가능성이 더 높다. 전국적으로 노인 요양원들이 팬데믹으로 큰 피해를 입은 것도 이런 이유 때문이다. 그리고 앞서 말했듯이, 두 번째로 큰 위험요소는 바로 과체중 내지 비만이다.

하지만 연령과 체중을 제외하면, 그 다음부터는 사정이 좀 복잡해진다. 최신 연구결과에 의하면 코로나-19로 사망할 확률은 남성이 여성보다 두 배 더 높다. 감염 비율은 남녀가 비슷한데도 그렇다. 그 이유로는 이런 설명들이 가능하다. 남성이 고혈압, 심장질환 같은 동반질환을 여성보다 더 많이 갖고 있다. 그리고 여성은 면역체계가 남성에 비해 더 튼튼하다. 하지만 이런 이유 때문이라고 누구도 단언하지는 못한다.

코로나-19에 걸려 중증으로 앓거나 사망할 확률은 유색인종이 백인보다 훨씬 더 높다. 이런 인종 간 불평등은 대부분 사회경제적인 요인에 기인한다. 유색인종들은 저소득층인 경우가 많고, 그에 따라 양질의 건강관리를 할 기회가 적고, 비만 같은 다른 심각한 질환에 걸리는 비율이 높다. 아울러 여러 명의 가족 구성원이나 룸메이트가 함께 모여 살고, 질병에 취약한 근로환경에다 재택근무의 여지도 없는 경우가 대부분이다.

연령, 성별, 인종은 어느 것 하나도 여러분이 바꿀 수 없는 위험요소들이다. 하지만 자신이 취약한 위험요소에 처해 있다는 사실을 알면 특정한 사회적 활동에 대한 위험감수 여부 평가, 다시 말해 특정한 활동을 할지 말지 여부를 결정하는 데 도움이 될 수 있다. 이 문제는 제9장과 제10장에서 상세히 다룬다. 예를 들어 여러분이 흑인이나 황인종에다 60세 이상으로 여러 가지 고위험 요소를 보유하고 있다면 가능한 한 모든 예방조치를

바이러스를 이기는 새로운 습관

취하라고 권할 것이다. 항상 마스크를 쓰고, 다른 사람과 최소한 2미터 이상 거리 두기를 하고, 손을 반드시 씻고, 레스토랑에 가거나 대면 예배에 참석하는 등의 고위험 활동은 피해야 한다.

내가 바꿀 수 있는 위험요소들

코비드-19로 중증질환을 유발하는 위험요소 중에서 우리가 바꿀 수 있는 것 가운데 비만에 이어 두 번째로 위험한 것은 당뇨병이다. 고혈당hyperglycemia으로도 알려진 당뇨병은 그 자체만으로도 위험한 병이다. 하지만 코로나-19와 겹치면 치명적인 위험요소가 된다. 연구결과 2형 당뇨병을 앓는 사람은 고혈당이 아닌 사람보다 코로나바이러스에 쓰러질 위험성이 네 배나 더 높다.[5] 2형 당뇨병은 활동을 많이 하지 않고, 미국인들이 주로 먹는 일반적인 식단을 하고, 체중이 많이 나가는 성인이 자주 걸리는 병으로 미국인 3,400만 명이 이 병의 영향권 안에 들어 있다. 무엇보다 무서운 점은 4명 중 한 명은 자신이 당뇨를 앓고 있다는 사실조차 모른다는 것이다. 그리고 전체 미국인 3분의 1이 2형 당뇨병 전단계인 당뇨병전증rediabetes 상태에 놓여 있는데, 84퍼센트가 그런 사실을 전혀 모르고 있다.

코로나-19와 당뇨병이 결합하면 그렇게 치명적이 되는 이유는 무엇일까? 기본적으로 병원체는 생존하는 데 포도당을 필요로 한다. 박테리아와 바이러스가 당이 풍부한 환경에서 번성하는 이유도 바로 여기에 있다. 포도당이 여러분의 세포 안으로 밀려 들어오면 바이러스는 더 활발히 복제하고 확산되어 문제를 일으키게 된다. 거기다 당뇨병을 앓는 사람은 기초선 수준의 염증을 가지고 있을 확률이 높은데, 염증은 코로나-19에 감염 될 경우 증상을 악화시킨다. 코로나-19는 염증 유발 요인을 기 본적으로 가지고 있다. 그래서 당뇨병이 있는 사람이 코로나바 이러스에 감염되면 장난감 가게에 들어간 어린아이처럼 된다. 코로나-19가 미쳐 날뛰는 것이다.

당뇨 증상이 있다는 사실을 알고 나면 증상을 뒤집거나 제어 하기 위해 저당영양, 운동량 늘리기, 지속적인 체중감량이라는 세 갈래 접근법을 통해 필요한 모든 수단을 다 써야 한다. 당뇨 병을 앓고 있다는 사실을 모르면 더 큰 위험에 처할 수 있다. 코 로나바이러스에 매우 취약함에도 불구하고 필요한 예방조치를 취하지 않기 때문이다. 그래서 나는 과체중에다 활동량이 적고, 미국인들이 먹는 일반적인 식단을 따르는 사람은 매년 신체검 사를 받으라고 권한다. 특히 1년 넘게 병원에 가지 않은 사람은 반드시 그렇게 하는 게 좋다.

당뇨병이 코로나-19 중증 증상을 유발하는 유일한 숨은 질병 은 아니다. 환자와 의사 모두 놓치기 쉬워서 '침묵의 킬러'로 불 리는 고혈압은 코로나바이러스로 인한 사망위험을 두 배로 높 인다.[6] 연구결과에 따르면 고혈압 증상이 있으면서 약을 복용하 지 않는 경우에는 코로나-19로 인한 사망위험이 더 커진다. 약 을 복용하지 않는 것은 고혈압을 앓는다는 사실을 몰랐거나, 아 니면 적절한 치료방침을 따르지 않는 경우에 해당될 것이다.[7]

미국인 절반 이상이 고혈압을 앓고 있기 때문에 이러한 수치는 특히 더 문제가 된다.[8] 미국 전체 인구의 거의 절반이 코로나-19 중증 증상의 위험에 놓여 있다는 말이기 때문이다. 더 우려스러운 것은 이 고혈압 환자들 가운데 절반은 증상 억제를 위한 약물 복용을 하지 않고 있다는 사실이다. 미국 전체 인구 4분의 1에 해당하는 사람이다. 당뇨병과 당뇨병전증의 경우와 마찬가지로 고혈압 환자 다수도 고혈압을 앓는다는 사실 자체를 모르고 있다. 고혈압은 증상이 없는 경우가 많기 때문에 의사들도 놓치기 쉽다. 미국심장협회American Heart Association의 테스트 권고지침을 따르지 않는 의사들은 특히 놓치기 쉽다.[9]

고혈압이 코로나-19로 인한 위험을 증가시키는 이유는 무엇인가? 한 가지 이론은 만성 고혈압이 혈관을 약화시켜서 바이러스가 쉽게 우리 체내에 들어와 자리잡도록 만든다는 것이다. 고혈압은 또한 우리 신체의 면역체계 반응을 저하시킨다.[10] 하지만 초기 연구와 달리 ACE억제제ACE inhibitors와 같은 고혈압 치료제 복용이 코로나바이러스로 인한 중증 증상 발생 위험을 증가시키는 것 같지는 않다.[11]

고혈압 증상 유무는 어떻게 알 수 있을까? 그리고 고혈압 증상을 제대로 치료하고 있는지 여부는 어떻게 확인할 수 있는가? 이런 의문은 연례 신체검사 필요성을 더 높여준다. 중증 코로나-19의 다른 위험요소로는 암과 심각한 심장, 폐, 신장질환, 그리고 겸상적혈구병鎌狀赤血球病, sickle cell disease, 만성 기관지염, HIV(인체면역결핍바이러스)와 같은 면역력 손상을 들 수 있다. 그리고 임신과 중증 천식, 낭포성섬유증囊胞性纖維症, cystic fibrosis, 치매와 같은 신경질환도 코로나-19로 인한 중증 질환 위험을 증가시킬 수 있다. 하지만 이 분야에는 앞으로 더 많은 연구가 필요하다.

자가진단하기

여러분이 어떤 위험요소를 갖고 있는지, 그 위험요소가 바꿀 여지가 있는지는 중요한 사안이다. 하지만 우선은 그 위험요소의 실체를 알아야 개선도 가능하다. 예를 들어, 올림픽 출전에 대비해 훈련을 시작하려면, 먼저 지금 하는 훈련과 과거에 한 훈련을 정확하게 파악해야 어디서부터 어떻게 훈련을 시작할지 알 수 있다. 여러 해 동안 달리기 운동을 하지 않아서 무릎이 약해져 있고, 제대로 된 러닝화도 없다면, 일주일에 며칠씩 훈련일정을 소화해 내고, 고성능 러닝화 세트를 갖춘 선수의 훈련계획과는 다를 것이다.

그래서 나는 사람들에게 시간을 갖고 자신의 신체적, 정신적 상태에 대한 철저한 자가진단을 먼저 해보라고 권한다. 팬데믹 상황과 앞으로 또 닥칠지 모르는 새로운 팬데믹을 감안할 때 자기가 지금 하는 게 잘하는지 못하는지에 대해 제대로 아는 게 대단히 중요하다. 새로운 일상에서 건강과 관련해 자신의 생명까지 위태롭게 할지 모르는 점을 놓치고 있지는 않은지 먼저 알아야 한다.

자가진단을 하는 목적이 잘못된 점은 모조리 찾아내 지구상에서 가장 건강한 사람이 되려는 것은 아니다. 체중감량을 할 때처럼 팬데믹 시기의 자가진단은 새로운 일상에서 적응하기 위해 필요한 과정이라고 생각하면 된다. 자기가 가지고 있는 올바르지 않은 습관을 모조리 찾아내 손보겠다는 생각은 하지 말고, 코비드-19를 비롯한 여러 감염병에 걸릴 위험을 높이는 습관을 찾아내는 데 초점을 맞춘다.

이러한 자가진단은 선입견 없이 진행해야 한다. 혹시 있을지 모르는 문제점을 알아내고, 그것이 재앙을 몰고 오는 큰 문제로 더 커지기 전에 바로잡기 위한 것이다. 최상의 건강상태로 만들기 위해 노력하는 것은 당연하다. 하지만 우선은 우리의 몸 상태를 지금의 위기상황에서 살아남을 수 있도록 만드는 것이 중요하다. 그 위기는 코로나바이러스나 독감이 유행해서 올 수도 있고, 새로운 병원체가 나타나 또다시 대유행이 시작될 수도 있을 것이다.

정확한 자가진단을 하려면 진지한 마음자세를 가질 필요가 있다. 세상사가 다 그렇지만, 이제 모든 게 달라졌다는 진지한 자세와 현실 자각이 대단히 중요하다. 지금까지는 건강이 좋지 않고, 기저질환이 있어도 그럭저럭 지내왔지만, 이제 우리는 완전히 새로운 세상에 살게 되었다. 건강이 좋지 않고, 기저질환이 있다는 것은 코로나바이러스에 감염되었을 때 가벼운 열과 기침이 나고 마느냐, 아니면 인공호흡기를 달고 중환자실 신세를 지느냐와 같은 큰 차이를 만든다. 팬데믹 시대의 자가진단 요령을 소개한다.

1. **몸과 마음의 상태가 어떤지 자문해 본다.** 나는 환자를 볼 때 제일 먼저 기분이 어떤지부터 물어본다. 단순한 질문처럼 보이지만, 이 질문에 대한 답을 들어보면 그 안에 정말 많은 정보가 들어 있다. 만약 여러분이 솔직히 기분이 아주 좋다고 답한다면 그것은 정말 멋진 일이다. 하지만 조금이라도 아프거나 피로감을 느끼고, 탈진상태이거나, 완전히 풀죽은 기분이라면 그것은 몸 어딘가에 고장이 났다는 표시이다. 현기증, 통증이 느껴지고, 근력저하에다 소화기능에 이상이 있거나 하면 그것 역시 마찬가지이다. 필기구와 메모지를 준비한 다음 몸과 마음의 느끼는 상태가 어떤지 적는다. 가능한 한 느끼는 그대로 정확하게 기록한다.

2. **하루 습관이 어떤지 철저히 따져본다.** 새 환자가 오면 나는 혈압 측정띠를 펴거나 몸 상태를 체크하기 전에 먼저 환자의 일일 습관에 대해 가능한 한 많은 정보를 얻어내려고 한다. 하루에 운동은 얼마나 하는지? 잠은 평소에 몇 시간 자는지? 술은 얼마나 마시는지? 담배를 피우는지? 전자담배를 피우는지? 단 것을 많이 먹는지? 테이크아웃 음식을 자주 사먹는지? 가공식품을 많이 먹는지? 단백질, 지방, 야채가 풍부한 자연식품을 많이 먹는지? 엄청난 스트레스에 줄곧 시달리는지, 정신건강을 스스로 다스릴 수

있는지? 이밖에도 자신의 신체건강과 정신건강에 영향을 미칠 수 있는 여러 생활습관에 대해 생각해 본다. 그런 다음 펜을 들고 메모지에 칸 두 개를 만든다. 한 칸에는 건강한 습관을 적고, 다른 칸에는 좋지 않은 습관을 적는다. 매일 매일의 습관을 있는 그대로 적되, 자신을 원망하지는 말도록 한다. 나를 포함해 우리 모두가 문제를 안고 있다. 문제를 제대로 파악하지 않으면 해결하지 못한다.

3. **증상과 복용 중인 약물 목록을 정리한다.** 과체중이나 비만인가? 고혈압이나 고콜레스테롤 증상이 있는가? 여러 해 전에 갑상선 기능저하 진단을 받은 적이 있는가? 그 이후 지금까지 병원에 가지 않고 있는가? 병원에서 진단받은 적이 있거나, 본인이 생각하기에 그런 증상이 있다고 생각되는 정신건강 관련 사항도 반드시 포함시킨다. 그 다음에는 복용 중인 약 이름을 메모지에 적는다. 복용 관련 사항과 어디서 처방받았는지도 적는다. 미국인의 거의 3분의 2가 한 가지 이상의 처방약을 복용한다는 자료가 있다.[12] 그러면서도 대부분이 자기가 먹는 약의 이름, 1회 복용량, 처방받아 먹기 시작한 이유를 모른다고 한다. 왜 약을 먹게 되었는지, 지금 상태는 어떤지, 약을 제대로 복용하는지, 계속 복용할 필요가 있는지 제대로 알아야 한다.

4. **건강 가계도를 작성한다.** 부모를 비롯해 할아버지, 할머니,

형제, 삼촌, 고모 등 집안에 내려오는 건강상의 특징을 알아보도록 한다. 암이나 심장병처럼 명확히 드러나는 질병에만 관심을 가져서는 안 된다. 암 가족력이 있다면, 그 가족이 어떤 종류의 암을 몇 세에 걸렸는지, 위험요소가 무엇이었는지, 치료는 어떻게 받았는지, 선천적으로 타고났을 법한 다른 신체적, 정신적 질병은 없는지 등도 함께 알아본다.

5. **병원에 갈 때 느낀 기분도 중요한 자료가 된다.** 병원에 다녀오면 기분이 좋았던가, 좋지 않았던가? 절망감, 놀람, 두려움, 불신감이 든 적은 없었는가? 크게 의미가 있어 보이지 않더라도 아주 중요한 항목이다. 과거의 경험을 통해 미래의 행동을 예측해 볼 수 있기 때문이다. 병원에 간 경험이 대부분 부정적인 기억으로 남아 있다면, 병원 가는 것을 아예 기피하거나, 가더라도 의사의 말을 귀담아듣지 않으려고 하기 쉽다. 지금은 겁나거나 무섭다고, 과거의 경험이 유쾌하지 않았다는 핑계로 병원에 가는 걸 미룰 때가 아니다. 혹시 이전에 진료 받은 의사가 맘에 안 든다면 다른 의사를 찾아가 보도록 한다.

6. **자신의 코로나바이러스 위험요소를 정리한다.** 만약 65세 이상의 유색인종 남성이라면, 여러분의 위험요소는 정상 체중을 가진 30세 백인 여성의 위험요소와 다르다. 그에 따

바이러스를 이기는 새로운 습관

전자담배와 코로나바이러스

기존의 흡연 담배를 오래 피운 사람은 코로나-19로 중증 환자가 될 위험성이 두 배로 높다는 건 우리가 알고 있는 사실이다.[13] 그렇다면 흡연 담배보다는 더 안전하다고 잘못 알려진 전자담배는 어떨까? 코비드-19가 상륙하기 전 수주 동안 미국에서는 전자담배 관련 뉴스가 크게 화제가 되었다. 전자담배 뉴스가 연이어 헤드라인을 장식했다. 미국 질병통제예방센터CDC의 전자담배 수사 소식과 2020년 2월부터 특정 향이 가미된 전자담배의 시판을 금지한다는 소식 등이 쏟아져 나왔다.

이제 전자담배 관련 뉴스는 줄어들었지만, 전자담배에 대한 우려는 여전히 사라지지 않고 있다. 전자담배는 새로운 우려를 안겨주고 있다. 스탠퍼드대 연구팀에 따르면 전자담배를 피우는 십대를 비롯한 젊은 성인들의 경우, 코비드-19에 감염될 확률이 5배 더 높은 것으로 나타났다.[14] 이유가 무엇일까? 연구결과에 따르면 전자담배가 폐 손상을 가져오는 것으로 나타났다. 게다가 전자담배를 피우는 사람들은 흡연 때 손으로 얼굴을 만지기 쉽고, 흡연도구를 다른 사람과 함께 쓰는 경우가 많았다. 전자담배를 끊어야 하는 이유는 또 있다. 팬데믹 초기인 2020년 4월, CDC는 전자담배 관련 폐 손상이 여전히 놀라운 비율로 많이 발생하고 있으며, 숨이 가쁘고, 열이 나고 오한이 드는 등 코비드-19 감염 때와 매우 유사한 증상을 보인다는 사실을 알아냈다.[15]

라 새로운 일상에서 취해야 할 주의점과 행동도 달라져야 한다. 위험요소 목록을 정리하고, 당뇨병, 고혈압, 암, 심장과 폐, 신장질환, 그리고 만성폐쇄성폐질환COPD, 겸상적혈구, HIV와 같은 면역결핍질환 등 자신이 갖고 있다고 생각하는 병증을 목록에 모두 포함시킨다.

팬데믹 건강검진: 알아두어야 할 일들

주요 건강 관련 기구로부터 국민 모두에게 건강검진을 받으라는 권고가 나와 있지는 않다. 팬데믹 건강검진pandemic physical이란 용어도 내가 만들어 쓰기 시작한 것이다. 이 말을 통해 내가 주장하고자 하는 뜻은 바로 이것이다. 나는 가능한 한 거의 모든 사람이 종합 건강검진을 받아볼 것을 강력히 권고한다. 특히 병원에 가본 지 1년이 넘은 사람은 반드시 그렇게 해야 한다. 자격을 갖춘 의료기관에서 연례 건강검진을 받는 것은 여러분의 건강상태가 양호한지, 그리고 심각한 질병에 걸리거나 사망에 이를 위험성을 높이는 만성질환이 없는지 여부를 확인할 최선의 방법이다.

1. **곧바로 건강검진 예약을 하라.** 담당의사에게 부탁하는 게 가장 좋다. 담당의사가 따로 없다면 산부인과, 내과, 가정의학과 전문의도 좋고, 임상 간호사, 보조의사P.A.의 도움을

받아 종합검진을 해도 좋다. 자주 다니는 병원이 미덥지 않으면 다른 의사를 찾아보도록 한다. 다른 의사한테 보이는 것을 어렵게 생각하지 않는 게 좋다. 아이들이 먹기 싫은 음식이 있다고 모든 음식을 다 기피하는 건 아니지 않는가. 먹기 싫은 음식은 피하고, 먹고 싶은 음식을 골라서 먹으면 되는 것이다. 의사를 택하는 것도 마찬가지다. 자신의 건강을 위해 하는 일이니 부담스럽게 생각할 필요가 없다.

2. **자가진단한 내용을 의사와 상담한다.** 의사들이 환자에게 해야 할 질문을 빠뜨림 없이 다 하는 것은 아니다. 그렇게 하는 의사도 있지만, 아쉽게도 많은 의사들이 환자에게 마땅히 물어봐야 할 질문을 제대로 하지 않는다. 시간이나 그럴 만한 마음의 여유가 없어서이다. 그래서 환자인 여러분이 가족력과 복용 중인 약, 안 좋은 습관, 기저질환과 관련 있을지 모르는 각종 증상을 비롯해 자가진단으로 알게 된 중요한 내용들을 의사에게 말해야 한다. 정신질환과 관련된 내용도 신체증상 못지않게 중요하기 때문에 빠트리지 않도록 한다.

3. **의사한테 칭찬 들으려고 가는 게 아니다.** 건강검진을 하는 것은 의사로부터 칭찬을 듣기 위해서가 아니라, 혹시 있을지 모르는 문제를 알아내고, 그걸 바로잡기 위해서이다. 자

녀가 다니는 학교 사친회에 참석할 때와 비슷한 태도라고 생각하면 된다. 선생님에게 아이가 훌륭하다는 말만 하지 말고, 고칠 점이 무엇인지를 알려달라고 부탁해야 한다. 그게 아이와 부모 모두에게 도움이 된다.

4. **체중에 대해서도 물어보도록 한다.** 의사들은 대부분 환자의 체중에 대해 잘 이야기해 주지 않는다. 대부분의 질병에서 체중은 가장 큰 위험요소 가운데 하나이다. 그리고 코비드-19의 경우 가장 큰 단일 만성 위험요소가 바로 체중이다. 여러분의 체중, 체질량지수BMI, 그리고 가능하다면 체지방률에 문제가 없는지도 의사에게 물어보는 걸 주저하지 말라. 만약 문제가 있다면, 약 처방을 해주거나 수술이 필요한지 여부 등을 알려줄 것이다.

5. **혈압은 양팔 모두 재도록 한다.** 이것은 내가 병원에 갈 때마다 제일 불만인 부분이기도 하다. 대부분의 병원에서는 혈압을 잴 때 한쪽 팔만 잰다. 그렇게 하면 고혈압 위험을 정확히 측정할 수 없다. 병원에 가면 적합한 크기의 혈압측정띠로 양팔 모두 혈압을 재달라고 말하라. 미국심장협회에서 그렇게 권고하고 있다.

6. **혈액검사를 반드시 한다.** 연례 정기검진 때, 특히 팬데믹 시기에는 반드시 혈액검사를 하도록 한다. 그래야 당뇨병을

비롯한 여러 질병과 감염병 감염 여부를 제대로 알 수 있다. 금식을 하고 가거나 스무 가지 검사를 모두 할 필요는 없다. 혈액검사 때 다음 사항은 반드시 체크하도록 한다.

- **당화혈색소검사(A1C 테스트)**. 최근 한 달 동안 얼마나 많은 포도당이 적혈구에 노출되었는지 보여준다.

- **기초대사검사(Basic metabolic panel)**. 신장기능과 간기능을 검사한다.

- **일반혈액검사(CBC)**. 전반적인 건강상태와 염증수치를 측정한다.

- **리피드 패널(Lipid panel)**. 나쁜 콜레스테롤LDL과 좋은 콜레스테롤HDL을 모두 검사한다. 중성지방 트리글리세라이드는 금식해야 제대로 측정가능하다.

7. **검사 결과 확인**. 혈액검사 결과는 사본을 달라고 하고, 다른 병원에 가서도 보여줄 수 있도록 한다. 담당의사가 환자에게 직접 전화를 걸어 결과를 알려주고, 대화를 나누는 게 바람직하다. 검사결과에 놀랄만한 수치가 담겨 있으면 특히 더 그렇다. 의사가 전화로 이야기해 주지 않는다면, 병원으로 전화를 걸어 결과에 대해 물어보도록 한다. 당신이

돈과 시간을 들여 검사한 것이고, 무엇보다 당신의 목숨이 걸린 문제임을 명심하자. 예를 들어, 당뇨병같이 코로나-19에 매우 취약한 만성질환이 있다는 사실을 알았다고 치자. 그럴 때는 이렇게 한다.

⇨ **흥분하지 않는다.** 그런 만성질환은 누구든 걸릴 수 있다. 이제 문제가 있다는 사실을 알았으니, 중요한 건 그걸 해결하기 위한 조치를 취하는 것이다.

⇨ **의사나 전문가들과 상담 예약을 잡는다.** 여러분의 건강을 인터넷 검색에만 의존해서는 절대로 안 된다. 온라인상에 떠도는 엉터리 의료정보는 인터넷 쿠키 수만큼이나 많다. 여러분의 상태를 노련한 의료 전문가와 상담하는 게 중요하다. 그래야 여러분의 병을 가장 잘 치료할 수 있도록 타당한 결정을 내리는 데 도움을 받을 수 있다.

⇨ **음식과 운동에 특별히 신경 쓴다.** 처방에 당분 섭취를 줄이고 운동을 더 많이 하라는 내용이 들어 있지 않을 수도 있다. 하지만 대부분의 만성질환에서 증상을 완화하고, 병을 치료하는 데 식단조절과 운동은 약물 복용 못지않게 중요하다. 2형 당뇨병과 고혈압을 포함해 만성질환 대부분이 식단조절과 운동을 통해 증상을 호전시킬 수 있다.

⇨ **피할 음식보다는 먹으면 좋은 음식에 더 신경 쓴다.** 많은 만성 질환이 식단 변화를 통해 이겨낼 수 있다. 예를 들어 고혈압 진단을 받은 환자에게 의사는 고^高나트륨 음식 섭취를 줄이라고 권유할 것이다. 나는 그보다는 고혈압 환자에게 브로콜리, 수박, 아보카도 같은 칼륨 함량이 높은 음식물을 많이 먹으라고 권하겠다. 먹으면 안 되는 음식을 강조하기보다는 먹으면 좋은 음식을 권하는 게 새 식단에 적응하는 데 도움이 될 수 있다.

⇨ **술과 스트레스를 줄인다.** 만성질환 환자에게 과음과 스트레스가 도움이 되는 경우는 없다. 두 가지 모두 염증을 키우고, 발병을 촉진시킨다. 팬데믹 기간 중 알콜 섭취량이 크게 늘었다. 여러분이 마시는 맥주, 와인, 독주는 어려운 시기를 이겨내는 데 도움이 아니라 지장을 줄 뿐이다. 마찬가지로, 팬데믹 기간 중에는 스트레스 수치가 한계상황에 다다를 수 있지만, 여러분이 느끼는 불안감을 억제할 수 있는 방법은 있다. 술과 스트레스를 억제하는 방법은 제2장에서 보다 상세히 다룬다.

새로운 일상에서는 과거 그 어느 때보다도 신체건강이 더 중요하다. 코로나-19 상황을 신체건강의 중요성을 일깨우는 소중한 모닝콜의 기회로 삼아야 한다. 언제 또 닥칠지 모르는 팬데믹에 대비하기 위해서도 그렇다. 한 가지 이상의 만성질환을 앓는 경우에는 특히 더하겠지만, 건강관리는 쉬운 일이 아니다. 앞으로 또 대유행이 시작될 수도 있고, 여러분이 나중에 다른 질병에 걸릴 수도 있다. 불안감, 스트레스, 우울감에 시달릴 수도 있고, 사랑하는 사람들과 좋아하는 일을 최대한 오래 즐길 수 있었으면 하는 희망을 가질 수도 있을 것이다. 어떤 상황에서건 신체를 건강하게 만드는 것이야말로 여러분을 꿋꿋이 버틸 수 있게 해주는 최선의 방법 가운데 하나이다.

바이러스를 이기는 새로운 습관

제2장

마음 건강
Mind

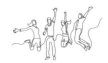

코로나바이러스가 대부분 중국 우한에 국한된 것으로 믿었던 팬데믹 초기에 앤서니 파우치 박사는 미국 시민들이 위험에 처해질 가능성은 낮다고 말했다. 미국 내 언론은 그의 이런 믿음을 되풀이해서 보도했다. 실제로 당시에는 그럴 가능성이 낮았다. 나를 포함해 많은 전문가들이 중국에서 벌어지는 일이 미국에서까지 일어나리라고는 생각하지 못했다. 미국은 적어도 의학적으로는 중국보다 대비가 더 잘 되어 있다고 잘못 믿었던 것이다. 그리고 바이러스가 미국에 상륙하더라도 우한에서처럼 심각한 영향을 미치지는 않을 것이라고 오판했다.

우리의 생각은 명백히 틀렸다. 코로나바이러스가 유럽을 휩쓸고, 미국에 상륙하는 것을 보고 나는 곧바로 생각을 고쳐먹었다. 코로나-19에 대처하는 데 미국이 중국보다 나을 게 하나도 없다는 사실을 깨달았다. 어쩌면 글로벌 보건 위협에 대처하는 우리의 대비가 더 허술할지 모른다는 생각이 들었다. 상황은 급변했고, 나는 하루 14시간씩 방송에서 뉴스를 전하기 시작했다. 텔레비전에서 '조만간 뉴욕에 상륙할 것'이란 헤드라인을 달고 보여주는 이탈리아의 텅빈 상점 진열대 영상을 보고 아마존에 들어가 정어리 통조림, 크래커, 화장지 등등 생활필수품을 한 달치 주문했다.

2월 말에 코로나바이러스로 인한 최초의 미국인 사망자가 발생했다는 뉴스가 나왔다. 주말에 연락을 받고, ABC 뉴스 특별보도에 관련 내용을 긴급전화로 내보냈다. 나는 시청자들에게 미국의 방역전략이 봉쇄전략에서 피해를 줄이는 완화전략으로 즉각 바꿔야 할 것이라고 했다. 마치 쓰나미 경고방송을 하는 것 같았다. 쓰나미는 절대로 오지 않을 것이라고 철석같이 믿고 있는데, 거대한 파도가 대양의 수평선에 모습을 드러낸 것이다. 쓰나미는 규모가 커지며 점점 더 가까이 밀려오고 있었다.

3월이 되면서 일주일 내내 온종일 방송했다. 백악관 태스크포스 브리핑을 실시간으로 들으며 설명하고, 코로나바이러스에 관한 보고서는 아무리 초보적인 내용이라도 빠짐없이 읽어보았다. 행동수칙이 시간마다 달라지고, 상황이 급속히 전개됐다. 처음에는 점포들이 하나둘 문을 닫고, 사람들이 재택근무를 시작하더니 뉴욕시 전체가 셧다운되었다. 그리고 대학에 다니는 두 아이가 집으로 돌아와 함께 지냈다. 자발적으로 그런 게 아니라 대학이 갑자기 문을 닫아 그렇게 된 것이었다.

내가 방송하는 뉴스 내용이 매우 심각한 쪽으로 바뀌기 시작했다. 미국은 의료 종사자들을 보호할 만큼 충분한 양의 마스크를 확보하지 못한 게 분명했다. 그리고 중증 환자들의 생명을 지켜 줄 산소 호흡기도 충분히 갖추지 못하고 있었다. 냉동트럭

바이러스를 이기는 새로운 습관

이 뉴욕과 뉴저지 쪽으로 줄지어 향하는 불길한 장면을 배경으로 뉴스를 진행했다. 사망자가 늘어 병원과 장례식장이 포화상태에 이르자 냉동트럭이 시신 보관소로 쓰였다.

3월에 우리 방송 스튜디오에서 코비드-19 확진자가 한 명 나왔다. 그 확진자가 오랫동안 밀접한 관계를 맺은 사람 중에 나도 포함되었다. 나를 포함해 많은 이들이 자가격리에 들어갔고, 나는 사는 아파트에서 방송을 하기 시작했다. 4월에 ABC 방송은 큰 충격에 휩싸였다. 동료로 굿모닝 아메리카 담당 카메라 기사인 토니 그리어Tony Greer가 코로나바이러스로 사망한 것이다. 슬프고 무서웠다. 그 주에 의사인 남동생이 확진 판정을 받았다. 그리고 개인적으로 아는 사람 5명이 코로나바이러스로 목숨을 거두었다. 그 가운데 4명이 흑인이다.

갑자기 퍼펙트 스톰 한가운데 들어와 있는 기분이었다. 주위 사람들이 바이러스에 쓰러지는 것을 보면서 방송에 나가 코로나바이러스의 공포에 대해 보도했다. 매일 새벽 4시에 일어나 코로나바이러스 뉴스를 한 시간 동안 진행했다. 겉으로 신체적, 정신적, 감정적인 변화를 일절 드러내지 않고 담담하게 방송을 진행했다. 내 감정이 통째로 꽁꽁 묶인 채 무서운 롤러코스터에 태워져 내리지도 못하고 내리 휘둘리는 기분이었다.

개인적인 두려움을 겨우 억누르고 있었는데, 이제 더 이상 버티기 힘든 지경이 되었다. 내 목숨도 위험하다는 생각에 겁이 덜컥 났다. 내가 코비드-19에 걸려 죽는다면 우리 아이들은 누가 돌봐? 아이들에게는 엄마밖에 없는데. 두려움과 공포가 꿈에 나타나기 시작했다. 한번은 꿈에서 중환자실에 산소 호흡기를 달고 누워 있는데, 보스턴에서 감염병 전문의로 일하는 남자친구가 내 곁을 지키기 위해 황급히 뉴욕으로 달려왔다. 그는 내 곁에 오더니 약혼반지를 꺼내 아무 감각도 없는 내 손가락에 끼워 주려고 했다. 하지만 너무 늦고 말았다. 손가락에서 약혼반지가 반짝이는 순간 나는 숨을 거두었다.

그런 악몽들은 팬데믹이 나의 정신건강에 영향을 미치기 시작했다는 하나의 신호였다. 하지만 나는 아무런 손을 쓸 수가 없었다. 손을 한 번 까딱하는 것으로 바이러스를 내쫓을 수 있는 게 아니었다. 방송에서 하는 코로나바이러스 보도와 의료정보 소개를 멈출 수도 없고, 그리고 싶지도 않았다. 너무나 많은 사람이 내가 하는 방송에 의지하고 있었다.

나를 둘러싸고 있는 외부 요인들을 바꿀 수 없다면, 내 안에 있는 무엇인가를 바꿀 수밖에 없다는 생각을 마침내 하게 되었다. 의사로서의 뇌가 작동하기 시작했다. 의과대학에서 배운 기초의학 지식으로 돌아가 다시 생각했다. 의학에서는 힘든 결정을 내리거나 어려운 과정을 헤쳐 나갈 때 두려움 대신 항상 사실과 증거를 근거로 삼는다.

나는 의사생활을 하면서 늘 이 원칙에 의지했다. 나는 현업 의사로 실제로 환자들을 본다. 환자들이 좋지 않은 검사결과나 진단결과를 듣고 겁에 질리면, 의사인 나는 환자가 느끼는 그런 감정을 인정하고, 그러한 사실을 근거로 해서 이들이 두려움을 이겨내도록 도와준다. 환자들에게 내가 아는 것, 우리가 어떻게 도울 수 있는지에 대해 말해 준다. 나는 혹시 일어날지 모르는 일, 앞으로 일어날 수 있는 가능성에 정신을 빼앗기지 않는다. 일어날 것이라고 내가 아는 사실에만 정신을 집중한다.

이러한 환자 진료방식을 나 자신에게 적용시킬 차례였다. 다시 한 번 팩트에 집중해야 했다. 나에 관한 팩트였다. 나는 자신이 건강하며, 아무런 기저질환이 없다는 사실을 알고 있었다. 나이 오십인 내가 이 병에 걸려 사망할 확률은 1퍼센트 내외였다. 나한테서 나타나는 증상 가운데 80퍼센트는 입원할 필요도 없는 가벼운 증상들이라는 사실을 스스로 주지시켰다. 며칠 동안 이러한 수치를 되풀이해서 되뇌었다.

한 주일 채 지나지 않아서 내게 남아 있던 공포감과 불안감은 거의 모두 사라졌다. 그와 함께 코비드-19 악몽도 잠잠해졌다. 정말 극적인 반전이었다. 그렇게 해서 나는 이겨냈다. 의사로서, 어머니로서, 여든이 넘은 부모님의 딸로서 가장 힘든 시기를 이겨냈다. 최고조로 올라갔던 그 두려움과 공포감은 두 번 다시 되돌아오지 않았다. 정신적으로, 그리고 감정적으로 내가 할 수 있는 최상의 방식으로 새로운 일상에 적응한 것이다. 그렇다고 광범위한 실업사태, 인종 간 불평등, 재정난, 그리고 사망률 급등 등 팬데믹으로 야기된 여러 실질적인 문제들이 모두 해결됐다는 말은 아니다.

그건 절대로 그냥 넘어갈 수 없는 심각한 문제들이고, 나도 매일 이런 문제들을 놓고 고민한다. 하지만 전직 간호사인 우리 엄마가 여러 해 동안 되풀이해서 강조하신 말을 떠올렸다. "눈

앞에서 일어나고 있는 일은 네가 어떻게 할 수 없지만, 그 일에 어떻게 대응할지는 네 의지로 할 수 있다."

나는 엄마가 들려주신 이 경구와 '두려움보다는 팩트가 우선' 이라는 신조에 의지해서 새로운 일상에 대한 두려움을 극복하려고 했다. 나의 이런 전략이 여러분께도 도움이 될 것이라고 생각한다. 물론 새로운 일상에서 겪게 될 정신적, 감정적인 파장을 이겨내는 방법은 이것 말고도 많다. 우리들 가운데 많은 이들이 롤러코스터처럼 밀어닥치는 불안감과 스트레스, 우울, 비애감, 외로움, 탈진상태를 경험하고 있다. 팬데믹을 겪으면서 나는 이런 난관을 이겨낼 방법을 스스로 알아내고, 배우고, 경험했으며, 사람들에게 그 방법을 써보라고 권했다.

내가 돌보는 환자와 친구, 동료, 그리고 방송에서 이야기를 나눈 시청자들이 자신들이 겪은 정신적인 역경을 어떻게 치유할 수 있었는지에 대해 말하는 것을 직접 보고 들었다. 그리고 관련 연구 보고서를 읽고, 권위 있는 전문가들과 광범위하게 만나 정신건강 문제가 얼마나 심각한 수준으로 퍼져 있는지에 대해 의견을 들었다. 많은 정신과 의사들이 이처럼 심각한 정신건강 문제를 '제2의 팬데믹'으로 불렀다.

자신은 정신건강상의 문제가 하나도 없다고 자신한다면 다시 생각해 보기를 권한다. 앞에서도 말했듯이, 팬데믹은 우리 모두에게 너무도 불안하고, 끔찍하고, 악몽 같은 일이라서 누구에게나 어느 정도의 외상 후 스트레스 장애는 없을 수가 없다. 더구나 2019년 팬데믹 발생 이후 거의 모든 이가 무엇인가를 잃었다. 사랑하는 사람을 잃은 사람도 있고, 직장을 잃고, 살던 집을 잃고, 사업이 망한 사람도 있다.

그런 게 아니라 하더라도 여행의 자유를 잃었고, 친구와 가족을 만날 자유, 헬스클럽에서 운동하는 자유를 포기해야 했으며, 위험 감수 능력이 여러분처럼 강하지 않은 사람과의 관계도 끊어지고 말았다. 잃은 것 가운데는 모두가 참고 견뎌낸 것들도 있다. 하지만 잃어버렸다는 사실을 인정하고 슬퍼하는 태도도 대단히 중요하다. 무엇을 잃었다는 사실을 인정하고 슬퍼하지 않으면 그러한 상실감을 극복할 수가 없다. 그렇게 되면 팬데믹의 트라우마는 앞으로도 몇 달이나 더 여러분 곁에 남아서 여러분을 괴롭힐 것이다.

이미 잃은 상실감을 치유하는 것도 중요하지만, 그것 못지않게 중요한 것이 바로 지금 우리에게 남은 것에 어떻게 대응해 나갈 것이냐는 문제이다. 우리에게 남은 것은 바로 새로운 일상에서 우리의 삶이다. 각자 처한 상황에 따라 여러분은 일과, 가족, 혹은 금전적인 어려움으로 스트레스를 너무 받은 나머지 새로운 일상이 자신에게 어떤 영향을 미칠지 생각해 볼 겨를도 없을 수 있다. 그와 반대로, 혼자 살면서 새로운 일상에서 겪을 시련과 고뇌에 대해 충분히 생각해 보는 사람들도 있을 것이다. 새로운 일상에 대해 느끼는 감정이 아주 미묘한 것일 수도 있다. 예를 들어 미셸 오바마는 팬데믹 때문에 "낮은 수준의 우울증을 겪고 있다."고 말했다. 어쩌면 많은 이들이 그런 상태에 놓여 있는지도 모를 일이다.

　중요한 점은 새로운 일상이 자신에게 어떤 영향을 미치는지에 대해 스스로 솔직해지는 것이다. 이제 우리의 일상에 변하지 않는 상수常數가 별로 없다. 이러한 불확실성은 코로나바이러스 팬데믹이 끝나더라도 쉽게 사라지지 않을 것이다. 새로운 바이러스 대유행이 언제 또 터질지 모르는 가능성과 늘 마주하고 살 것이기 때문이다. 사람들은 벌써 몇 달째 이런 불안정한 감정에 시달리고 있다. 정신건강에 아무 문제가 없던 사람들이 매일 이 문제와 씨름하게 된 것이다. 팬데믹 시기가 여러분에게 정신적으로, 감정적으로 어떤 영향을 미치는지를 안다면 이러한 불안감을 해소하고, 새로운 차원의 정신건강과 행복, 회복력을 찾는 데 도움이 될 것이다.

　여러분께 새로운 차원의 정신건강과 행복, 회복력이라는 문을 열어줄 열쇠를 찾도록 도와드리려고 한다. 나는 그동안 의사로서 아는 지식에 덧붙여 팬데믹 첫날부터 일선에서 뛰며 알게 된 내용들, 그리고 정신건강 전문가들로부터 들은 원칙들을 모두 활용해서 정신건강과 관련해 중요한 방법들을 알아냈다. 여러분은 이 방법을 가지고 자신이 통제할 수 없는 것은 그대로 받아들이고, 통제할 수 있는 것은 통제하면 된다.

　막연한 희망만 가지고 여러분의 삶이 예전의 일상으로 되돌아가지 않는다. 그러한 정신자세를 바꿔 새로운 일상을 받아들여야 낙관적인 생각으로 침착하게 현실을 마주하고, 나아가 미래까지 바로 볼 수 있게 된다.

코로나가 만든 정신적 트라우마

관련 통계수치와 언론 보도를 읽어 본 사람이 많을 것이다. 미국은 현재 제2의 팬데믹에 직면하고 있다. 이번에 대유행하는 건 코로나바이러스가 아니라 정신질환이다. 수천만 명에 달하는 미국인이 심리적 트라우마로 신음하고 있다.

이런 언론 보도는 미국에서 코로나바이러스 대유행이 시작되고 불과 몇 주만에 등장했다. 2020년 4월에는 미국인 거의 절반이 팬데믹이 자신의 정신건강에 부정적인 영향을 미친다고 답했다.[1] 정신적 고통에 시달리는 사람들을 위한 연방 핫라인으로 걸려온 긴급 전화가 1,000퍼센트 급상승했다.[2] 불안감과 우울증세가 광범위하게 퍼지는 가운데, 미국인 절반이 우울증세에 시달린다는 조사결과가 나왔다.[3]

알콜 판매와 약물 남용이 급격히 늘고, 가정폭력을 비롯한 폭력건수도 늘었다. 2020년 5월에는, "앞으로 수개월 내에 정신건강 문제가 대폭 늘어날 것"이라고 세계보건기구WHO가 경고했다.[4] 의사들은 주로 전쟁과 물리적인 폭력, 자연재해와 연관된 외상 후 스트레스 장애PTSD 사례가 급증한다는 점에 주목하기 시작했다.[5] 하지만 이번 사태는 전쟁이나, 무시무시한 허리케인, 9/11테러, 기타 다른 역사적으로 끔찍한 사건들과는 양상이 다르다. 코로나바이러스 팬데믹은 눈에 보이는 확실한 적이 없다. 안전지대가 없고, 위험하지 않은 곳은 어디에도 없다. 무엇보다도 끔찍한 점은 언제 끝날지 기약도 없다는 사실이다.

이런 현실이 우리의 정신건강에 '장단기적으로 삶을 바꿔놓을 만한 영향'을 미쳤다고 연구자들은 말한다.[6] 삶을 바꿔놓는다는 말은 과학자들이 쓰기에는 좀 강한 단어이다. 하지만 과장이 아니다. 팬데믹은 전 세계적으로 지금까지 보지 못한, 차원이 다른 공포감을 불러일으켰다. 지구상에 있는 거의 모든 사람이 자신과 가족의 목숨이 위태롭다는 두려움을 경험한 시점이 있었다. 코로나바이러스는 엄청나게 많은 사람을 무차별적으로 감염시키고, 목숨을 앗아갔다. 100퍼센트 안전한 사람은 이 세상에 아무도 없다는 생각이 사람들의 뇌리를 휘감았다. 그것은 주체하기 힘들 정도의 불안감과 불확실성으로 자리잡았다.

ABC 방송에서 함께 일하는 많은 동료들이 코비드-19에 감염되는 것을 보면서 나도 이 보편화된 불안감을 피부로 느끼게 되었다. 이후 몇 주에 걸쳐 자가격리를 하는 동안 동료 수십 명으로부터 자기도 코로나바이러스에 감염된 게 아닌지 모르겠다는 질문 세례를 받았다. 그냥 해보는 말이 아니라 정말 걱정하고 있었다. 가슴이 답답한데 감염된 게 아니냐는 식이었다. 내가 보기에 코비드-19 감염 때문에 생긴 증상들이 아니었지만, 문제는 모두가 엄청난 불안감에 휩싸여 있다는 점이었다.

팬데믹 기간이 길어지면서 모두에게 닥친 이런 생존에 대한 불안감에 다른 걱정이 더해지기 시작했다. 일자리를 잃은 미국인이 수백만 명에 이르고, 금융시장은 패닉 상태에 빠졌다. 학교가 문을 닫으면서 학부모들은 아이들을 맡길 곳을 찾아 이리저리 뛰어야 했다. 학습 기회를 잃은 젊은 학생들은 추구하던 꿈

마저 빼앗길 위기에 처했다.

많은 직장인들이 재택근무로 내몰리면서, 또 새로운 불안감을 만들어냈다. 거의 모든 이들의 일상이 뒤죽박죽되고 말았다. 사람들이 욕구를 발산하는 거의 모든 수단이 통째 박탈당하거나 형태가 바뀌었다. 여행, 외식, 공연, 헬스클럽, 심지어 산책도 마음대로 하지 못하게 된 것이다. 그리고 많은 이들이 여행을 가지 못하거나 직장을 잃는 것보다 훨씬 더 끔찍한 일을 겪었다. 코비드-19가 사랑하는 사람의 목숨을 빼앗아간 것이다.

어떤 일을 겪든, 어떤 상실을 맛보든, 이제는 모두 자기 혼자서 감당해야 하게 되었다. 모두 록다운을 경험하고, 자가격리도 해보았다. 그리고 같은 일을 또다시 겪을 가능성이 여전히 남아 있다. 많은 이들이 가족, 친구, 동료들과의 단절을 경험했다. 기쁨을 함께 나눌 기회를 가진 사람은 별로 없지만, 슬픔과 고통을 함께 나눌 기회를 가지지 못했다. 장례식에 함께 모일 수 없었고, 가족 모임도, 누구를 후원하는 모임도 가질 수 없었다. 이런 고립감은 외로움의 팬데믹을 촉발시켰다. 심리학자들은 이 외로움의 팬데믹이 잦아들려면 몇 년은 지나야 할 것이라고 말한다.[7] 이는 정신건강의 위기에 그치지 않고, 신체건강에도 위기를 가져온다. 외로움은 조기사망 위험을 높일 뿐만 아니라[8], 하루에 담배 15개피를 피우는 것과 맞먹을 정도로 건강 전반에 해로운 요소라고 한다.[9]

팬데믹의 피해는 연령, 인종, 사회경제적 계층을 불문하고 골고루 미치고 있다. 코로나바이러스가 닥치기 전에 이미 정신건강상에 문제가 있던 사람은 특히 더 위험하다. 이런 사람들은 팬데믹이 길어지면서 정신건강이 더 악화되었다. 재활센터 자료에 따르면 알콜 중독과 마약 중독 문제가 있는 사람들의 재발률이 급격히 높아진 것으로 나타났다.[10]

코비드-19에 걸렸다가 회복된 사람들도 정신건강 문제에 취약한 것으로 분류된다. 코로나바이러스가 장기적으로 코비드-19 신드롬이나 중환자 치료 후 증후군Post Intensive Care Syndrome, PICS을 겪게 만들 수도 있다. 불안감과 수면장애, 우울증, 외상 후 스트레스 장애PTSD 같은 증상을 유발한다.[11] 집중치료를 받지 않고, 코비드-19에 감염돼 중증 증상을 겪지 않은 사람도 이런 증상을 보일 수가 있다.[12] 다시 말해, 정도의 차이는 있겠지만 모두가 이 바이러스의 영향 안에 들어 있는 것이다. 팬데믹이 정신건강에 미치는 이 영향으로부터 모두가 벗어나려면 앞으로 여러 해가 걸릴 것이다.

자신은 팬데믹으로 인한 정신건강 문제를 하나도 겪지 않고 있으니 다행으로 생각하는 사람들도 있을 것이다. 하지만 어떤 식으로든 영향을 받지 않는 사람은 없다. 왜냐하면 팬데믹으로 인해 무엇이라도 잃지 않은 사람은 없기 때문이다. 직장을 잃거나, 평생 해오던 일거리를 잃었을 수 있다. 사람들과의 유대감을 잃고, 일상생활의 리듬을 잃고, 여행을 하지 못하게 되었다. 좋아하는 운동과 여가활동을 하지 못했다. 나아가 친구나 동료, 가족 구성원을 이 바이러스 때문에 잃었을 수도 있다. 우리 모두 무엇인가를 잃은 것이다. 어떤 일을 좋아하고, 어디에 사는 누구이든, 최소한 정상적인 일상은 잃어버린 게 분명하다. 이것은 대단히 실질적이고 뼈아픈 상실이다.

팬데믹 이전의 일상 중에서 어떤 면에서는 다시 시작된 것도 있고, 계속 이전처럼 굴러가는 것도 있기는 하다. 또 다른 면에서 보면 이전과 달라지지 않은 것이 하나도 없다. 내가 말하고자 하는 요점은 이런 것이다. 예를 들어, 지금 우울증이나 불안감, 외상 후 스트레스 장애에 시달리고 있다고 하더라도 굳이 병원에 가서 진찰을 받을 필요는 없다. 이 팬데믹만 견뎌내면 자연스레 사라질 증상들이기 때문이다.

모든 게 엉망으로 헝클어지기 시작한 2020년 5월이었다. 어느 날 나는 굿모닝 아메리카3의 공동 진행자인 에이미 로바흐에게 모든 사람이 정신적으로 의지하는 네트워크를 갖고 있는데, 가장 필요한 시점에 그게 갑자기 무너져 버렸다는 사실이 너무 속상하다는 말을 했다. 예를 들어, 전 남편이 자살로 삶을 마감했을 때 나는 생애 가장 암울한 나날을 보내야 했다. 그러한 고통 속에서도 내게 위안이 되었던 것은 강인한 사람들이 내 주위에 있다는 사실이었다. 하지만 팬데믹 기간 동안 우리는 주위에 있는 다른 사람의 강인함에 의지할 수가 없었다. 모두 같은 어려움을 겪고 있기 때문이다. 지금은 모두가 상실감을 이겨내기 위해 싸우고 있다.

새로운 일상이 현실로 제자리를 잡기까지 어떤 이들에게는 몇 개월, 길면 몇 년이 걸린다는 사실을 받아들이는 것도 중요

상실감을 이기는 5단계

만약 자신은 코로나바이러스 사태로 인해 정신적으로 영향을 받은 게 하나도 없다고 생각한다면 당신은 엘리자베스 퀴블러 로스Elisabeth Kübler-Ross가 처음 제시한 슬픔의 5단계 중에서 제일 첫 번째인 현실 부정denial의 단계에 와 있다고 할 수 있다. 한때 많이 인용되었지만 지금은 정신과 의사들 사이에 크게 활용되지 않는 모델이기도 하다. 사람마다 슬픔을 처리하는 방법이 다르며, 사람에 따라 특정 단계를 건너뛰는 경우도 있다.[13] 각 단계별 특성을 알아두면 자신의 감정을 마주하고, 이를 극복하는 데 도움이 될 것이라고 생각한다.

- 부정(Denial): 상실이 일어났다는 사실 자체를 받아들이지 않는 것으로, 초기의 고통과 충격을 최소화하는 데 도움이 되는 사람도 있다.
- 분노(Anger): 상실에서 오는 고통을 겪다 보면 분노와 좌절, 화남, 불안 등의 감정이 일어나는 경우가 있다. 그리고 상실 자체를 원망하는 사람들도 있다.
- 타협(Bargaining): 고통을 줄이기 위해 자신과 타협하거나, 더 큰 힘을 가진 존재와 타협한다. 예를 들어, 이런 맹세를 통해 타협을 시도하는 것이다. "하느님, 이 병을 낫게만 해주신다면 건강관리를 철저히 하겠습니다." "이것만 낫게 해주시면, 이런 저런 점을 반드시 고치겠습니다."
- 좌절(Depression): 어떤 사람은 현실적으로 상실이 일어나면 슬픔에 젖어 지낸다.
- 수용(Acceptance): 대부분의 사람이 결국에는 상실을 받아들이고, 시간이 지나면 괜찮아질 것이라고 생각하게 된다.

바이러스를 이기는 새로운 습관

하다. 이 위기가 미치는 영향이 사람마다 다르듯이, 새로운 일상
이 각자의 일상에 자리잡는 방식 또한 예측하기 어렵고, 개인별
로 각자 다른 방식을 따른다.

내적인 힘과 외부의 도움을 모두 활용하기

여러분은 코로나바이러스가 대유행하기 시작한 초기부터 다
양한 감정의 기복을 겪었을 것이다. 한두 번이 아닐 것이다. 감
정의 기복이 적지 않고, 사람마다 다르게 받아들이기 때문에, 각
자가 겪는 정신건강상의 문제를 단번에 해결해 줄 만병통치약
같은 해법은 있을 수 없다.

하지만 인간의 정신에 보편적인 면이 있는 것처럼, 우리의 감
정을 다스리는 방법에도 보편적인 진리 같은 게 있을 수 있다.
첫 번째 전략은 내적인 것이다. 스스로 내적인 힘을 발휘해 상
처를 치유하고, 회복력을 기르는 것이다. 두 번째 전략은 외적인
것이다. 단단한 토대 위로 되돌아갈 수 있도록 다른 사람으로부
터 도움을 받는 전략이다. 나는 다양한 전략을 필요에 따라 빠
짐없이 다 써보았다. 여러분도 한번 따라 해보면서 자기한테 가
장 적합한 조합을 찾기 바란다.

자신의 감정을 솔직하게 인정한다. 새로운 일상에서는 모든 게
뒤죽박죽이고, 불확실하게 느껴지는 때가 잦다. 이럴 때는 스

스로 던지는 말이 자신의 감정을 다잡는 데 핵심적인 역할을 한다. 혼잣말을 하려면 자신에게 정직해야 하고, 자신의 감정 상태가 문제될 게 없다는 자기확신이 필요하다. 자책하지 말고, 자기감정을 탓하지 말 것이며, 또한 그런 감정이 없는 것처럼 행동하는 것도 피해야 한다. 치료를 위해서는 자신의 상태에 정직할 필요가 있다.

상실을 있는 그대로 받아들인다. 모두가 상실을 겪었다. 상실을 애도하는 첫걸음은 그런 일이 일어난 사실을 인정하는 것이다. 그리고 자신이 가진 부정적인 감정들은 모두 생길만해서 생겼다고 받아들이도록 한다. 상실감에 너무 깊이 빠져들 필요는 없지만, 애써 의미를 축소하거나 미화시키지도 말아야 한다. 일어난 사실 그대로를 인정하면 상실을 받아들일 수 있는 길이 열린다.

불확실한 현실을 받아들인다. 내일 무슨 일이 일어날지, 2주 뒤, 2년 뒤에 무슨 일이 일어날지는 아무도 모른다. 여러분이나 나, 앤서니 파우치 박사도 이 사태가 어떻게 끝날지, 앞으로 우리가 사는 세상이 어떤 모습이 될지 모른다. 하지만 그게 무슨 문제인가. 이러한 불확실성을 받아들이면, 지금 이 순간을 즐기고, 두 팔을 활짝 벌려 미래를 받아들이기가 쉬워진다. 미래는 어떤 모습일까, 어떤 일이 벌어질까. 미래는 멋진 모습일 수도 있고, 힘들 수도 있다. 아니면 둘 다일지도 모른다. 하지

72

바이러스를 이기는 새로운 습관

만 어떤 식으로 다가오든 그게 바로 우리 삶의 아름다운 모습이다. 확실한 게 하나도 없는 것은 모든 게 가능하다는 말이기도 하다.

두려움을 버리고 팩트를 믿어라. 이 간단한 경구 덕분에 나는 두려움과 근심을 이겨냈다. 슬픔, 외로움, 걱정 같은 원초적 감정은 절실하지만 팩트에 기반을 둔 게 아니라, 어떤 상황에 대해 나타나는 반응이다. 그것이 진실임을 확실히 아는 사실을 파악해 그것에 집중하는 것이 중요하다. 그래야 대응하는 방식이 바뀐다. 예를 들어, 일자리를 잃어서 걱정이라면 먼저 여러분이 처한 팩트부터 다시 살피도록 한다. 그동안 택하지 않은 일거리 중에서 생업으로 삼을 만한 게 있는가? 이 기회에 스스로 재무장한 다음, 더 높은 수준의 직장을 구할 수 있을까? 이런 질문에 스스로 내리는 답이 바로 팩트이다. 팩트의 본질을 정확히 파악해 스스로에게 주지시킨다면 불쾌한 감정을 내적인 평화로 바꿀 수 있다.

슬픔 대신 감사의 마음을 갖는다. 크건 작건 상실을 겪으면 가슴에 휑한 구멍이 남는다. 그 구멍에 빠져 허우적거릴 수도 있고, 슬픔을 감사의 마음으로 바꿔서 상실감을 치유할 수도 있다. 힘든 시기에 감사의 마음을 갖는다는 게 어려울 수 있다. 하지만 마음만 먹으면 감사할 대상은 얼마든지 찾을 수 있다. 건강함에 감사하고, 거처할 집이 있음에 감사하고, 의지할 친

구가 있음에 감사하고, 읽고 싶은 책을 사서 읽을 수 있음에
감사해도 좋다. 슬퍼하는 대상에 대해서조차 감사할 수 있다.
실제로 그렇게 하는 게 상실감으로부터 더 빨리 회복하는 데
도움이 될 수 있다. 예를 들어, 가족을 만날 수 없어서 기분이
우울하다고 치다. 그럴 때 가족이 있다는 사실에 먼저 감사하
는 마음을 가지는 것이다.

레인(RAIN)하라. 레인RAIN은 명상 전문가인 심리학자 타라 브
랙Tara Brach이 기억하기 쉽게 만든 용어로, 감정을 있는 그대로
인식하기Recognize, 받아들이기Allow, 탐구하기Investigate, 자신을 보
살피기Nurture의 네 가지 단계를 가리킨다. 먼저 자신의 감정을
있는 그대로 느끼고, 왜 그런 감정을 갖게 되었는지 전후사정
을 따져보고, 그런 다음에는 스스로를 다독여 주는 것이다. 이
네 가지 단계는 내가 마음을 진정시킬 때 아주 유용하게 쓰는
도구이다. 언뜻 너무 단순하게 들릴 수도 있다. 하지만 스스로
감정의 실체를 파악한 다음, 그 감정을 그대로 받아들이고, 다
른 관점에서 그 고통을 관찰해 보는 것이다. 그렇게 함으로써
자신이 고통받고 있다는 사실을 정확히 인식하게 된다. 그런
다음에는 자신에게 필요한 격려를 해준다. 격려는 용서, 안심
시키는 말, 아니면 단순한 자기애 등 어떤 형태여도 좋다.

술이나 주전부리에 기대지 않는다. 팬데믹이 시작되자 곧바로 술
판매와 쿠키, 칩 같은 주전부리거리 판매가 급증했다. 이런 데

빠지는 게 고통을 잊고, 불확실한 현실로부터 도피하는 데 도움이 되는 것처럼 생각되기도 한다. 하지만 술을 많이 마시고, 정크 푸드를 너무 많이 섭취하면 술기운이 가시고, 섭취한 당분이 떨어지고 나면 느끼는 불안감이 더 높아지는 게 보통이다. 과음하거나 단 음식을 너무 많이 먹으면 신체건강을 해칠 수 있고, 그렇게 되면 코비드-19 감염에 더 취약해진다.

새로운 루틴을 만든다. 그동안 알던 세상이 산산조각 나 버렸다면, 새로 편히 기댈 곳을 만드는 게 불안감과 상실감을 치유하는 데 도움이 된다. 팬데믹이 시작되기 전에 가지고 있던 일상의 루틴을 되살리기는 힘들 것이고, 그래도 상관없다. 새로운 루틴을 만들어서 지키면 된다.

뉴스를 멀리 한다. 매일 뉴스를 보도하는 사람이 이런 말을 하는 게 좀 의아하게 생각될지도 모르겠다. 하지만 정신의학 전문가들의 말에 의하면, 하루 24시간, 일주일 7일 내내 언론 보도를 접하고 있으면 절망의 심연으로 더 깊이 빠져들 가능성이 높다고 한다. 단 며칠이라도 뉴스와 담을 쌓고, 그게 정신적으로, 정서적으로 기분을 좋게 만드는지 한번 지켜보라. 2020년 7월에 잠깐 집에서 쉬는 휴가를 받은 적이 있는데, 그때 나는 9일 쉬는 동안 한 번도 텔레비전을 켜지 않고, 뉴스 체크도 하지 않았다. 그랬더니 훨씬 마음이 편안해졌다. 일 때문에 힘들지 않아서 그런 것도 있겠고, 뉴스로 인한 정신적인 과부하 상태에 놓이지 않아서 그랬을 수도 있을 것이다.

일상의 소소한 성취감을 즐긴다. 팬데믹이 시작되고 몇 개월이 지나자, 뜰의 잔디를 깎고, 부엌에서 새로운 요리를 하는 것처럼 대수롭지 않게 생각한 일들이 너무 재미있어졌다. 그동안 다른 분야에서는 무얼 해본 적이 없기 때문에, 이런 일상의 소소한 일들이 새로운 의미로 다가왔다. 특히 말끔하게 깎인 정원의 잔디를 보거나, 맛있게 만든 요리를 맛보는 것처럼 본능적으로 어떤 성취감을 느끼게 될 때는 더 그랬다. 그때부터 일상의 소소한 성취감을 소중하게 생각할 줄 알게 되었다.

다른 사람의 도움을 받는다

외딴 섬 같은 사람은 없다. 인간은 원래 다른 사람과 연결되어야 살아갈 수 있는 존재이다. 스스로 치유력을 키우는 것은 매우 중요하지만, 다른 사람의 도움을 구하는 것 역시 엄청나게 중요한 일이다. 우리 모두 다른 사람의 도움을 필요로 한다. 단한 명도 빠짐없이 그렇다. 필요한 도움의 손길을 구하는 데 필요한 몇 가지 요령을 소개한다.

혼자가 아니라는 사실을 기억한다. 힘과 도움을 얻기 위해 다른 사람에 의지하지는 않더라도 연대감을 얻을 수는 있다. 우리 모두 같은 일을 겪고, 모두가 슬픔을 안고 있다. 이런 일을 겪는 게 여러분 혼자가 아니라는 사실은 위안이 된다.

친구, 가족과 안부를 주고받는다. 인간은 사회적 동물이고, 다른 사람과 친해지고 싶어 한다. 고통을 당할 때는 안으로 숨어들고 싶을 수 있다. 하지만 그건 신체적, 정신적, 정서적 건강에 도움이 되지 않는다. 가능한 한 자주 가족, 친구, 동료, 이웃에게 손을 뻗어서 서로 친해지도록 하자. 그저 안부인사라도 주

자녀를 위해서라도 부모가 정신을 차리자

자녀를 가진 부모들은 팬데믹 시기 동안 지내기가 수월하지 않았을 것이다. 나도 직접 겪어봐서 안다. 아이 둘이 있는데 팬데믹 초기 몇 달을 집에서 함께 지냈다. 아들 알렉스와 딸 클로에, 두 아이 모두 대학에 다니는 나이인데도 나한테는 아직 어린아이나 다름없다. 한 가족인 우리에게 닥친 새로운 일상은 감정적으로 이겨내야 할 여러 종류의 과제를 안겨주었다. 부모는 아이들이 아무리 나이가 들어도, 아이의 건강에 대한 걱정을 어느 정도는 하지 않을 수가 없다. 그리고 어떻게 해야 아이들이 새로운 일상에서 정서적으로 불안해하지 않도록 하고, 안전하게 지켜줄 수 있을까 하는 불안한 마음을 갖게 된다.

제9장에서 아이의 연령대별로 이런 문제를 어떻게 다룰지에 대해 소개했다. 걸음마를 할 때부터 시작해, 십대 초반, 십대 후반, 대학생 등 나이별로 다루었다. 그리고 지금 당장 아이들을 안전하게 지켜주고, 심리적으로 안정을 유지하도록 하는 방법에 대해 소개했다. 자녀들의 정신건강은 부분적으로 부모에게 달렸다는 점을 잊지 말아야 한다. 부모가 새로운 일상을 어떻게 헤쳐 나가는지가 아이들의 정서에 영향을 미친다. 회복력은 결국 학습된 행동의 결과이다. 힘들어도 아이들을 위해 강해지도록 노력하자. 자신에게 닥친 정서적인 난관을 이겨내는 데는 자신보다 더 큰 명분을 갖는 게 도움이 된다.

바이러스를 이기는 새로운 습관

고받는 게 좋다.

모르는 사람과도 친해진다. 무작위로 친절 베풀기에 대해 들어보았을 것이다. 그렇게 하면 다른 사람을 기분 좋게 만들 뿐만 아니라 자신도 기분이 좋아진다. 사회적 유대관계를 맺는 대상을 친구와 가족에게만 국한시키지 말자는 것이다. 무작위로 친절 베풀기는 예를 들어 식당이나 마트에서 직원들에게 매번 고맙다는 인사를 하는 등 사소한 친절 행동으로도 할 수 있다. 매주 오는 집배원이나 배달원의 이름을 기억했다가 인사하는 것도 좋다. 인터넷으로 하든, 직접 하든 자원봉사 일을 해보는 것도 좋다.

반려동물과 친해지기. 우리는 사회적 동물이다. 본능적으로 타고난 이 사회적 관계의 대상을 인간에게 국한할 필요는 없다. 팬데믹 기간 중에 반려동물 보호소가 텅텅 비었다는 게 우연한 일이 아니다. 사회적 동물이라는 내적 본능을 충족시키고, 우울증과 불안감, 외로움을 비롯한 여러 형태의 정서적인 트라우마를 치유하는 데 반려동물이 도움이 될 수 있다.

체계적으로 회복력 키우기

여러 해 전 캘리포니아에 있는 한 여성 수련회에서 자선가인 주디스 로딘Judith Rodin 교수를 만났다. 우리 두 사람 모두 이 수련회에 연사로 참석했는데 로딘 교수가 하는 말에 매료됐다. 그녀는 아이비리그 첫 여성 총장을 역임했고(1994~2004), 이후 록펠러재단 회장(2005~2017)을 지냈으며, 사상적인 지도자로 존경받는 사람이다. 하지만 내가 정말 그녀를 좋아하게 된 것은 그녀의 저서 『회복력 배당금』(*The Resilience Dividend: Being Strong in a World Where Things Go Wrong*, 2014) 때문이다.

이 책은 조직과 도시, 기업, 커뮤니티가 큰 재앙을 겪은 뒤 어떻게 회복력을 갖게 되는지를 연구한다. 나는 팬데믹이 시작되고 나서 줄곧 그녀가 밝힌 생각을 따라하고 있다. 의사로서 나는 그녀의 생각이 개인에게도 도움이 된다는 것을 안다. 그녀의 책을 꼼꼼히 읽고, 그녀의 아이디어에 대해 생각하고, 그녀가 제시한 전략을 주제로 텔레비전에서 이야기도 했다. 이 책에서 로딘 교수는 조직이 회복력을 갖는 데 도움이 되는 5가지 특성을 제시하고 있다. 이 가운데는 도시와 기업, 커뮤니티에 더 유용한 특성들도 있지만, 다음의 두 가지는 지금 이 세상을 살고 있는 개인들에게 딱 적합한 특성이라고 나는 생각한다.

⇨ 자신이 처한 상황, 자신의 장점과 약점을 정확히 파악한다.
⇨ 빠르게 변하는 상황에 적응한다.[14]

첫 번째 특성인 자신이 처한 상황, 자신의 장점과 약점을 정확히 인식하는 것은 의학의 가장 기본적인 전제이기도 하다. 모든

바이러스를 이기는 새로운 습관

임상환자의 진단은 바로 이 전제로부터 출발한다. 의사는 먼저 환자의 기분, 활력징후, 병력 등 환자가 놓인 상황을 평가한다. 그리고 이러한 상황을 토대로 의료적인 면에서 환자의 강점과 약점을 평가한다.

여러분의 정신건강과 감정건강 문제에도 이러한 접근법을 적용할 수 있다. 이때도 의사처럼 생각해 보기를 권한다. 먼저 자신이 처한 상황을 살펴본다. 독신인가? 실직했나? 연락할 친구들이 있는가? 불안해하는 성격인가? 정신병 병력이 있는가? 와 같은 점들을 따져보는 것이다. 그 다음에는 자신의 강점과 약점을 평가해 본다. 혼자 산다면 가족이나 룸메이트와 함께 생활하는 사람들에 비해 더 고립된 생활을 하는 것이다. 수시로 연락하는 친한 친구들이 있다면, 그러한 강점이 고립된 생활이 주는 약점을 상쇄시켜 줄 수 있다. 이처럼 자신이 처한 상황과 강점, 약점을 정확하게 파악하는 것이 강점은 활용하고, 약점은 줄여서 문제가 심각해지지 않도록 하는 데 도움이 될 수 있다.

변하는 상황에 빠르게 적응한다는 두 번째 특성은 팬데믹 시기에 너무도 중요한 가르침이다. 코로나바이러스 위기를 겪으며 익히 보았듯이 상황은 시시각각 변한다. 그렇기 때문에 어떤 일이 우리 앞에 닥치든 항시 준비태세를 갖추고 기꺼이 맞이할 각오가 되어 있어야 한다. 어떤 위기가 닥쳐서 우리를 망치도록 두는 게 아니라, 위기와 함께 뒹구는 것이다. 혹시 친구나 가족을 직접 만나지 못하고 있는가? 그렇다고 낙담한 채 지내지 말고, 만나지 못해도 서로 연락을 주고받도록 해보자. 이전처럼 사무실에 나가서 업무를 보지 못하고 있는가? 그런 상황을 받아들이고, 재택근무하는 집의 방을 직장 사무실보다 더 멋진 공간으로 꾸며 보자.

효과적인 자기관리법

나는 아직도 계속 배우고 있지만, 그래도 자기관리 분야에서 조금은 안다고 생각하면서 『지금, 인생의 체력을 길러야 할 때』 (Self-Care Solution: A Year of Becoming Happier, Healthier, and Fitter—One Month at a Time, 2019)라는 베스트셀러 책을 썼다. 팬데믹이 시작되기 전에 쓴 책이지만, 책에 소개한 내용은 코로나바이러스 위기를 이겨내는 데 큰 도움이 되었다. 하던 일을 멈추고, 심호흡을 하고, 자신을 돌봐야 할 시기가 있다면, 지금이 바로 그때이다.

먼저 몇 가지 오해부터 바로잡자. 많은 이들이 자기관리Self-care가 실제로 무엇을 뜻하는지 잘 모른다. 모르는 게 당연하다. '간헐적 단식', CBD, '케토'keto 등 많이 쓰이는 의학용어들처럼, 자기관리도 그동안 오용되고, 과용되고, 부정확하게 사용되었다. 나는 자기관리라는 말을 의사나 간호사가 환자를 치료하는 것처럼 스스로 자신의 심리상태를 보살핀다는 개념으로 알고 있다. 스스로를 돕는다는 자조Self-help와 같은 말로 생각되기도 하는데, 그렇지는 않다.

자기관리를 제일 잘하려면 어떻게 해야 하는가? 자기관리 방법은 수없이 많다. 그리고 환자마다 서로 특성이 다르듯이 모든 사람의 몸과 마음은 다 특별하다. 다시 말해, 친구나 동료, 퍼스널 트레이너가 하는 자기관리법을 그대로 똑같이 따라할 필요는 없다는 말이다. 자기한테 제일 잘 맞는 관리법을 알아내서 실천하면 된다. 자기관리를 실천할 세 가지 분야를 소개하고, 최상의 자기관리법도 함께 추천한다.

1. **몸 관리**. 마음이 상처받았을 때는 몸이 마음 치유를 도울 수 있다. 몸 관리에 도움이 되는 몇 가지 방법을 소개한다.

- **몸이 필요로 하는 것을 먹는다**. 아이스크림이나 칩을 한 통 먹고 싶은 마음이 간절하다고 치자. 하지만 그건 내 몸 관리에 도움이 안 된다. 그건 우리 몸 상태를 진짜 좋게 만드는 데 도움이 안 된다. 자기관리란 의사가 환자를 돌보는 것처럼 자기 몸을 관리하는 것임을 명심하자. 초콜릿 칩 쿠키 아이스크림은 의사의 처방전에 들어 있지 않다. 팬데믹 시기에 가장 이상적인 음식물 섭취 방법은 제4장에서 상세히 다룬다.

- **많이 움직인다**. 신체활동은 자기관리를 하는 데 가장 효과적인 방법 가운데 하나이다. 신체활동은 여러분의 몸과 마음, 기분을 좋게 만드는 능력을 키워준다. 신체운동을 하기 위해 5킬로미터 달리기를 하거나 한 시간짜리 온라인

에어로빅 교실에 등록할 필요도 없다. 걷기만 조금 더해도 도움이 된다. 팬데믹 시대의 운동법에 대해서는 제5장에서 상세히 소개한다.

- **푹 잔다.** 여덟 시간 숙면을 좋아하지 않을 몸은 없다. 자신에게 단잠을 선사하자. 잠을 푹 자고 나면 모든 게 좋아 보이고, 기분이 좋아진다. 새로운 일상에서 잠을 푹 자는 법은 제6장에서 소개한다.

- **일손을 멈추고, 스트레칭하고 몸을 굴린다.** 스트레칭을 하면 몸의 긴장을 풀어주고, 몸이 느긋해지며, 집중력도 더 좋아진다. 스트레칭에는 관심이 없다고? 폼 롤링foam-rolling으로 몸 풀기를 해보라. 내 생각에는 돈을 제일 적게 들여서, 제일 쉽게 근육 마사지를 할 수 있는 방법이다.

- **물을 많이 마신다.** 집안에서 키우는 화초에 잊지 않고 물을 주는 것과 마찬가지다. 제때 잊지 않고 물 주는 게 쉽지는 않다. 하지만 물은 세상만물의 빛깔을 더 밝게 만들어 주는 존재이다.

2. **마음 관리.** 많은 이들이 자기관리라고 하면 행동으로 실천하는 것을 생각한다. 생각하고 느끼는 것도 행동으로 실천하는 것 못지않게 중요하다. 마음 관리도 기력을 회복하는

바이러스를 이기는 새로운 습관

데 도움이 된다. 마음 관리 요령 몇 가지를 소개한다.

- **좋아하는 취미생활을 한다.** 쉬운 일 같지만, 실제로 부상을 당하거나 기분이 우울할 때, 외롭거나 초조할 때 취미활동을 하는 사람은 별로 없다. 억지로라도 시간을 내서 그림 그리기, 악기 연주, 정원손질 등 자기가 좋아하는 일을 하도록 한다.

- **재미있는 게임을 한다.** 힘든 일을 당했을 때는 머리를 쓰는 재미있는 게임을 함으로써 마음을 딴 데로 돌리도록 한다. 그러면 힘든 일도 새로운 시각에서 볼 수 있는 마음의 여유가 생긴다. 외국어 공부도 좋고, 십자말풀이나 조각그림 맞추기, 아니면 좋은 책을 골라 독서를 해도 좋다.

- **하루 10분이라도 명상을 한다.** 명상은 우울증과 불안감을 치유하는 데 가장 효과적인 방법 가운데 하나이다. 우울증에 명상이 항우울제와 같은 치료효과를 낸다는 연구결과도 있다. 온라인에서 명상법을 찾아보고, 매일 실천해 새로운 습관으로 삼도록 해보자.

- **일기를 쓴다.** 일기를 쓰는 것은 자신의 감정을 분출할 공간을 만들어 주는 것과 같다. 누구의 도움도 필요 없이 자기가 쓰고 싶은 것은 무엇이든 쓰면 된다. 여러분을 괴롭힌

일, 감사할 일, 힘들었던 일, 하고 싶은 일 등 무엇이든 좋다. 일기는 여러분 자신만의 공간이다. 그 공간을 어떻게 쓰던 그것은 여러분 마음대로다.

- **텔레비전은 이제 그만.** 재택근무하는 사람이 많아지면서, 일주일 내내, 하루 종일, 텔레비전 화면 앞에 붙어 지내기 쉽게 되었다. 쉬운 일이라고 건강에 유익한 것은 아니다. 기회 있을 때마다 텔레비전과 거리를 두면 마음과 기분을 새롭게 하는 데 도움이 된다.

- **껄껄, 낄낄, 킥킥, 깔깔.** 웃음이 최고의 명약이라는 말은 들어 보았을 것이다. 이 금언을 뒷받침해 주는 연구결과도 있다. 크게 웃는 게 스트레스를 해소하고, 행복감을 높여 주고, 면역체계를 강화시키는 데도 도움이 되는 것으로 나타났다. 코미디 프로를 보며 웃든, 친구나 가족들과 우스갯소리를 주고받으며 웃든 매일 웃는 게 좋다.

3. **자기관리도 다른 사람과 함께.** 자기관리는 혼자서 하는 것이라고 생각하기 쉽다. 하지만 반드시 혼자 해야 할 이유는 없다. 자기관리에서 '자기'를 강조하는 한, 그리고 다른 사람이 원하는 대로 하지 않고, 다른 사람 생각대로 따라서 하는 게 아니라면, 다른 사람과 함께 한다고 나쁠 건 없다. 자기관리를 다른 사람과 함께 하면 공동체 의식과 친밀감

을 포함해 이로운 점들이 있다. 이 두 가지는 지금 우리 모두에게 필요한 감정이다. 공동 자기관리를 실천하는 방법 몇 가지를 소개한다.

- **온라인 요가나 실외 요가 교실.** 어떤 형태든 그룹 피트니스 모임에 다니도록 한다. 그렇게 하면 다른 사람과 친교를 맺으면서 몸과 마음을 관리할 수 있다.

- **다른 사람과 함께 영화, 발레, 뮤지컬 공연을 보고, 온라인 박물관 관람도 함께 한다.** 다른 사람과 함께 훌륭한 예술작품을 감상하는 것만큼 가슴 벅찬 일도 없을 것이다. 함께 감상하고, 관람 후에 소감을 함께 나눈다.

- **가까운 지인들과 모임을 갖는다.** 가족이나 함께 사는 사람들과 함께 요리하고, 재미있는 게임을 하거나 스포츠 경기중계를 함께 보면서 특별한 저녁시간을 보낸다. 쉽게 하기 힘든 재미있는 단체 놀이를 해도 좋다.

새로운 일상에서 여러분의 정신건강과 행복감을 높이고, 회복력을 키우는 데 도움이 될 여러 가지 전략을 소개했다. 이 가운데서 여러분에게 도움이 될 딱 맞는 조합을 찾아냈으면 좋겠다. 분명히 찾아낼 수 있을 것이다. 모두 많은 것을 잃고, 큰 고통을 당했지만 결국은 우리의 정신력이 이길 것이다. 이길 수 있다고 믿으면 이기게 되어 있다.

역사적으로 인류는 홀로코스트, 9/11 테러, 두 번의 세계대전 등 엄청난 시련을 딛고 살아남았다. 우리는 늘 꺾이지 않는 용기와 낙관주의로 무장한 채 굳건히 난관을 헤쳐 나왔다. 이번에도 그렇게 할 것이다. 여러분 모두 반드시 그렇게 할 것이다.

여러분은 정신적으로 최악의 위기는 넘겼을지 모르겠다. 위험한 폭풍우를 넘겼으니 지금 자리에 앉아 이 책을 읽고 있을 것이기 때문이다. 앞으로 다시 폭풍우가 닥치더라도 또 이겨낼 수 있다는 점을 잊지 말기 바란다. 강 저편에 떠 있는 무지개에 도착하기까지 더 많은 비를 맞으며 나아가야 할지라도 지금의 이 역경은 반드시 이겨낼 것이다.

제3장

보건 의료

Healthcare

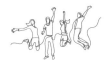

Healthcare

2020년 4월 초, 미국의 공중보건국장Surgeon General이 전국 텔레비전 방송에 나와 국민들에게 미국인들의 삶에 있어서 가장 힘들고 슬픈 한 주가 될 것이라고 말했다. "진주만 피습과 9/11 테러 같은 순간이 될 것입니다."[1] 당시 뉴욕시는 전장을 방불케했다. 미국 내 감염곡선은 한 달 만에 급격한 상승세를 보였다. 공중보건국장은 피해 사망자 수를 집계해야 하는 위기의 순간이 다가왔다고 내다본 것이다.

그 주에 나는 두 아이와 함께 집에 머물고 있었다. 잠자리에 들려고 하는데 갑자기 가렵기 시작했다. 그리고 얼마 뒤 양치질하는데 엄청나게 현기증이 났다. 나는 무슨 일이 닥치든 최소한 처음에는 크게 걱정하지 않는다. 식품과 스킨케어 제품에 들어 있는 몇 가지 성분에 알레르기가 있기 때문에 그날 먹은 것과 얼굴에 바른 것에서 무언가가 문제를 일으킨다고 생각했다. 알레르기 약 베나드릴Benadryl을 한 알 먹은 다음, 그 생각은 더 이상 하지 않으려고 했다.

15분 뒤, 어지러워서 곧바로 침대에 누워야 했다. 침대로 기어 들어가서 의사인 남자친구에게 전화했다. 말을 시작하기도 전에 그가 먼저 내 목소리가 이상하다며 무슨 일이냐고 물었다. 애플워치를 보니 맥박이 130대였다. 의학적으로 맥박이 비정상적으로 많이 뛰는 빈맥tachycardic 상태였다. 의식을 잃기 직전에 아주 낮은 혈압을 상쇄하려고 심박수가 높아지는 수가 있다.

갑자기 심박수가 70 밑으로 떨어졌다. 남자친구가 어서 911을 부르라고 했다. (한국은 119) 나는 큰 소리로 알렉스와 클로에를 오라고 해서 앰뷸런스를 부르라고 했다. 평생 처음으로 다른 사람에게 나를 위해 무슨 일을 해달라고 부탁한 것이다. 다른 사람을 위해 수십 번 넘게 한 일이다. 다른 사람의 요청에 응답하고, 도움을 주는 게 아니라, 이제는 내가 도움이 필요한 사람이 되었다. 그것도 상황이 급박했다.

얼마 뒤, 의료장비들이 아파트 안으로 들어왔다. 의료진이 내 심박수와 산소, 혈압을 체크했다. 그러는 동안 나는 일어섰다 누웠다 하며 진료에 응했다. 활력징후가 정상임을 확인한 다음 의사라고 신분을 밝혔다. 응급실로 가겠느냐고 묻길래 이렇게 대답했다. "농담하세요? 전혀 그럴 필요 없어요. 나 멀쩡해요."

팬데믹이 절정인 시기에 나한테 의료적으로 응급상황이 될 뻔한 일이 발생했고, 그때 나는 응급실로 가지 않겠다고 한 것이다. 돌이켜 보면, 불안발작anxiety attack을 일으켰을 수 있고, 유효기간이 지난 베나드릴이 이상반응을 일으켰을 수도 있다. 하지만 그런 건 굳이 따지고 싶지도 않다. 하여튼 운 좋게 심각한 상황은 아닌 것으로 드러났다. 어쨌든 나는 팬데믹이 한창인 당시 내

상태가 응급실까지 가지 않아도 될 것으로 판단했던 것이다.

의사로서 나는 그런 결정을 내릴 능력이 있고, 결과적으로 그건 옳은 결정이었다. 하지만 만약 의사가 아닌 여러분이 그런 상황에서 응급실로 가지 않겠다고 하는 건 올바른 결정이 아닐 수 있다. 거의 의식을 잃기 직전이었고, 다른 사람에게 911을 불러달라고 부탁해야 하는 긴급한 상황이었다면, 응급실로 가는 게 올바른 결정일 가능성이 높다. 그러면 상태가 좋지 않을 때마다 응급실로 실려가야 한다는 말인가? 물론 그건 아니다. 언제, 어디로, 왜 의사의 도움을 받아야 하는지에 대한 결정은 의사들도 쉽게 내리기 힘든 결정이다.

코로나바이러스가 의료에 대한 개념을 바꾸어 놓았다. 예방의학에 대한 생각을 바꾸어 놓았고, 언제 응급실에 실려가야 할지, 건강검진은 얼마나 자주 받을지에 대한 생각을 바꾸어 놓았다. 이렇게 해서 생긴 변화 가운데는 통신기기를 이용한 원격의료telemedicine처럼 많은 이들에게 혜택이 돌아가는 아주 유익한 변화들도 있다. 이 변화들에 대해서는 나중에 상세히 소개하겠다. 그런가 하면 바람직하지 않은 변화도 있다. 사람들이 병원에 가기를 꺼린다든지, 가야 할 필요가 있는데도 응급실에 안 가려고 하고, 아이들에게 예방접종을 제때 안 맞히려고 하는 등의 부작용이 흔하게 일어나고 있다. 사람의 생명을 위험에 빠트릴 정도는 아니라고 해도, 매우 바람직하지 않은 행동이다.

귀찮다거나 무지에서 하는 행동은 아니고, 새로운 일상의 특징 가운데 하나라고 생각한다. 위험요소를 피하려고 하는 현상이다. 팬데믹 시기에는 위험요소를 정기적으로 점검하면서, 어떤 행동이 안전한지 여부를 판단해야 한다. 내가 직접 해본 원격의료 경험도 소개하고, 많은 분야에서 전통적인 의료를 대체하고 있는 온라인 원격의료에 대해 여러분이 알아야 할 내용을 소개하려고 한다. 그리고 팬데믹 시기에 가정에 갖춰 두어야 할 의료장비에 대해서도 소개한다.

혼란스러운 팬데믹 상황에서 자신의 건강관리에 대해 더 많이 알아두는 게 왜, 어떻게 도움이 되는지에 대해서도 설명한다. 의사들도 아프면 찾아가는 의사가 있다. 여러분의 건강에 관한 여러분 스스로 좀 더 신중한 결정을 내리고, 올바른 행동을 취하도록 도움을 드리려는 것이다. 여러분 스스로 자기 건강을 책임지는 운전석에 앉도록 하려는 것이다.

감염 위험 때문에 병원을 기피하면 안 된다

팬데믹 초기 몇 주 동안은 다음과 같은 코로나바이러스 관련 기사들이 자주 등장했다. 뉴욕시에 사는 건강한 여성이 코로나바이러스에 감염될 것이 무서워 위급한 상황에도 응급실에 가지 않았다가 이튿날 뇌졸중을 일으켰다.[2] 워싱턴주에 사는 50대 중반의 여성이 극심한 두통에 시달리면서도 코로나바이러스에 감염될까 봐 무서워서 병원에 가지 않고 일주일을 기다렸으나, 알고 보니 두통의 원인이 뇌출혈 때문이었다. 의사들이 손을 쓸 수 없는 상황이었다.[3] 펜실베이니아주에 사는 38세 남성은 가슴 통증에 시달리면서도 역시 코비드-19 감염 우려 때문에 병원에 가는 걸 미루다가 집에서 치명적인 심장마비를 일으켰다.[4]

끔찍하고 비극적인 이야기들이지만 흔한 일은 아니고, 극단적인 경우들이다. 하지만 당시 사람들 사이에 널리 퍼진 분위기를 반영하는 이야기들이다. 전문가들은 이러한 분위기가 바뀌려면 여러 해가 걸릴 것이라고 말한다. 사람들이 코로나바이러스에 감염될 것이 걱정돼 병원에 가는 걸 겁내는 것이다. 이는 바람직한 일이 아니다.

미국 질병통제예방센터CDC 보고서에 따르면 코로나바이러스 대유행이 시작되고 나서 몇 주 동안 응급실 방문자 수가 42퍼센트 급감한 것으로 나타났다.[5] 비슷한 시기에 미국의학협회 저널The Journal of the American Medical Association에 실린 한 보고서에는 코비드-19로 인한 사망자 수가 많은 주들에서 당뇨병, 심장병 등으로 인한 사망자 수가 급등한 것으로 나타났다.[6] 뉴욕시에서는 수년 전과 비교해 심장병으로 인한 사망자 수가 398퍼센트 증가하고, 당뇨병으로 인한 사망자 수도 356퍼센트나 증가했다.[7]

연구자들은 이와 같은 증가세를 코로나바이러스 대유행이 시작된 뒤 사람들이 병원에 가기를 두려워하기 때문인 것이라고 했다. 코비드-19와 응급실에 대한 두려움은 이해할 만하다. 실은 나도 그런 두려움을 갖고 있다. 하지만 그것은 팩트가 아니라 두려움이다. 팩트를 직시하는 게 중요하다.

팩트 #1: 코로나바이러스만 무서운 게 아니다

바이러스가 유행하면 모든 게 다 멈춰 서지만 응급진료는 쉬지 않는다. 새로운 병원균이 기승을 부리기 때문이다. 바이러스 대유행 때도 맹장염 환자는 있고, 심장발작, 뇌졸중, 교통사고, 그리고 사람들을 응급실로 실려 오게 만드는 원인들은 여전히 그대로 남아 있다. 좁은 시야에 갇혀서 자신의 건강을 위협하는 요인이 코비드-19밖에 없다고 생각하면 곤란하다. 팬데믹 이전에 위험요소였던 질병들은 그대로 남아서 이전과 같은 수준으로 우리의 건강을 위협하고 있다.

팩트 #2: 병원이 제일 안전하다

지금까지 볼 때 코로나바이러스가 번식하는 주요 온상은 유람선, 감옥, 요양원과 일반 가정이다. 이 명단에 병원이나 응급실은 없다는 점을 눈여겨보기 바란다. 코비드-19가 다른 어떤 곳들보다도 이 두 곳에 더 집중적으로 남아 있다는 사실에도 불구하고 그렇다. 이것은 의견이나 막연한 생각이 아니라 팩트이니 명심하기 바란다.

팩트 #3: 병원은 응급상황을 다룬 경험이 많다

병원은 감염성이 강한 질병에 걸린 환자들을 오래 전부터 치료해 왔다. 병원은 감염병 통제수칙에 대한 훈련이 잘 되어 있고, 신속대응 방법에 능숙한 자체 인력을 보유하고 있다. 또한 병원에는 개인 방호장비와 병원체가 외부로 번지는 것을 격리해서 막아주는 음압병실, 그리고 다른 환자들에게 병이 전염되는 것을 막기 위한 여러 가지 장비와 기술을 보유하고 있다. 다시 말해, 자나깨나 코비드-19에 대한 통제가 이루어지는 곳이 바로 병원이다.

팩트 #4: 홍역은 코비드-19보다 전염력이 더 강하지만, 홍역이 무서워 병원을 기피하는 사람은 없다

홍역은 제일 전염력이 강한 급성 유행성 전염병이다. 코비드-19보다 전염성이 훨씬 더 강한 호흡기 전염병이다. 홍역에 걸린 사람이 몇 시간 전에 기침을 한 방에 들어가는 경우, 백신 접종을 하지 않은 사람이라면 이 치명적인 질병에 감염될 가능성이 90퍼센트에 달한다.

2019년에 뉴욕시 광역 메트로권을 중심으로 미국 내에서 홍역이 크게 유행했다. 많은 홍역 환자들이 각 지역의 병원에서 치료를 받았다. 하지만 사람들이 홍역에 감염될 것이 무서워서 집단으로 병원에 가지 않는다는 말은 못 들어보았다.

팩트 #5: 에볼라 바이러스처럼 코비드-19도 통제 가능하다

2014년 에볼라 바이러스가 처음으로 미국에 상륙했을 때를 기억할 것이다. 텍사스주 댈러스에서 남성 한 명이 이 병에 감염되어 입원했다는 소식을 듣고 미국민들은 공포에 휩싸였다. 고열과 설사, 구토, 출혈증상을 동반하는 에볼라 바이러스는 감염된 환자의 사망률이 절반에 달하는 무서운 질병이다.

댈러스 사건이 뉴스에 보도되고 난 뒤, 에볼라 바이러스 뉴스는 여러 주 동안 전국 주요 미디어를 장식했다. 사람들의 공포감이 극도로 높아지자 당시 버락 오바마 대통령은 국민들에게 "히스테리에 굴복하지 말아 달라"고 호소하기에 이르렀다.[8] 근거 없는 공포감이라고 설명했다. 미국은 에볼라 바이러스 확산을 방지하기 위해 전국에 네 군데 지정 에볼라 치료센터를 두고, 교육과 예방 훈련을 반복했다. 2020년에는 미국 전역에 에볼라 지정 치료센터가 30여 곳으로 늘어났다. 2014~2016년 대유행 때 이 무서운 급성 감염병 확진자가 미국 전역에서 11명밖에 나오지 않은 데는 이런 배경도 한몫했다.

팩트 #6: 병원에 가면 최상의 진료를 받는다는 믿음을 갖자

그렇다. 코로나바이러스는 새로운 질병이고, 우리는 이 질병의 정체에 대해 하루가 다르게 더 많은 정보를 알아내고 있다. 의사들이 코로나바이러스의 마지막 퍼즐을 맞추기 위해 새로운 정보가 나오기만 기다리고 있다는 말은 아니다. 미국에서 감염병 통제와 환자 관리는 막연히 더 포괄적인 정보가 알려질 것이라는 가정이나 기대를 바탕으로 시행되지는 않는다. 가장 현대적인 방식으로, 증거에 입각해서 관리되고 있다. 여러분도 병원에 갈 때는 코로나바이러스 같은 신종 감염병 환자도 최상의 진료를 받을 것이라고 신뢰하는 마음을 가져도 된다.

바이러스를 이기는 새로운 습관

이럴 때는 곧장 응급실로 가라

응급실은 안전한 장소이고, 감염병 확산을 방지하는 데 경험이 많은 곳이다. 그래도 100퍼센트의 환자에게 100퍼센트의 시간 동안, 100퍼센트 안전한 병원이란 있을 수 없다. 다시 말해 병원 내에서의 코비드-19 확산은 언제든지 일어날 수 있고, 앞으로도 일어날 것이며, 그동안도 있었다. 어쨌든 병원은 아픈 사람들이 모이는 곳이다. 의사와 간호사가 환자를 다루는 훈련을 받은 사람들이기는 하지만, 모든 환자와 모든 의료진이 한 사람도 빠짐없이 항상 의료수칙을 철저히 알고, 실천한다는 보장은 없다.

그렇기 때문에 미국에서 코로나바이러스에 감염된 환자 5명 가운데 1명꼴로 다른 병으로 병원에서 치료를 받다가 감염되었다는 통계는 그렇게 놀랄 일이 아니다.[9] 여러분이 병원에서 코비드-19에 노출될 위험은 아주 낮지만, 제로는 아니라는 말이다. 병원에서 다른 전염병에 감염될 가능성은 언제든지 있다. 코로나바이러스 최초 감염자가 보고되기 오래 전부터도 그랬다. 지금은 세상의 관심이 온통 코비드-19에 집중돼 있지만, 병원에서는 독감, 노로 바이러스, 결핵처럼 전염성이 강한 질병에 걸린 환자들을 항상 돌보고 있다. 더구나 이런 전염병 환자들 대부분은 코비드-19 환자와 달리, 다른 사람들이 자기들로부터 감염되지 않도록 필요한 예방조치를 해야 한다는 사실을 모르고, 실천하지도 않는다.

열이 나거나, 통증이 있고, 위통이 있다고 해서 곧바로 응급실로 달려가지는 않는다. 응급실은 그야말로 응급환자들을 위해 있는 곳이다. 그래서 이름이 응급실인 것이다. 긴급을 요하지 않은 증상인데도 모두 응급실로 가면 정말로 응급진료가 필요한 환자들을 위해 써야 할 자원을 빼앗는 것이 된다. 심근경색, 뇌졸중, 큰 사고 등 생명이 위태롭고 긴급한 수술을 해야 하는 응급환자들이 피해를 입게 된다.

불필요하게 병원을 찾으면 돈을 낭비하는 결과를 가져와서, 매년 예방의료에 지출되는 돈이 83억 달러에 이른다.[10] 응급실은 응급환자를 위한 시설이라고 생각하는 사람들도 있지만, 모든 이가 이런 생각을 갖고 있는 것은 아니다. 응급실 환자 가운데 30퍼센트가 1차 진료기관에서 쉽게 치료할 수 있는, 긴급하지 않은 증세로 온 환자들이다.[11]

하지만 앞서 말했듯이 병원에 갔다가 코로나바이러스에 감염될까 걱정이 되어서 응급실에 가는 걸 망설이다가 불행한 일을 당할 수도 있다. 그렇다면 어떻게 하는 게 현명한 일일지에 대한 판단은 어떻게 내려야 할까? 응급실에 감으로써 얻는 이득이 코비드-19에 노출될 잠재적인 위험요소보다 더 크다는 것을 어떻게 안단 말인가?

요점을 말하자면, 팬데믹이 진행 중인 때는 의사처럼 생각할 수 있는 게 여러 모로 좋다. 그래서 사람이 많고, 바쁘게 돌아가는 응급실에 가는 게 좋을지, 좋지 않을지 여부를 스스로 가늠해 볼 수 있다면 좋다. 응급실에 가면 코비드-19에 노출될 수 있고, 기타 여러 가지 다른 종류의 감염병에도 노출될 수 있다. 이런 점을 염두에 두고 여러분이나, 여러분의 가까운 누군가가 병원에 가려고 할 때 고려해야 할 몇 가지 점을 소개한다.

- **생명이 위태롭거나 사지절단의 위험에 처한 경우.** 가슴 통증, 호흡곤란, 서 있거나, 먹고 마시기, 말하기가 힘든 경우, 그리고 큰 사고를 당한 경우, 시간이 지날수록 통증이 점점 더 심해지는 경우에는 즉시 응급실로 가는 게 옳다. 생명이 위태롭거나 사지절단의 위험이 높은 비상상황이다.

- **이러다 죽겠다 싶은 생각이 들지 않는지 자문해 본다.** 응급실행이 필요한지 여부를 가늠할 또 하나의 방법은 지금 나타나고 있는 증상들로 미루어 죽을지 모르겠다는 생각이 드는지 자문해 보는 것이다. 예를 들어, 발목이 삐거나 목이 부어서 아플 때 곧바로 응급실로 실려가지 않는다고 목숨이 위태로워지지는 않는다. 하지만, 가슴 통증이나 호흡 곤란은 생명을 위태롭게 하는 상태를 예고하는 징조일 수가 있다. 이런 경우에는 곧바로 의사에게 보이는 게 좋다.

- **팬데믹 이전에도 같은 증상을 겪었는지 생각해 본다.** 방송에서 여러 번 되풀이해서 했던 말이다. 팬데믹 이전에 같은 증상으로 응급실에 간 적이 있다면 당장 응급실로 가라. 단순한 논리다. 두 번 생각할 필요도 없다.

- **응급실로 가야할지 여부를 신중히 가늠해 본다.** 대부분의 경우, 정말 심각한 상태가 되면 저절로 나아지지 않는다. 대부분은 그렇다. 이런 경우 대부분은 더 악화된다. 시간이 흐를수록 계속 악화되면 911을 불러야 한다.(한국은 119) 하지만 시간이 지나며 증상이 호전되고, 목숨을 위태롭게 하는 정도가 아니라고 생각되면 1차 진료기관을 먼저 찾는 게 좋다.

- **자신에게 있는 위험요소를 따져본다.** 환자마다 사정이 다 다르다. 그래서 특이하지 않은 증상들을 모든 사람에게 일률적으로 일반화시켜서 적용하기는 어렵다. 하지만 자기 몸을 제일 잘 아는 것은 자기 자신이다. 자신의 독특한 위험요소와 병력도 마찬가지다. 응급실에 가야 할지 말지 여부를 판단할 때도 이런 점을 충분히 고려해야 한다. 만약 당신이 고혈압 병력이 있는 50대 남성인데 가슴 통증이 시작되었다고 치자. 이런 경우에는 응급실로 갈 것인가 여부를 놓고 한가하게 주사위를 굴릴 때가 아니다. 하지만 심장병력이 전혀 없는 20세의 건강한 여성이라면 가슴 통증이 약간 있다고 해서 끔찍한 사태로 발전할 가능성은 대단히 낮다. 그러나 부정맥증이 있는 20세 여성이 경미한 가슴통증을 느끼기 시작했다면, 그것은 큰 일이 일어나고 있는 것이다.

- **오리 추리법을 이용한 자가진단.** 내가 방송에서 자주 인용하고, 현업에서 진료할 때도 자주 쓰는 의학 추리법이 하나 있다. '생김새가 오리 같고, 오리처럼 헤엄치고, 오리처럼 꽥꽥거리면, 그건 아마도 오리일 것이다.' 다시 말해, 여러분이 지금 과거에 진단받은 어떤 질병과 비슷한 증상을 보이거나, 사람들이 흔히 걸리는 질병에 나타나는 전형적인 증상을 모두 보이면, 그 질병에 걸렸을 가능성이 매우 높다는 말이다. 예를 들어, 평소에 편두통과 두통을 잘 앓는 편인데, 이번 경우에는 좀 오래 가는 게 이상하다고 치자. 그래도 편두통일 가능성이 높지, 뜬금없이 뇌혈관 질환인 동맥류나 뇌종양일 가능성은 낮다. 인터넷 검색 덕분에 사람들이 최악의 시나리오를 생각하기 쉽게 되었기는 하지만, 나는 항상 사람들에게 이 간단한 오리 추리법duck test으로 자가진단을 해보라고 권한다.

- **얼룩말이 지나간다고 생각하지 말라.** 오리 추리법이 썩 맘에 들지 않는다면 내가 2020년 겨울에 '더 뷰'The View에 출연해서 인용한 격언을 하나 더 소개하겠다. 열이 나고 기침을 한다는 공통점 때문에 독감과 코비드-19의 증상이 비슷하다는 점을 설명하며 쓴 말이다. 문밖에서 말발굽 소리가 들리면, 말이라고 생각하지 굳이 얼룩말이 지나간다고 생각하지 말라는 것이다. 의학용어로 '얼룩말'zebra은 뇌

'평생 제일 고약한 두통'이라면 곧바로 응급전화를 건다

환자가 '평생 제일 고약한 두통'이라고 말하면, 우리 의사들은 그 말을 아주 심각하게 받아들인다. '평생 제일 고약한 두통Worst headache of life', 줄여서 WHOL은 실제로 의학용어로 쓰는 말이다. 만약 여러분이 자신의 증상을 이야기하면서 이 말을 쓰고 있다면, 곧바로 응급전화를 걸어야 한다. 드문 케이스이긴 하지만, 갑작스레 나타나는 극심한 두통은 뇌출혈이나 파열된 동맥류ruptured aneurysm의 증상일 가능성이 높다.

종양을 비롯한 초희귀병 등 전체 인구의 극히 일부분에만 나타나는 희귀 증상을 가리킨다. 여러분이 '얼룩말' 질병에 걸려 아플 가능성은 매우 낮다. 심한 증상이 아니고, 응급실에 가려는 이유가 단지 '얼룩말'일 가능성을 전혀 배제할 수 없어서라면, 나는 응급실 대신 개인병원으로 가라고 권한다. 흔한 일은 흔하게 일어난다는 사실을 기억하라. 희귀한 일이 일어날 위험성이 높아졌다고 해도, 희귀한 일은 희귀하게 일어난다.

- **자기 건강은 자기 손에 달렸다.** 어디를 가든 손을 깨끗이 씻고, 다른 환자들과의 안전거리를 유지하도록 한다. 응급실이든 개인병원에 가든 다 마찬가지다. 손 씻기와 거리 두

기, 이 두 가지는 팬데믹이 아니라도 반드시 지켜야 할 의무사항이다. 그리고 마스크도 쓰라는 당부가 있는 곳에서는 반드시 쓰도록 한다. 의무사항이 아니더라도 쓰는 게 좋다. 마지막으로 한 가지 덧붙이자면, 어떤 검사를 받으면 검진기록과 사본을 반드시 달라고 부탁한다. 그래서 나중에 다른 진료기관에서 후속 진료를 받을 경우, 언제든지 과거 진료기록을 제출할 수 있도록 준비해 두는 게 좋다.

원격의료의 장단점

3월이 되자 뉴저지주에서는 주민들에게 가능한 한 집에 머물도록 당부하고, 꼭 하지 않아도 되는 선택적 수술elective surgeries은 모두 취소하라는 행정명령이 발동되었다. 나는 잉글우드에서 개업하고 있는 병원 문을 닫고, 온라인 원격의료로 환자들을 보기 시작했다. 전에도 원격의료를 해보았지만, 본격적으로 하는 건 이때가 처음이었다. 그리고 원격의료만으로 환자를 보는 것도 처음이었다. 코비드-19 대유행 초기에는 대부분의 의사들이 이렇게 했다.

원격의료는 코비드-19로 전국에 있는 거의 모든 병원이 문을 닫기 전에는 그렇게 널리 이용되지 않았다. 원격의료는 라이브 비디오 스트리밍live video streaming 같은 정보통신 기술을 이용해 환자를 진단하고 치료한다. 매킨지 앤 컴퍼니McKinsey & Company

의 최근 보고서에 따르면, 미국인 가운데서 2019년에 원격의료를 이용한 사람은 전체의 11퍼센트에 불과한 것으로 나타났다. 2020년 4월로 돌아가 보면, 팬데믹이 시작된 초기 2개월 동안 46퍼센트가 원격의료를 받으려고 한 것으로 나타났다.[12] 그리고 전체 환자의 76퍼센트가 원격의료를 받는 데 관심을 나타냈다. 팬데믹으로 인해 원격의료가 환자들이 진료를 계속 받기 위해 꼭 필요한 진료방법으로 떠오른 것이다.[13]

많은 환자들이 온라인으로 의사의 진료를 받고 싶어 하지만, 원격의료에 대한 불신은 여전히 남아 있다. 대면치료만큼 효과적이지 않을 것이란 생각이 가장 많고, 환자와 의사의 관계를 훼손한다는 생각도 많이 남아 있다. 의사가 비디오나 전화로 모든 일을 다 할 수 있는 것은 물론 아니다. 하지만 우리 의사들은 원격의료를 통해 여러 다양한 상황에 놓인 환자를 진찰하고, 처방을 내리고, 치료할 수 있다. 연구에 따르면 원격의료는 사람의 생명을 구하기도 하고, 코비드-19 같은 치명적일 수 있는 감염병에 노출되는 것을 막아주면서 환자에게 24시간 즉각적인 진료를 해줄 수 있다.

원격의료는 나이 많은 환자와 신체장애가 있고, 쉽게 움직이기 곤란한 환자, 지방에 사는 환자들에게 특히 더 유익하다. 이들은 원격의료를 통해 편리하고 신속하게 진료를 받을 수 있다. 그리고 원격의료는 대면진료보다 훨씬 비용이 적게 든다.[14] 그리고 어떤 환자들에게는 미래의 의료 응급상황을 예방함으로써 수천 달러 절약 효과를 가져다주기도 하는 것으로 나타났다.[15]

또한 원격의료 예약을 함으로써 병원에 직접 찾아가는 시간과, 대기실에서 기다리는 시간 등 많은 시간을 절약할 수 있다. 나도 원격의료만 할 때는 환자를 예약시간에 정확히 진료할 수 있었다. 디지털로 차트를 작성하고, 비디오 콜로 부수적인 일을 처리하니 서류작업을 할 때보다 훨씬 수월했다. 환자들로 북적대던 대기실도 운영할 필요가 없어졌다.

팬데믹 초기에 원격진료를 해보니 편리한 게 환자를 제시간에 보는 것뿐만이 아니었다. 전화 통화만 할 때와는 달리 비디오를 통해 환자를 직접 볼 수 있어서 좋았다. (환자들 가운데는 이전처럼 전화 통화만으로 원격의료를 하려는 이들도 있기는 하다.) 이건 대단히 중요한 부분이다. 왜냐하면 환자를 직접 보면서 진료할 때 부수적으로 따르는 효과들이 비디오를 통해서도 가능하기 때문이다. 비디오를 통해 환자를 직접 보면 몸가짐이 흐뜨려져 있는지, 불안감을 보이는지 등 환자의 전반적인 신체건강과 심리 상태를 가늠할 단서를 엿볼 수 있다.

나는 비디오 콜을 하면서 환자한테 체온이나 심박수 같은 활력징후를 직접 재보라고 부탁하기도 한다. 비교적 환자가 직접 하기 쉬운 일이기도 하고, 환자가 제대로 측정하겠다는 확신이 들 때만 그런 부탁을 한다. 비디오 진료를 통해 원격검사도 실시했다. 먼저 해놓은 검사결과를 살펴보고, 약을 처방하고, 건강관리와 관련해 특별한 당부의 말도 했다. 라이브 비디오는 전화 진료나 이메일 문답을 주고받는 것에 비해 환자와 더 친밀하게 교감을 나눌 수 있는 장점이 있다. 전화나 문자, 이메일 주고

받기도 모두 텔레헬스telehealth에 포함된다. 텔레헬스는 전통적인 텔레커뮤니케이션 툴과 비디오 스트리밍, 첨단기술을 모두 아우르는 포괄적인 용어이다.

그리고 나는 전공이 산부인과 의사라서 대면 진료와 직접 손으로 만져보면서 하는 검사가 매우 중요하다. 그런데 원격의료에서는 이런 방법을 쓸 수가 없다. 그래서 팬데믹 초기에는 일부 환자들에게 검사를 위해 병원으로 직접 오라고도 하고, 우편으로 배양면봉culture swab을 보내주기도 했다. 상황이 급박하다고 판단되는 경우에는 그렇게라도 검사를 진행해야 하고, 그런 경우 원격의료만으로는 불충분하다.

원격의료의 단점은 이밖에도 또 있다. 원격의료로는 산소호흡을 시킬 수 없고, 링거를 맞힐 수도 없고, 생명 구조를 위한 다른 처치를 할 수 없다. 혈액채취도 할 수 없고, 소변 검사 등 필요한 검사를 하지 못한다. 정신과, 피부과, 만성질병 관리 같은 분야는 원격의료에 비교적 적합한 반면, 산부인과와 외과는 원격의료에 적합하지 않은 과목이다. 또한 환자와 한 방에 마주 앉아서 교감을 나누는 데는 대체할 수 없이 소중한 무언가가 있다고 나는 생각한다. 직접 환자와 대면하면 비디오 스크린을 통해서는 맛볼 수 없는 친밀한 교감이 가능해진다.

하지만 팬데믹 시기에 의사들이 원격의료를 통해 얼마나 많은 일을 할 수 있었는지 생각하면 이런 단점들은 큰 흠이 아니다. 원격의료가 아니었으면 의료혜택을 받지 못했을 수백만 명의 미국인들이 혜택을 누렸다. 이것은 적은 수치가 아니다. 팬데믹은 원격의료가 얼마나 수월하고 편리하며, 그리고 우리의 새로운 일상에서 얼마나 필요한 제도인지 보여주었다. 그래서 원격의료는 앞으로도 계속 확대되어 나갈 것이다.[16]

원격의료를 할지 말지 망설이는 사람을 보면 나는 하라고 권한다. 팬데믹이 그런 것처럼, 원격의료도 조만간 쉽게 사라지지 않을 것이다. 그리고 환자 입장에서는 혜택이 많다. 시간과 돈을 절약하고, 진료하는 동안 코비드-19에 노출될 위험을 줄이고, 진료과정에서 혹시 생길지도 모를 합병증도 피할 수 있다.

7가지 필수 가정 의약품

코비드-19 대유행 초기, 대부분의 나라들이 록다운에 들어갔을 때, 많은 미국인들은 자택대기명령stay-at-home orders에 따라 몇 주씩 집에 머무르게 되었다. 그런데 이때 갖추어야 할 준비물이 무엇인지 전혀 몰랐다. 사람들은 냉장 계란 대용품에서부터 화장실 화장지, 쓰레기통 탈취제에 이르기까지 마트 선반에 있는 물품을 닥치는대로 쓸어갔다. 하지만 이렇게 사재기를 하면서도 제일 중요한 필수품들은 빠트렸다. 집에 오래 머물면서 건강에 필요한 물건은 챙기지 않은 것이다.

혹시 생길지 모르는 의료 응급사태와 사소한 건강상의 문제들에 대비해야 하는데 그렇게 하지 않았다. 필수품 가운데는 처방약을 비롯해 찾기 쉬운 장소에 보관해야 하는 여러 의료장비들이 있다. 팬데믹과 상관없이 갖추어 놓아야 하는 비상 물품들이다. 집에 갖추어 놓아야 할 7가지 필수 의료품을 소개한다. 이물건들은 어떤 건강상의 문제가 언제 생기더라도 곧바로 쓸 수있도록 준비해 놓도록 한다.

1. **처방약**. 대유행 초기에 록다운 행정명령이 발표되자, 수백만에 달하는 미국인들이 여러 주 동안 필요할 처방약을 미리 사두려고 한꺼번에 몰려들었다. 의료보험이 적용되지 않아서 약을 충분히 못 산 사람도 있고, 약국에 약이 충분치 않아서 많이 사지 못한 사람들도 있었다. 처방약을 복용 중인 사람은 최소한 2주치 약은 집에 준비해 두도록 한다. 자택대기명령과 관계없이 그렇게 해놓도록 한다. 팬데믹을 통해 드러난 것처럼, 우리의 의약품 공급망은 상당히 취약한 편이다. 유사한 상황이 되풀이되면 의약품을 구하는 데 또 문제를 겪을 수 있다. 처방약을 미리 준비해 두는 문제를 담당의사와 상의하도록 한다. 미리 사둔 처방약은 시원하고 통풍이 잘되고, 어린아이나 십대들이 쉽게 만지지 못할 안전한 곳에 보관토록 한다.

2. **일반의약품**. 처방약만 미리 준비해 둔다고 다 해결되는 것은 아니다. 종합감기약, 소화제같이 처방전 없이 살 수 있는 수십 가지의 일반의약품OTC도 팬데믹 초기 몇 개월 동안 공급부족을 겪었다. 새벽 두 시에 속이 좋지 않아 갑자

기 소화제를 찾게 될지 모를 일이다. 이런 이유로 처방전 없이 살 수 있는 약을 다양하게 준비해 둘 것을 권한다. 전에 필요한 적이 없고, 앞으로도 좀처럼 쓸 일이 없을 것 같은 약도 준비해 놓는 게 좋다. 없으면 꼭 찾을 일이 생긴다. 준비해 두어야 할 일반 비상약으로는 진통제, 구토약, 변비약, 속이 더부룩할 때 먹는 약, 베나드릴 같은 항히스타민제, 클라리틴 같은 알레르기 완화제, 그리고 위산역류, 코막힘, 설사에 먹을 약 등이다.

3. **체온계 두 개.** 미국에서 코로나바이러스 확진자가 최초로 나오고 며칠 만에 약국에서 파는 체온계가 모두 동이 났다. 체온계를 사지 못한 많은 사람들은 코로나바이러스의 여러 증상 가운데 하나인 열 측정을 못하게 되었다. 열은 코로나바이러스뿐만 아니라 독감, 약물 부작용, 열사병 같은 여러 병의 주요 증상이기도 하다. 체온계는 하나가 아니라 반드시 두 개를 사도록 한다. 잘 알려지지 않은 사실이지만 체온계는 정확하지 않은 게 많다. 예를 들어, 내 딸 클로에는 아이스하키 캠프에 가기 위해 코비드-19 검사를 받으러 갔는데, 드라이브스루 시설에서 체온 측정을 받았다. 딸은 건강상태가 아주 좋고, 다른 병은 물론이고 코비드-19 증상이 하나도 없었는데, 열을 재는 간호사가 섭씨 39도라고 하는 것이었다. 다른 체온계로 다시 재보니 정상 체온이 나왔다.

4. **스마트워치, 디지털 피트니스 트래커, 손목시계, 맥박산소측정기.** 나는 스마트워치를 차고 다니는데, 심박수를 정말 간편하게 체크할 수 있다. 손목을 한번 내려다보기만 하면 된다. 스마트워치나 디지털 피트니스 트래커digital fitness tracker로 심박수를 재는 게 팬데믹 시기라서 필요한 것만은 아니다. 심박수 변화는 다른 증상들과 마찬가지로 건강상의 여러 가지 문제를 보여주는 지표가 될 수 있다. 예를 들어, 안정시 심박수가 분당 100회가 넘거나 분당 50회 이하면 심장에 문제가 있거나, 감염, 약물 과다복용, 갑상선 문제를 비롯해 의사의 진단을 필요로 하는 건강이상 신호일 수 있다. 심박수는 맥박산소측정기pulse oximeter로도 잴 수가 있다. 맥박산소측정기는 자그마한 전자기기로 손가락에 끼고 빛을 이용해 혈중 산소 수준을 측정한다. 애플워치로도 혈중 산소포화도를 측정할 수 있다. 맥박산소측정기는 팬데믹 이후 집에서 호흡기 건강을 자가진단하는 방법으로 인기를 누리고 있다. 구식 손목시계를 이용해 심박수를 측정해 볼 수도 있다. 목 옆쪽에 있는 경동맥을 찾아서 집게손가락과 중지를 그곳에 갖다 댄 다음 1분 동안 심장박동수를 재는 것이다.

5. **구급함.** 칼에 베이고, 벌레에 물리는 등 크고 작은 사고가 일어날 수 있고, 간단한 응급처치를 즉시 하지 않으면 일이 더 커질 경우들이 있다. 사무실, 식당, 공공건물 등에서

실내에 구급함을 비치해 놓는 것도 이 때문이다. 구급함에는 소독약과 과산화수소, 거즈 패드, 의료용 테이프, 일회용 반창고 밴드 에이드Band-Aids, 냉장 보관 아이스팩, 소독용 안약, 가위, 핀셋, 일회용 장갑 등을 갖춰놓도록 한다.

6. **비상연락 번호.** 집에서 의료 응급사태가 발생하면 어디에 먼저 연락할지 머릿속에 다 들어 있다고 자신하지 말라. 담당 의사, 가까운 약국을 비롯해 필요한 비상연락 번호를 스마트폰과 수첩에 기록해 놓는다. 스마트폰이 작동되지 않거나, 신체적으로 스마트폰을 켜지 못할 상황에 대비해 수첩에도 적어두는 게 좋다. 복용 중인 약과 처방 용량, 약물 알레르기도 기록해 두는 게 도움이 된다. 응급상황 때 이런 자료를 응급실로 함께 가져가서 구급대원이나 다른 의료진이 참고할 수 있도록 한다.

7. **응급진료 플랜.** 여러분 자신이나 사랑하는 사람한테 의료 응급상황이 일어났을 때 머뭇거리다 큰일을 당하지 말고, 어디로 데려갈지 미리 생각해 두도록 한다. 제일 가까운 병원이 어딘지, 어디로 가는 게 제일 좋을지 주소와 전화번호를 비상연락처에 적어놓는다. 갑자기 병원으로 실려 갈 경우에 대비해 갈아입을 옷 몇 벌과 복용 중인 약 하루이틀 치, 필요한 물건을 챙겨 옷장 안에 준비해 둔다.

이런 내용들이 의사나 다른 의료 종사자가 여러분에게 제공하는 통찰력과 조언, 진료를 대신할 수 있는 것은 물론 아니다. 의사들이 비상상황에서 위험요소를 평가하고 안전을 지키기 위한 전략들 가운데 일부를 여러분께 소개하려는 것이다. 이런 방법을 동원하고, 의사들처럼 생각하고 행동한다면 여러분도 자신의 의료상황에 대해 어느 정도 통제력을 유지할 수 있게 될 것이다. 여러분의 건강을 얼마나 효과적이고 성공적으로 지킬 것이냐는 결국 여러분의 손에 달렸다. 위기상황에서 여러분의 건강상태를 어떻게 관리해야 할지 알면, 자신의 안전을 지키는 데 도움이 될 뿐 아니라, 경우에 따라 여러분의 생명까지 지킬 수 있다.

제4장

바이러스를 이기는 음식

Food

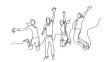

뉴욕시가 처음 록다운 되었을 때, 나도 무방비 상태로 그 상황을 맞은 것은 아니다. ABC 방송에서는 그런 상황에 대비해 바상계획을 짜놓고 있고, 록다운이 시행되자 곧바로 내 아파트에 스튜디오를 설치하고 하루 13시간 방송이 가능하도록 했다. 우리 가족도 그런 상황에 대비했다. 알렉스와 클로에, 그리고 클로에의 남자친구 빌리는 대학이 갑자기 문을 닫고 외출금지령이 내려지면서 집에 와서 함께 지냈다.

집에서 재택 방송을 할 준비는 갖추었지만, 록다운이 내 생활의 다른 부분, 특히 먹는 것에까지 영향을 미치리라고는 미처 생각지 못했다. 갑자기 재택근무를 하게 되면서 몇 발자국 앞에 부엌이 있게 되었고, 사람이 저렇게 먹을 수 있나 싶을 정도로 먹어대는 대학생 세 명과 같이 살게 되었다. 그리고 이런 일을 어떤 집 거실보다도 작은 좁은 아파트 안에서 겪게 되었다.

뉴욕시의 생활을 잘 모르는 사람들은 미국 드라마 '프렌즈' Friends에 나오는 아파트를 4등분해서 생각해 보기 바란다. 맨하탄에 있는 아파트들 대부분은 부엌이 침실에서 5초 거리에 있고, 거실에서 2초 거리에 냉장고가 있다. 그래서 작은 아파트에서 생활하면 실제로, 그리고 심리적으로 음식을 멀리하기 힘들다는 말을 하는 것이다. 팬데믹 이전에는 사는 아파트가 작은 게 아무런 문제가 안 되었다. 대부분의 다른 뉴요커들처럼, 나는 아침부터 저녁 늦은 시간까지 아파트 바깥에서 지냈다. 그리고 늦은 시간 작고 아늑한 아파트는 뉴욕의 번잡한 생활을 마치고 돌아온 내게 편안한 휴식을 제공해 주었다.

하지만 외출금지령이 시행되고 나서부터 우리는 부엌이 바로 코앞에 있는 작은 집안에 갇혀 지내게 되었다. 그 좁은 집안에서 일하고, 잠자고, 사실상 음식더미에 파묻혀 살게 된 것이다. ABC 방송이 부엌에서 손닿을 거리에 방송 스튜디오를 설치해 준 것도 문제를 키우는 데 일조했다. 물론 다른 방법이 없기는 했다! TV 생방송을 진행하기에는 아주 좋은 장소였고, 그 점은 전문가들의 안목에 감사한다. 일하다 옆구리를 조금만 구부리면 쿠키를 쉽게 집을 수 있었다.

그 자리에 하루 13시간 넘게 처박혀 앉아서 굿모닝 아메리카, 나이트라인, 월드뉴스 투나잇을 비롯해 수시로 속보와 특별방송을 진행했다. 언제, 무엇을 먹을지는 따로 생각할 필요 없이, 그저 손만 뻗어 집히는 대로 뭐든 집어서 씹어대면 되었다. 의자에서 일어나는 적이 거의 없고, 그 말은 거의 부엌을 떠나지 않았다는 말과 같다. 다른 미국인들 대부분처럼 나도 끼니 때 무얼 먹을까를 따로 고민할 필요가 없게 되었다. 사무실에서 일할 때처럼 점심 때 무얼 시켜 먹을지 고민할 필요가 없고, 저녁에 집에 무얼

사들고 가서 먹을까를 따로 고민할 필요도 없게 된 것이다.

무엇을 먹을지 고민하고, 먹을 것을 사러 가고, 외식을 하러 나가고 하며 체계적으로 반복되던 일상이 갑자기 사라져 버렸다. 대신 바로 옆, 언제든지 손만 뻗으면 되는 곳에 먹을 것이 있었다. 철장에 갇힌 실험쥐 신세가 되어 버린 것이다. 내 앞에 놓인 것을 그냥 집어먹을 뿐이었다.

제일 큰 변수는 20대 초반의 아이 세 명이 한 집에 산다는 것이었다. 그중에서 두 명은 대학에서 운동선수이고, 세 명 모두 체격이 건장한데다 하루 종일 먹었다. 두세 시간마다 먹을 것을 찾았다. 이 아이들이 먹는 간식은 보통 계란 네 개 풀어서 만든 오믈렛에 치즈 두 쪽이었다. 아니면 피자, 타코, 칩에다 과카몰리 소스를 한꺼번에 시켜 먹었다. 내 단골 멕시코 식당에서 축구공만한 부리토스burritos 샌드위치를 시켜 먹기도 했다.

내가 사는 아파트이니 배달되는 물건은 주로 내가 받았고, 나도 아이들이 시킨 것을 자주 같이 먹었다. 맛좋은 뉴욕 피자와 칩, 부리토스 샌드위치는 저탄수화물 위주인 내 식단과 맞지 않는 것이지만 상관하지 않고 먹었다. 일이 많은 데다 업무 스트레스도 많기 때문에 먹고 싶은 대로 얼마든지 먹을 자격이 있다는 심정이었다. 격리용 식품quarantine food도 문제였다. 질병통제예방센터CDC에서 사람들에게 2주 외출금지 동안 먹을 수 있는 충분한 식품을 확보해 놓으라고 당부했기 때문에 온라인으로 통조림 정어리와, 크래커, 올리브 오일에다 솔트 카라멜을 입힌 린트Lindt 다크 초콜릿바까지 한 박스 사놓았다. 세상의 종말이 오더라도 최소한 이건 먹어야겠다는 심정이었다. 하지만 보통 때 저녁식사 후 한 조각씩 떼어내 음미하던 것과 달리 거의 매일 초콜릿바 한 개를 통째로 먹어치우기 시작했다.

격리 2개월째 접어들자, 체중이 거의 2.5킬로그램 늘었다. 기분도 별로 좋지 않았다. 피곤하고 기운이 없었다. 몸이 군데군데 아프고, 집중력도 떨어졌다. 왜 그런지는 나도 알았다. 평소와 달리 당분과 탄수화물을 너무 많이 섭취했고, 그것이 나의 신체적, 정신적 건강에 타격을 가하고 있었다.

컨디션이 나빠지는 것을 보고 그동안 내 몸에 무슨 짓을 한 것인지 정신이 번쩍 들었다. 마치 환자를 대하듯이 내 삶에서 다음의 두 가지 면을 들여다보았다. 하나는 신체활동 수준이고, 다른 하나는 수면위생이었다. 이 두 가지는 영양과 함께 건강을 지탱하는 세 기둥이다. 수면에는 문제가 없었다. 밤잠을 평균 7시간 넘게 잤다. 그만큼 자지 않으면 뉴스 진행을 못 한다는 걸 스스로 잘 알기 때문이다. 하지만 집 바깥으로 나가지 않기 때문에 운동량이 부족했다. 즉시 운동을 조금씩 시작했다.(팬데믹 시기의 운동법은 제5장에 상세히 소개한다.)

그러는 한편, 예전에 내 몸을 건강하게 지켜준 식습관으로 되돌아갔다. 일시적인 기분이나 두려움 때문에 그렇게 한 게 아니라 팩트에 근거해서 내린 결정이었다. 나는 여러 해 동안 저탄수화물 다이어트를 지켜왔는데, 그렇게 하는 게 체중을 줄이고, 몸 컨디션을 최상으로 유지하는 데 도움이 된다는 사실을 경험으로 알게 된 것이다. 피자와 칩을 비롯한 탄수화물 가공식품

바이러스를 이기는 새로운 습관

섭취를 줄이고, 지방이 적은 단백질과 야채, 유제품, 건강한 지방의 섭취량을 더 늘렸다.

하지만 혼자 힘으로 되는 일은 아니었다. 아이들이 문제의 한 부분을 차지했기 때문에, 해결에도 이들이 일부분으로 참여할 필요가 있었다. 아이들을 앉혀놓고, 식습관을 바꾸려고 하는데 그들의 협조가 필요하다는 점을 설명했다. 밤중에 피자를 배달시켜 먹는 짓은 이제 그만, 저녁식사로 케사디야도 이제 그만, 집에서 만든 초콜릿칩 쿠키도 이제 그만 먹어야 한다고 말했다. 2주만에 상황이 바뀌었다. 체중이 1킬로그램 줄고, 활기와 유쾌함, 집중력을 다시 찾았다. 이후에도 위기상황이 계속되고, 여러 다양한 종류의 부담스러운 시나리오가 전개되었지만 다시는 스트레스성 식습관이나 과식으로 돌아가지 않았다.

나는 그 일을 통해 교훈을 얻었고, 이제 그 교훈을 여러분과 함께 나누고자 한다. 여러분 가운데 체중이 왕창 늘거나 준 사람이나 팬데믹 시기 동안 자신의 건강을 최적화된 상태로 유지하고 싶은 사람은 내가 소개하는 교훈을 자신의 상황에 맞춰 응용할 수 있을 것이다.

다음은 우리가 처한 새로운 일상에서 반드시 알고 넘어가야 할 대단히 중요한 사실이다. 그건 바로 팬데믹이 우리의 식습관을 엄청나게 바꾸어 놓았다는 사실이다. 사람들이 집에서 요리하는 시간이 더 늘었다. 집에서 지내는 시간이 늘어나면서 간식도 더 많이 먹는다. 재택근무가 늘고, 외출 횟수는 크게 줄었다. 내가 록다운 초기에 그랬던 것처럼 많은 이들이 스트레스성 식습관과 과식을 하게 되었다. 이런 식습관은 한번 맛을 들이면 생활이 정상으로 돌아가도 쉽게 버리지 못한다.

팬데믹은 우리가 먹을 음식의 양에도 변화를 가져왔다. 새로운 일상에서 운동량이 줄어든 사람은 먹는 양을 줄여야 한다. 헬스클럽에 가지 않고, 외출도 이전처럼 자주 하지 않게 되었기 때문이다. 그리고 체중이 늘어서 영양섭취를 조절해야 하는 사람들도 있다. 초기 록다운 기간을 포함해 팬데믹으로 스트레스를 받는 상황이 계속되면서 체중이 늘어난 사람들이 많았다. 이제는 모든 이들이 감염 바이러스를 비롯한 여러 전염병으로부터 건강을 지키기 위해 할 수 있는 일을 다 해야 하고, 그러려면 먹는 음식의 종류도 이전과는 달라져야 한다.

이번 장에서는 팬데믹이 우리의 식습관을 어떻게 바꾸어 놓았는지, 건강을 유지하려면 이러한 변화에 어떻게 대처해야 하는지에 대해 소개한다. 새로운 일상에서는 체중이 늘거나 줄거나 하지 않도록 하는 게 좋다. 팬데믹이 우리의 식습관에 어떻게 영향을 미치는지 상세히 설명하려고 했다. 면역력을 키우는 식사, 어떤 음식과 다이어트 플랜이 코비드-19로부터 우리를 제일 잘 지켜줄 수 있는지에 대해 소개한다.

마지막으로, 음식이 어떻게 약이 되는지, 음식이 어떻게 건강 악화를 막아주는 역할을 하는지에 대해 설명한다. 몇 년 전 영양학 석사과정을 마친 것도 이를 공부하기 위해서였다. 의대에서는 음식이 사람의 건강에 어떻게 도움을 주는지에 대해 깊이 가르쳐주지 않는다. 환자와 시청자들에게 우리의 건강을 최적화하는데 도움이 되는 음식을 알려주고 싶었다.

팬데믹이 바꿔놓은 식습관

코로나바이러스 대유행은 거의 모든 미국인들의 식습관, 다시 말해 무엇을, 어떻게, 얼마나 먹을지를 바꾸어 놓았다. 팬데믹 이전에는 미국인들이 하루에 섭취하는 칼로리의 21퍼센트가 식당 음식에서 충당되었다.[1] 그런데 지금은 외식이 크게 줄고, 집에서 요리해서 먹는 횟수가 늘었다. 미국인 60퍼센트가 팬데믹 이전과 비교해 집에서 식사하는 횟수가 더 늘었다.[2] 국제식품정보위원회International Food Information Council의 조사결과에 따르면, 실제로 전체 미국인 가운데 85퍼센트가 먹는 음식의 종류나 조리법을 바꾼 것으로 나타났다.[3]

팬데믹으로 인한 식습관의 변화 가운데 상당 부분은 국민 전체의 건강에 도움이 되지 않는 것이다. 수백만 명이 재택근무와 실직의 결과로 집에 머무는 시간이 많아졌고, 그에 따라 먹는 횟수가 잦아졌다. 조사결과에 따르면 전체 국민의 76퍼센트가 팬데믹 이전보다 간식을 먹는 횟수가 더 늘어났다고 답했다.[4] 음식 섭취량도 전반적으로 늘었다. 조사에 따르면, 팬데믹 이후 과식이 운동부족과 불안감에 이어 세 번째로 주요한 건강 우려 요인이 되었다.[5]

사람들이 먹는 음식의 종류도 바뀌었다. 팬데믹 초기 몇 달 동안은 밀가루, 설탕, 파스타, 짭짤한 스낵, 주류, 그리고 아이스크림 판매량이 천정부지로 치솟았다. 집에서 빵을 직접 구워 먹는 사람이 늘면서 각종 제빵 레시피가 입소문을 탔다.[6] 그리고 부엌 요리 횟수가 늘어나면서 팬케이크 시리얼 같은 음식의 소비를 자극했고, 여러 주 동안 팬케이크 시리얼 소개가 인스타그램을 휩쓸다시피 했다.[7]

사람들이 마트 식품코너에 가는 횟수가 줄어들면서 진열된 물품 종류도 줄었다. 공급망에 문제가 생기더라도 타격을 줄이려는 마트 측의 의도도 있는 것 같았다.[8] 그리고 냉동식품이 많이 팔렸다. 새로운 일상에서 사람들이 보인 가장 큰 변화는 뭐니 뭐니 해도 이전보다 더 많이 먹는다는 것이다. 록다운 초기 많은 이들의 체중이 15파운드(6.8킬로그램)씩 늘었다는 의미로 쓰인 '격리조치 15'Quarantine 15가 이제는 '격리조치 30'Quarantine 30으로 바뀌었다. 온라인 의학 뉴스 웹MDWebMD에 따르면 팬데믹 기간 동안 여성의 절반, 남성 가운데 4분의 1이 체중이 늘었다고 답한 것으로 나타났다.[9] 체중감량 프로그램 뉴트리시스템Nutrisystem이 실시한 조사에 따르면, 응답자의 76퍼센트가 팬데믹 기간 중 많게는 16파운드(7.25킬로그램)까지 체중이 늘었다고 답했다.[10] 뉴욕타임즈 보도에 따르면 허리 사이즈가 늘어 바지, 스커트, 드레스를 고치려고 찾아오는 손님들로 뉴욕시의 수선집들이 때아닌 호황을 누린다고 했다.[11]

팬데믹으로 인해 촉발된 체중 증가와 나쁜 식습관은 다시 바꾸기가 쉽지 않아, 외출 자제 기간이 끝나더라도 여러 해 동안

팬데믹이 가져온 식품수급 불균형

팬데믹이 가져온 경제적 영향으로 인해 수백만 명에 달하는 미국인들의 식품 안정성이 크게 악화되었다. 미국 전역의 여러 도시 지역에서 무료 급식소인 푸드 뱅크food banks 앞에 늘어선 줄이 몇 블록에 걸쳐 이어졌다. 학교에 가지 못하는 아이들은 학교 급식을 못 먹어서 하루를 굶어야 하는 상황이 되었다. 성인 가운데 식품 불안정을 겪게 된 사람의 수는 팬데믹 이전과 비교해 60퍼센트 이상 늘어났다.[12] 팬데믹은 식품 공급망에도 균열을 가져왔다. 예를 들어 코비드-19가 육류 가공공장들을 강타하면서, 육류 공급이 줄고, 따라서 가격이 급등했다. 무엇보다도 사재기 바람과 공급 불안정, 수송수단 감소 등이 여러 식품의 전국적인 품귀 현상을 가져왔다.

지속될 가능성이 높다. 불안감을 비롯한 여러 가지 불안정한 감정에 스트레스성 과식과 폭식으로 하는 대처방식은 팬데믹이 끝나도 버리기가 쉽지 않다. 하지만 스트레스성 과식을 이겨내고, 나쁜 식습관을 좋은 습관으로 바꿀 수 있는 방법들도 있다.

올바른 팬데믹 식습관을 위한 6가지 원칙

팬데믹 기간에는 자신의 몸에 가하는 모든 행위가 건강에 지대한 영향을 미친다. 마스크 쓰기와 사회적 거리 두기에 이어 좋은 영양 섭취는 코로나바이러스를 포함해 다른 모든 병원체들로부터 우리 몸을 지켜주는 최고의 방어수단이 된다. 영양 섭취를 잘한다고 코비드-19에 걸리지 않는다는 보장은 없지만, 심각한 합병증상을 유발할 위험은 줄일 수 있다.

식습관이 크게 문제가 되는 이유로, 먹는 것은 우선 허리둘레에 영향을 미치며, 과체중과 비만이 코비드-19 중증 증상을 초래하는 가장 큰 만성 위험요소라는 점은 우리가 이미 알고 있다. 좋은 영양 공급은 2형 당뇨병과 고혈압의 예방과 치료에 도움이 되는데, 이 두 가지 질병은 코비드-19에 걸릴 가능성을 높이는 위험요소들이다. 식습관은 우리의 면역력에도 손상을 가하거나 도움을 주어서 감염과 질병에 더 취약하거나 덜 취약하게 만들 수 있다.

최고의 식습관을 소개하기 전에 면역력에 관한 잘못된 믿음 몇 가지를 무너뜨리는 일부터 해야겠다. 코로나바이러스에 걸리지 않도록 해주는 특별한 식품이나 식품군은 없다. '코비드-19를 이기는 식품' 같은 제목의 글들이 있지만 이것은 팩트가 아니라 환상에 바탕을 둔 것이다. 의사이자 영양학자로서 나는 음식이 질병을 예방하고 치료하는 힘을 갖고 있다고 믿는다. 하지만 어떤 특정한 음식이 코로나바이러스를 비롯한 특정 바이러스로부터 우리를 지켜준다는 어떤 증거도 나는 아직 보지 못했다.

나아가, 특정한 음식이 면역력을 키운다고 주장하는 대부분의 연구는 관찰에 바탕을 둔 것이지, 인과관계를 입증한 주장이 아니다. 무슨 말이냐 하면, 연구를 통해 오렌지를 많이 먹으면 면역력이 증진된 사례들을 관찰할 수 있지만, 오렌지를 많이 먹는 게 면역력 강화의 원인인지 실제로 증명하지는 못한다. 연관성이 있다고 해도 인과관계가 포함돼 있지는 않다는 말이다. 이런 사실을 염두에 두고, 다음은 내가 추천하는 팬데믹 기간에 따라야 할 6가지 식습관 규칙이다.

1. **첨가당 섭취를 줄인다.** 거의 모든 가공식품에 들어 있는 첨가당은 염증을 증가시키는 것으로 나타났다. 당 섭취를 많이 할수록 염증이 더 많아진다는 사실은 여러 연구결과를 통해 밝혀졌다. 그리고 염증이 많을수록 우리 몸의 면역 체계는 더 약화된다. 당은 코비드-19에 걸린 사람에게 특히 해롭다. 앞으로 데이터가 바뀔 수는 있겠지만, 지금까지 연구결과로는 혈당수치가 높은 사람이 코비드-19 합병증을 나타낼 가능성이 더 높은 것으로 나타났다.[13] 또한 코비드-19에 걸리면 혈당수치가 높아져서 환자의 상태를 더 악화시키는 것으로 드러났다.[14] 국제당뇨병연맹 International Diabetes Federation 자료에 의하면, 코로나바이러스는 '혈당수치가 높은 환경에서 번성하는 것'으로 보인다.[15] 그렇다면 당은 얼마를 섭취하면 과한 건가? 미국심장협회 The American Heart Association 와 세계보건기구 WHO 는 일일 첨가당 섭취를 여성의 경우에는 6티스푼 내지 25그램 미만, 남성

은 36그램 미만으로 제한할 것을 권한다.[16]

미국 소비자들의 평균 일일 당 섭취량은 최소한 18티스푼 내지 77그램인 것으로 나타나 있기 때문에, 거의 모든 사람이 심각한 조정이 필요한 실정이다. 먼저 포장식품에 붙어 있는 영양 표시 라벨을 꼼꼼히 읽는 것부터 시작해 보자. 영양 표시 라벨에서 '첨가당'이 얼마인지 보고, 자신의 섭취하는 당이 얼마나 되는지 염두에 두는 것이다. 건강식품으로 간주되는 경우에도 케첩, 빵, 샐러드 드레싱, 요구르트, 스파게티 소스, 스무디, 인스턴트 오트밀, 프로틴바, 냉동육처럼 당이 잔뜩 들어 있는 경우가 많다. 가공식품을 과감히 줄이거나, 저당 브랜드로 바꾸도록 한다. 당은 중독성이 있기 때문에 처음에는 과감히 줄이기 어려울 수 있다. 하지만 장담하건대, 힘든 기간은 금방 지나간다. 다른 중독성과 마찬가지로, 설탕도 크게 힘들이지 않고 줄일 수 있고, 나중에는 조금만 먹어도 쉽게 만족을 느끼게 될 것이다.

2. **실험실이 아니라 농장에서 키우는 음식을 먹는다.** 이런 권고는 전에도 들어 보았을 것이다. 미국인들처럼 가공식품을 많이 먹으면 건강을 해친다. 당과 건강하지 않은 지방, 식품 화학물질을 과도하게 섭취하고, 대신 우리 몸에 꼭 필요한 좋은 지방, 섬유질, 단백질, 미세영양소 섭취량은 아주 적다. 가공식품 중심의 식단에 의존하면 건강 전반이 손상되고, 면역체계가 약화된다.

3. **저탄수화물, 케토 식이요법을 해보자.** 저탄수화물 식이요법이나 케토 식이요법이 코비드-19에 묘책이 될 것임을 단정적으로 보여주는 연구는 아직 없다. 이 두 식습관이 면역체계를 증진시켜 준다는 연구도 본격적으로 진행된 바가 없다. 저탄수화물 음식을 권장하는 진짜 이유는 제1장에서 설명한 것과 같다. 탄수화물 함량이 낮고, 건강한 지방과 단백질이 풍부한 음식은 체중을 줄이는 데 최고의 음식 가운데 하나이다. 과체중이나 비만인 사람의 경우 체중을 줄이는 게 면역력을 키우는 가장 확실한 방법이다. 저탄수화물과 케토 식이요법은 또한 혈당수치를 낮추어서 당뇨병 예방과 고혈압 치료에 도움이 된다.

그렇다고 지방과 탄수화물 그램을 일일이 확인할 필요는 없다. 혈액 중에 케톤체가 증가하면 탄수화물 대신 체지방을 태워서 주요 에너지원으로 쓰게 된다. 케톤체가 혈중에 증가하여 축적된 상태를 케토시스ketosis라고 하는데, 일상생활에서 하는 식이요법을 통해 이런 케토시스 상태에 도달하는 게 가능한지 여부는 논란의 여지가 있다.[17] 또한 이렇게 극단적으로 엄격한 식이요법을 목표로 하는 결과에 도달할 때까지 수주, 혹은 수개월씩 계속하기는 거의 불가능하다. 나는 이렇게 하라고 권한다. 퀴노아quinoa, 통보리farro, 쌀, 귀리 같은 통곡류와 100퍼센트 통밀가루가 한끼 식사의 4분의 1을 넘지 않도록 하는 것이다. 그리고 추가 당 섭취를 대폭 줄이고, 탄산음료, 사탕, 인스턴트 인슐린 부스터를 치워 버리고, 커피와 티를 마실 때 설탕이나 인공감미료를 추가하지 않도록 한다.

4. **비타민 D를 섭취한다.** 면역력을 키워주는 식품을 꼽으라면 연어, 요구르트, 백색 버섯, 강화우유 등 비타민 D가 풍부한 것들을 들 수 있다. 비타민 D를 많이 섭취하면 면역기능을 향상시키고, 염증을 줄여주며, 항바이러스 효과도 가질 수 있다. 이 연구는 연관관계와 인과관계 모두에 근거를 두고 진행된 것이다. 비타민 D가 풍부한 음식물을 많이 섭취해야 하는 이유는 이밖에 또 있다. 지금까지 노인, 비만인, 흑인, 아시아인 등 코비드-19에 취약한 사람들은

비타민 D 수준이 낮은 경우가 많았다.[18]

이런 점들을 근거로 여러분에게 비타민이 풍부한 식품을 많이 먹어서 비타민 D 수치를 높일 것을 권한다. 연어, 고등어처럼 지방이 풍부한 생선이 최고의 비타민 D 영양원이다. 생선을 좋아하지 않는 사람은 비타민 영양제 D3를 먹는 것도 괜찮다. 영양 수준을 끌어올리는 데 영양제 D2보다 더 효과적이다. 미국 국립보건원NIH은 70세 이하의 성인에게 매일 600IU의 비타민 D를 먹을 것을 권고하고 있다. 이는 하루 연어 3온스, 혹은 강화우유를 8온스 유리컵으로 매일 5잔씩 마시는 것과 같은 효과를 갖는다.[19] 코비드-19 고위험군에 속하는 사람은 의사와 상의해서 비타민 영양제 복용량을 더 늘리도록 해보라.

5. **음주를 줄인다.** 나는 와인과 데킬라를 남 못지않게 좋아한다. 하지만 팬데믹 기간에는 가급적 자주 마시지 않으려고 한다. 팬데믹 때는 과음이 우리 건강에 특히 해로운 영향을 미친다. 많은 미국인들이 코로나바이러스 대유행 동안 술을 더 많이 마셨지만, 과음은 신체적으로나 정신적으로 우리 몸이 가장 싫어하는 상태를 만들어 준다. 특히 코비드-19의 경우 과도한 음주는 여러분의 면역체계를 억압하고, 혈압을 상승시키며, 혈당수치를 끌어올릴 수 있다.

6. **집밥을 많이 먹는다.** 식당이 일찍 문을 닫고, 테이크아웃 음

식도 불안해 자주 먹지 않게 되면서, 수백만 명의 미국인들이 집에서 직접 요리를 해먹기 시작했다. 집에서 요리를 해먹는 사람의 수가 60퍼센트 늘었다는 조사결과들도 있다.[20] 팬데믹으로 인해 시작된 식습관 변화들이 모두 유익한 것은 아니지만, 집 요리가 많아진 것은 바람직한 변화이다. 조사에 따르면 집에서 요리를 자주 해먹는 사람은 외식을 자주하는 사람에 비해 더 건강하고, 더 적은 칼로리를 섭취하는 것으로 나타났다.[21]

스트레스성 과식을 멈추는 8가지 단계

팬데믹 초기에는 음식 선택도 잘못한 게 맞지만, 실제로 나의 허리 라인과 기분을 좌우한 것은 먹는 양과 먹는 횟수였다. 내가 스트레스 해소용 과식에 빠지게 된 이유 가운데 하나는 근접성이다. 집에 주로 머물다 보니 하루 종일 냉장고와 부엌 서랍이 바로 옆에 있었다. 새로운 일상에는 많은 사람들이 나와 같은 처지일 것이다.

또 어떤 사람들의 경우, 스트레스 해소용 과식을 하게 된 원인이 바로 그 스트레스에 있다. 외로움, 슬픔, 우울함, 그리고 상실감 때문에 그렇게 된 것이다. 맞는 말이다. 지금은 우리 모두가 어려운 시기를 겪고 있다. 그리고 음식, 특히 단 것과 고탄수화물 음식으로 자기 위안을 삼으려는 욕구는 본능적인 것이다. 이런 음식을 먹으면 일시적으로 기분 상승효과가 있다. 그리고 많은 이들이 자신이 느끼는 상실감을 먹어서 대신 채워 보겠다는 욕구를 갖고 있다.

하지만 아쉽게도, 먹는 것에서 오는 기분 상승효과는 일시적일 뿐이다. 특히 단 것과 고탄수화물 음식을 과다 섭취하면 결국 공허한 기분만 남는다. 스트레스성 섭취와 과식 모두 같은 문제점을 갖고 있다는 사실을 여러분이 알았으면 좋겠다. 나는 이런 문제를 안고 있는 환자들을 매일 본다. 흔한 문제이지만 해결책이 없는 것은 아니다. 다음은 내가 환자들의 스트레스성 섭취를 치료할 때 권하는 8가지 요령이다.

1. **자신에게 문제가 있다는 점을 인정한다.** 흔히 말하는 12단계 문제해결 요령과 마찬가지다. 회복을 위한 첫 단계는 자신에게 문제가 있다는 사실을 인정하는 것이다. 정상궤도로 돌아가기 위한 첫 단계는 자신이 궤도를 벗어난 사실을 인정하는 것이다. 문제가 있다는 사실을 스스로 인정하면 무언가 바꿔야 한다는 필요성을 깨달을 수 있다. 변화를 위해 제일 먼저 필요한 건 바로 이 변화의 필요성을 깨닫는 일이다.

2. **덜 움직이면 먹는 것도 줄인다.** 지금도 매일 아침 걸어서 출근하고, 퇴근 후 헬스클럽에 가서 운동하던 시절처럼 먹는다면 이제 먹는 습관에 대해 다시 생각해 볼 때이다. 팬

데믹 때문에 덜 움직이고, 운동량이 줄었다면 먹는 것도 줄여야 한다. 나도 이런 점을 간과했다. 팬데믹 이전에 나는 매일 12시간을 집밖에서 지냈다. 환자를 보고, 사무실 주위를 걷고, 걸어서 ABC 방송국으로 가고, 거의 매일 헬스클럽에서 운동했다. 그런데 헬스클럽 운동을 중단하고, 아파트 바깥으로 한 발자국도 움직이지 않게 된 다음에도 먹는 것은 재택근무 시작 전처럼 했다. 체중이 늘고 기분에 변화가 생긴 제일 큰 이유는 바로 이 때문이다.

3. **자녀들이 먹는다고 따라 먹지 않는다.** 요즘은 대부분 사람들이 가족이나 룸메이트와 함께 보내는 시간이 훨씬 더 많아졌다. 재택근무나 집에서 하는 원격수업이 많아졌기 때문이다. 하지만 아이들이 쿠키를 먹고 배우자가 피자를 시켜 먹는다고 여러분도 그걸 같이 먹어야 하는 건 아니다. 먹는 게 주위 사람들의 영향을 받는 건 사실이지만, 그렇게 하면 내게 어떤 영향이 미치는지를 알면 따라하지 말아야 한다. 본인의 식습관을 지키도록 한다. 15세 아이가 먹는 것과 40대, 60대 가장이 먹는 것은 달라야 한다는 사실을 명심하자.

4. **건강식을 하도록 가족이 함께 노력한다.** 앤드류 쿠오모 뉴욕 주지사는 이렇게 말했다. "그건 내 일이 아니라, 우리의 일이다." 우리 모두 이런 상황에 놓여 있다. 여러분이 자신의

팬데믹 울타리 안에만 웅크리고 있으면, 그러한 행동은 자신뿐만이 아니라 주위에 있는 모든 사람에게 영향을 미친다. 2인 가족이든, 5인 가족이든, 함께 사는 가족들에게 본인은 음식을 가려먹어야 하니 도와달라는 말을 해야 한다. 본인 건강만을 위해서가 아니라 가족 모두를 위한 일이라는 점을 강조한다. 특별히 식욕을 유발하는 음식이 있는 경우에는 그것을 아예 집안에 두지 않거나, 특별한 경우에만 먹도록 한다.

5. **다른 여가 거리를 찾는다.** 팬데믹은 우리가 누리던 많은 즐거움을 빼앗아갔다. 외식을 즐기고, 친구를 만나고, 공연이나 영화를 보러 가고, 여행을 떠나고, 쇼핑을 하는 등의 많은 즐거움을 누리지 못하게 된 것이다. 그런 즐거움을 먹는 즐거움으로 대신한다면 그건 건강한 대응 방법이 아니다. 과식하거나 스트레스 해소용으로 고칼로리 음식에 빠져든다면 더더욱 아니다. 위안용으로 먹을거리가 당기면 대신 좋아하는 공연을 보거나, 친구에게 전화를 거는 등 다른 즐길 거리를 찾도록 한다.

6. **먹는 데서 위안을 얻으려고 하지 말라.** 직장에서 힘든 하루를 보냈거나 유쾌하지 않은 일로 힘든 하루를 보낸 날은 먹는 데서 위안을 찾는 경우가 많다. 하지만 그런 날은 어쩌다 겪지만 팬데믹은 오래 지속된다. 계속 건강에 해가 되

는 방법으로 위안을 삼을 수는 없지 않겠는가. 두려움과 불안, 외로움, 지루함 같은 기분을 이기려고 자꾸 음식에 손이 가는 사람은 치료 전문가의 도움을 받도록 한다. 아이스크림이나 도넛의 힘에 의지하지 않고 그런 기분을 다스릴 수 있도록 도움을 받을 수 있을 것이다.

7. **과식은 동물적인 본능이니 억제한다.** 폭식은 원초적인 본능이다. 그런가 하면 인간의 두뇌는 생존을 위해 야생동물 한 마리를 불에 구워 통째 먹어 치우던 시절 이후 크게 진화해 왔다. 이제 인간은 관리능력이란 걸 갖고 있어서 스스로 자제할 줄 알게 되었다. 자제력은 인간을 동물과 구분해 주는 특성이기도 하다. 동물은 눈앞에 놓인 음식이 없어질 때까지 먹지만 인간은 좀 더 현명하게 행동할 줄 안다. 팬데믹 시기 동안에는 먹는 거라도 실컷 먹을 수 있어야 할 게 아니냐는 생각도 들 것이다. 하지만 더 행복하고 건강한 삶을 살고 싶다면 그렇게 해서는 안 된다. 또 과식 욕구가 발동하면 내 안의 동물적 본능이 있다는 사실을 인정하고, 좀 더 고등동물답게 행동한다.

8. **꾸준한 노력으로 패러다임 전환을 이끌어낸다.** 하던 일을 똑같이 반복하면서 다른 결과가 나오기를 기대하는 건 난센스이다. 나쁜 습관을 과감하게 뜯어고치고 변화를 원한다면 패러다임 전환이 필요하다는 사실을 깨달아야 한다. 그

렇다고 5대 식품군(곡물, 야채, 과일, 낙농제품, 육류와 콩)을 모두 치워 버리고, 단번에 변화를 이루겠다고 덤빌 필요는 없다. 인내심을 가지고 지속적으로 하는 작은 노력들이 쌓여서 큰 결과를 만들어낸다는 사실을 명심하자.

직접 해먹으면 더 건강해진다

팬데믹 이전에 나는 요리를 마치 발에 안 맞는 신발처럼 피하려고 했다. 테이블을 닦고, 정리하고, 요리하기 전에 접시를 꺼내 챙기고 등등 번거로운 일 때문에 요리는 정말 싫어했다. 게다가 요리솜씨는 엉망이다. 내가 만든 요리는 너무 맛이 없었다. 요리를 할 인내심도 없고, 그럴 시간도 없었다.

하지만 팬데믹은 나의 이런 평생 요리 기피증을 단 몇 주만에 바꿔놓았다. 미국인 수백만 명이 그랬다. 지금은 사람들이 지난 50년 중에서 가장 요리를 많이 하는 시기가 되었다고 한다.[22] 슈퍼마켓 점주들이 하는 말에 따르면, 사람들이 이제 손이 많이 가는 복잡한 요리를 더 많이 하기 시작했고, 이런 추세는 쉽게 사라지지 않을 것이라고 한다.[23]

뉴욕시가 록다운에 들어가자 나도 집에서 요리를 하기 시작했다. 처음에는 그게 편했다. 테이크아웃 식당들이 대거 문을 닫고, 맨해튼에서 배달을 시켜 먹으려면 한 시간 넘게 기다려야 했기 때문이다. 그럴 바에야 내 손으로 해먹는 게 더 수월하고 빨랐다. 그런데 부엌 요리에 조금 익숙해지면서, 아이들로부터 엄마 요리솜씨에 대해 극찬하는 말을 몇 번 듣게 되었다. 아이들이야 원래 감동을 잘하니까 그랬겠지만, 어쨌든 나도 요리하는 게 점점 재미있어지기 시작했다. 그리고 하나도 내 뜻대로 굴러가지 않는 것 같은 때에 요리는 내 마음대로 할 수 있는 일이라는 기분이 들었다.

처음 만든 것은 우리가 굿모닝 아메리카에서 방송한 요리였다. 갈아놓은 칠면조 고기를 모차렐라 치즈, 마리나라 소스, 구운 피망과 함께 볶아서 만드는 것이었다. 굿모닝 아메리카의 공동 진행자 에이미 로바흐의 어머니인 조애니 로바흐가 추천한 레시피였다. 그녀는 당시 '마이 케토 홈'My Keto Home이라는 놀라운 레시피 사이트를 시작했는데, 맛있는 저탄수화물 요리법을 많이 소개하고 있었다.

내 손으로 그렇게 보기 좋고, 맛도 좋은 요리를 만들 수 있을 것이라고는 한 번도 생각해 본 적이 없었는데, 따라 해보니 정말 쉬웠다. 아이들로부터 그때까지 먹어본 것 요리 중에서 최고로 맛있다는 찬사를 듣고 나자 자신감이 한껏 고조되었다. 그때부터 새로운 레시피를 배우면 내 나름대로 조리법을 약간씩 바꿔 만들어 보기 시작했다. 새로운 일상에서는 요리하는 습관이 여러모로 유익하다는 것을 알기 때문에 나는 오늘도 요리한다. 요리하는 습관을 추천하는 이유를 정리해 보았다.

- **직접 해먹으면 돈이 적게 든다.** 돈을 싫다고 할 사람이 있을

까? 집에서 직접 해먹으면 식당에서 사먹는 것보다 돈이 5배는 절약된다는 조사결과가 있다.[24] 직접 요리하지 않았던 사람은 양념과 재료를 사는 데 초기 비용이 들 수 있겠지만, 요리 습관을 지속적으로 가져간다면 결국에는 비용절감이 많이 될 것이다. 돈을 아끼려면 파스타 같은 값싼 탄수화물 음식이나 만들어 먹어야 하는 것 아니냐는 생각을 할지도 모르겠다. 하지만 전문가들 말을 들어 보면 육류나 생선, 신선한 야채와 과일을 재료로 써도 비용절감은 많이 된다고 한다.[25]

• **요리하는 게 더 편하다.** 나는 사실 이 점 때문에 요리를 시작하게 됐다. 워낙 스케줄이 바쁘다 보니 팬데믹이 시작되기 전에는 당연히 내가 요리를 직접 해서 먹을 시간이 없을 걸로 생각했다. 그런데 테이크아웃을 많이 사먹게 되면서부터 주문을 하고, 배달될 때까지 기다리는 시간, 혹은 내가 직접 가지러 가는 시간을 계산해 보니 직접 해먹는 게 시간이 덜 걸린다는 사실을 알게 된 것이다. 쉽게 참고할 수 있는 요리법 몇 가지를 알아놓고, 무얼 해먹을지 미리 생각해 두었다가 장은 일주일에 한 번만 가서 보는 식으로 하면 편하게 요리를 해먹을 수 있다. 팬데믹 시기에는 어차피 장은 일주일에 한 번 정도만 가는 게 현명하다.

• **요리는 교육적이다.** 연령에 상관없이 요리를 직접 하면 산

139
—

수, 독서, 물리, 과학, 가정경제, 영양학 등 모든 면에서 배울 게 있다. 더구나 아이들과 요리를 함께 만들면 삶의 기술을 가르쳐줄 뿐만 아니라, 인생을 살아가는 데 필요한 새로운 열정을 길러줄 수 있다.

- **요리는 자신을 되돌아보는 힐링의 시간.** 팬데믹 이전에 나는 요리가 스트레스 받는 일이라고 생각했다. 하지만 이제는 그 말이 전혀 사실이 아니라는 걸 알게 되었다. 요리는 내게 여유를 찾고, 과정을 즐길 여유를 안겨 주었으며, 다른 어떤 활동에서도 맛볼 수 없는 느긋한 기분을 안겨다 주었다. 이제 나는 조깅할 때와 마찬가지로 요리를 자신을 되돌아보고, 성숙하게 만드는 시간으로 삼는다. 내 손으로 먹을 것을 만드는 것은 주위에서 벌어지는 세상사로부터 한발 물러나 여유를 갖는 시간이다.

- **요리는 재미있다.** 요리는 편안한 마음으로 할 수 있고, 또한 재미있다. 그리고 다른 사람과 함께 하면 더 재미있다. 팬데믹 이전에 비해 사람들과 어울릴 수 있는 선택의 폭이 줄어든 지금으로서는 더 그렇다. 요리는 다른 사람과 어울리게 해줌으로써 공허함을 채워준다. 매일 저녁 새로운 요리를 만들면 더 색다른 기분을 맛볼 수 있다. 미국심리학회 자료에 따르면 요리 같은 새로운 일을 함께 하면 부부 관계도 더 돈독해진다고 한다.[26] 혼자 사는 사람은 어떻게

하느냐고? 온라인으로 다른 사람과 요리를 함께 하고, 줌
Zoom이나 페이스타임FaceTime, 스카이프Skype로 요리솜씨를
서로 비교해 보기도 한다. 생방송 비디오로 디너파티도 함
께 한다고 한다.

- **내 뜻대로 하는 요리는 자신감을 맛보게 해준다.** 모든 게 내 뜻
대로 되지 않는 것 같은 시기에 요리는 내 맘대로 할 수
있다는 점 때문에 끌렸다. 요리는 내가 하고 싶을 때, 내
가 먹고 싶은 것을, 내가 먹고 싶은 만큼 만들면 된다. 우
리 개인의 일상사와 전 세계적으로 불확실성이 여전히 남
아 있다. 이런 시기에 요리는 일종의 정상적인 느낌과 내
의지대로 한다는 기분을 함께 느끼게 해준다. 요리는 또한
직접 맛을 보고, 손으로 만져볼 수 있는 결과물을 곧바로
보여준다. 자신의 삶을 향상시켜 주는 생생하고, 생산적이
고, 유익한 물건을 자기 손으로 직접 만들 수 있다는 자신
감을 맛보게 해주는 것이다.

- **요리하면 건강해진다.** 제일 중요한 항목을 일부러 가장 마
지막에 넣었다. 집에서 자주 요리해서 먹으면 당분과 칼로
리 섭취를 적게 한다. 체중을 유지하거나 줄이기가 더 쉬
워진다. 자기 손으로 자기가 먹을 것을 만들면 재료와 1인
분 양을 레스토랑 셰프의 처분에 맡기는 대신 자기가 알
아서 조절하게 된다. 레스토랑에서 주는 음식에는 한끼 식

테이크아웃 음식은 먹어도 괜찮은가?

방송 중에 이런 질문을 수없이 받았다. 사람들이 흔히 하는 오해를 바로잡을 필요가 있다고 생각한다. 코로나바이러스는 호흡기 바이러스이고, 호흡기 비말과 공기 중에 있는 에어로졸 입자들을 통해 전파된다. 음식물을 통해 감염되거나 내가 먹을 음식물을 다른 사람이 만졌다고 감염되지 않는다. 테이크아웃으로 주문한 음식에 코로나바이러스가 숨어 있을 거라는 걱정은 사실무근이다. 매년 수천 명에 달하는 미국인이 걸리는 이콜라이, 살모넬라, 리스테리아와 같은 식중독을 일으키는 균은 음식물에 숨어 있을 수 있다. 하지만 사람들이 이런 병이 무서워 외식을 피하지는 않는다. 팬데믹 초기에 나는 일부러 일주일에 몇 번씩 동네 레스토랑에 음식을 주문했다. 단골로 다니는 작은 식당들이 힘들게 버텨내고 있었는데, 그들을 응원한다는 생각에서였다. 테이크아웃 계산서는 산더미처럼 쌓였다. 본인과 가족들을 위험에 노출시킨 채 일하는 식당 필수인력들의 노고를 조금이라도 보상해 주고 싶다는 마음도 있었다.

사에 적정한 수준의 칼로리가 아니라, 하루에 섭취할 양의 칼로리가 들어 있다는 조사결과가 있다.[27] 그리고 레스토랑에서 제공하는 음식의 양은 모두 정상 수준을 초과한다고 한다.[28] 집에서 요리를 만들면 내가 좋아하지만 몸에 해로운 메뉴는 아예 피할 수 있다. 아무리 건강한 식습관

바이러스를 이기는 새로운 습관

을 가진 사람이라도 식당에서 그런 메뉴를 보면 먹고 싶은 욕구를 억제하기 힘들다. 야채 샐러드만 먹겠다고 몇 번이나 다짐해도 식당에 가면 결심이 흔들리기 쉽다.

먹거리 비상사태에 대비하기

밖에 나가서 사먹지 못하게 되는 상황이 코로나바이러스 때문에 오는 것만은 아니다. 태풍이나 음식물 공급에 문제가 생기는 경우, 대규모 정전, 홍수 등 여러 비상상황에 대비해 먹을 것을 미리 사두는 노하우를 알아두는 게 도움이 될 것이다. 비상사태가 일어난 다음 준비하려고 허둥대면 이미 늦다. 부엌 비상사태에 대비하는 몇 가지 요령을 소개한다.

유통기한 지난 식품은 내다버린다. 어느 집 부엌이나 유통기한 지난 식품이 있다. 사용기한이나 유통기한이 한참 지난 식품은 집안사람 누구도 먹게 해서 안 된다. 과감히 내다버리고 그 자리를 꼭 필요한 비상식품으로 채우도록 한다. 기한 지난 식품을 버리면 음식으로 인해 병에 걸릴 가능성도 줄어든다.

요리해서 먹을 걸 준비한다. 팬데믹 초기에 록다운 조치가 시행되자 칩, 프레첼, 쿠키 같은 스낵류 판매가 천정부지로 솟구쳤다. 비상시에는 이런 간식류를 손에 쥐고 있으면 지내는데 도움이 될 것이다. 하지만 2주 자가격리 기간 내내 식사 대용으로 이런 간식만 먹으며 버틸 수는 없다. 집에 머물러 있어야 하는 경우에 대비해 무얼 해먹을지 미리 계획을 세운다. 전기가 나갈 경우에도 대비해 요리하지 않고 먹을 수 있는 캔이나 박스 포장식품도 사둔다.

통조림만 고르지 말고, 자기가 좋아하는 걸 산다. 많은 이들이 비상 음식을 살 때 자기가 잘 먹을 음식이 아니라 비상시에 필요하다고 생각되는 물품을 고른다. 예를 들어 비상시에 먹을 음식이라며 실제로는 좋아하지도 않는 통조림 햄을 잔뜩 샀다고 치자. 2주 동안 집안에 박혀 그걸 먹으려면 스트레스가 더 쌓일 것이다. 미국 질병통제예방센터CDC가 2주 자가격리를 권고하자 나는 좋아하는 정어리와 와사 크래커를 잔뜩 사두었다. 간편하게 정어리 샌드위치를 만들어 저녁식사로 매일 먹어도 좋기 때문이다. 하지만 자가격리 기간 2주 내내 캔에 든 콩을 먹어야 했다면 기분이 영 좋지 않고, 불안감도 더 커졌을 것이다.

비상식품도 건강을 고려해서. 좋아한다고 냉동피자나 감자튀김 테이터 토츠Tater Tots, 쿨에이드Kool-Aid 같은 음료수를 잔뜩 사라는 말은 아니다. 위안을 주는 음식 중에 건강에 좋은 것도 있기는 하다. 하지만 특히 바이러스 대유행 같은 비상시에는 건강을 가지고 위험한 도박을 할 때가 아니다. 단백질이 풍부한 종류로 식품 구매계획을 짜도록 한다. 캔으로 참치, 치킨, 콩, 냉장 보관용 두부, 냉동 육류, 캔 야채, 그리고 냉동 야채류, 올리브 오일, 너트, 갈아놓은 코코넛, 파르메산 치즈 같은 냉장 보관용 치즈가 좋다.

음료도 준비한다. 수돗물을 안 마시면 2주 자가격리 기간 동안 먹을 병에 든 생수를 충분히 확보해 둔다. 냉장 보관용 우유, 주스, 파우더 믹스 드링크 같은 음료도 확보해 놓는다.

비상식품 보관소를 따로 마련한다. 집안에 여유 공간이 있으면 키친 캐비닛이나 벽장에다 비상식품 보관할 곳을 마련한다. 그렇게 보관 장소를 따로 지정해 놓으면 평소에 그곳에 있는 물품은 쉽게 손대지 않게 된다. 비상 구급약이나 응급처치 도구도 그곳에 함께 둔다.

사재기는 금물. 팬데믹 초기 몇 개월 동안 미국 전역에서 식품 사재기가 문제가 되었다. 식품 공급망에 혼란을 가중시키고, 많은 사람이 기본적인 필수식품을 구하기가 갑자기 어렵게 되었다. 사재기를 하면 여러분 자신에게도 해가 된다. 사재기한 물건을 쌓아놓으면 불안감 수치가 더 올라가고, 그 결과 강박적인 행동을 더 많이 할 수 있다. 폭식 조심. 많이 사놓았다고 그걸 얼른 다 먹어치워야 하는 건 아니다. 하지만 많이 사두면 그게 미친 듯이 먹어대는 식습관 장애로 이어지는 경우가 많다. 그렇기 때문에 비상식품을 너무 많이 사놓지 말고, 공간이 있으면 비상식품 보관 장소를 별도로 지정해 놓는 게 좋다. 냉동식품과 캔 식품은 몇 개월 내지 몇 년씩 보관할 수 있다는 점을 기억하자.

먹는 것을 포함해 우리가 새로운 일상에서 경험하는 모든 일이 이전과는 달라졌다. 집에서 요리를 더 많이 하게 된 것 등 새로운 영양습관 중에는 전반적으로 우리의 건강에 유익한 것도 있다. 하지만 스트레스를 풀기 위한 불안정한 식습관과 과식처럼 우리 몸에 해로운 변화들도 있다.

팬데믹의 결과로 여러분의 식습관에 어떤 변화가 일어났는지 미처 깨닫지 못했을 수도 있다. 하지만 새로운 식습관이 여러분의 몸을 건강하게 만드는 데 도움이 되는지 시간을 두고 평가해보자. 그리고 여러분의 건강과 허리 라인에 좋지 않은 식습관은 버리도록 한다.

새로운 일상에서 우리의 식습관이 어떻게 바뀌어야 할지에 대해 제대로 아는 것도 매우 중요하다. 줄어든 운동량과 늘어난 체중을 감안해 먹는 양을 줄여야 하는 사람들도 있다. 팬데믹 시기에 자신의 몸을 지키기 위해 저당분 식품을 우선적으로 섭취해야 하는 경우도 있다. 음식은 약이라는 사실을 잊지 말자. 한 입씩 먹는 음식이 우리 몸에 자양분을 주고, 우리를 지켜주고, 치료해 줄 수 있다.

바이러스를 이기는 새로운 습관

제5장

운동, 최고의 백신

Exercise

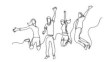

새로운 일상에 적응하려고 힘든 시간을 보내고 있다면, 나만 그런 게 아니라 다른 사람들도 모두 그렇다는 사실을 기억하자. 누구 하나 빠짐없이 모두 다 그렇다. 새로운 일상에 보다 쉽게 적응하는 사람은 있겠지만, 모든 면에 골고루 잘 적응하는 사람은 없다. 세상에 모든 답을 다 아는 사람은 없으며, 그건 나도 마찬가지이다. 나는 이제 불안감에서 벗어났고, 스트레스를 먹는 것으로 푸는 식습관에서도 벗어날 수 있었다. 하지만 팬데믹 시기에 운동을 즐기는 방법은 아직 터득하지 못했다.

　이는 두 가지 점에서 의미심장한 일이다. 첫째, 운동은 언제나 건강을 유지하는 데 대단히 핵심적인 요소이다. 신체적, 정신적 두 가지 면에서 팬데믹에 직면하고 있는 지금도 운동은 매우 핵심적인 요소이다. 두 가지 면 모두에서 좋지 않은 결과가 나오지 않도록 예방하고, 치료하는 데 있어서 운동이 핵심적인 역할을 할 수 있다. 팬데믹 시기에는 운동하기를 꺼렸기 때문에 운동량이 떨어졌고, 그래서 나의 신체적, 정신적 건강은 여러 면에서 저하됐다.

예를 들어 LDL(나쁜 콜레스테롤) 수치는 지난 한 해 동안 11포인트 증가했는데, 순전히 운동부족 때문에 그렇게 되었다. 그리고 예전보다 활기도 떨어졌다. 이런 상태는 절대로 바람직하지 않다. 바이러스 감염이 크게 유행하고 있고, 언제 또 다른 팬데믹이 닥칠지 모르는 상황에서 이런 건강상태는 곤란하다. 지금은 과거 그 어느 때보다도 더 강해져야 한다.

둘째, 운동은 나라는 존재의 핵심적인 부분을 차지한다. 내 DNA에 운동이 들어 있다고 해야 할 것 같다. 일곱 살 때부터 지금까지 줄곧 이런 저런 운동을 해왔다. 팬데믹이 덮치기 전까지 거의 30년 동안 일주일에 6일은 헬스클럽에서 유산소운동과 근력운동을 했다. 운동을 좋아하지 않는 사람에게는 미친 소리처럼 들릴지 모르지만 나는 운동하면 신체적, 정신적, 정서적으로 너무 기분이 좋다. 물론 모든 사람이 운동을 해야 하는 건 아니기 때문에, 운동을 좋아하지 않는 사람에 대해 뭐라고 할 생각은 없다.

운동을 하고 나면 내가 더 날씬하고, 더 강하다는 기분이 들고, 건강하고 힘이 넘치는 기분이 들어서 못할 게 없을 것 같은 자신감으로 충만하게 된다. 정신적으로는 운동이 만병통치약 같은 역할을 해준다. 기분 좋고, 에너지가 넘치고, 집중이 잘되고, 머리가 맑고, 행복감이 넘칠 때 나는 헬스클럽으로 간다. 그리고 기분이 좋지 않은 날에는 기분전환을 하려고 헬스클럽으로 간다. 힘든 하루를 보냈다면? 활력을 되찾기 위해 스핀 바이크를 실컷 밟아 댄다. 아주 멋진 날을 보냈다면? 그날을 자축하고 되새겨보기 위해 역기를 들거나 전신운동을 한다.

그런데 이제 헬스클럽에 가거나 피트니스 클래스에 등록해서 운동하는 게 이전 같지 않게 되었기 때문에 나로서는 상실감, 우울감을 느끼게 된 것이다.

그 대신 나는 헬스클럽에 가지 않고서도 즐길 수 있는 운동거리를 찾으려고 노력했다. 푸시업을 하루에 100개씩 하고, 플랭크를 한 번에 몇 분씩 계속했다. 푸시업과 플랭크가 좋다는 건 이미 알고 있었다. 집에서 할 수 있는 다른 운동도 이것저것 시도해 보았다. 아파트가 너무 비좁아서 카펫에 요가 매트 한 장을 펴면 별로 남는 공간이 없었다. 종일 TV 앞에 앉아 있을 때는 의자에 앉은 채로 탄력 밴드를 양 무릎에 두르고 히프 어브덕터hip abductor 운동을 했다.

정작 나의 구세주는 바깥에서 달리기 하는 즐거움을 재발견한 것이다. 평소에는 조깅을 트레드밀 위에서만 했다. 아킬레스건염Achilles tendinitis이 잘 나타났는데, 조깅할 때 지면이 약간만 고르지 않아도 증상이 악화되기 때문이었다. 비상한 시기에는 비상한 방안을 찾게 되어 있는 모양이다. 헬스클럽 가는 걸 대체할 정도까지는 아니지만, 지금까지는 달리기로 느끼는 기분에 상당히 맛을 들이고 있다. 평소에 운동을 통해 즐기고 싶은 기분에는 한참 못 미치지만, 그래도 이제 팬데믹 초기보다는 훨씬 더 나은 수준에 와 있다. 팬데믹 시기에 이만하면 성공한 것이다. 나는 만족한다.

생각해 보니 운동에 관한 한 약간의 상실감 같은 걸 겪은 것 같다. 스스로를 만족스럽게 느끼도록 해준 열정의 상실 같은 것이다. 물론 이러한 상실감은 사랑하는 사람을 잃은 상실감이나 직장, 건강을 잃은 상실감과는 비교할 수 없을 정도로 사소한 것이기는 하다. 그래도 나한테는 적지 않은 영향을 미쳤다. 여러분도 팬데믹 시기에 어떤 열정의 상실을 맛보았다면, 그런 기분을 있는 그대로 인정하고 받아들이는 게 중요하다. 그래야 그것을 극복하고 앞으로 나아갈 수 있다.

하지만 이번 장에서 다루고자 하는 내용은 새로운 일상에서 우리가 잃은 것에 대해 애도하자는 게 아니다. 왜, 그리고 어떻게 하면 새로운 일상에서 운동이 여러분의 삶의 일부분이 되도록 할 것이냐에 대해 설명한다. 지금은 여러분이 앞으로 살게 될 새로운 일상의 모습이 어떨지 그 터를 다지는 시기이다. 종합적인 준비와 계획, 열정이 모두 제대로 갖춰지지 않은 상황에서 우선 운동에 필요한 시간, 공간, 동기를 찾는 작업이다.

운동에 관해 모두가 다른 사연을 갖고 있다. 오랜만에 처음으로 운동을 시작한 사람들도 있다. 재택근무를 하거나 직장을 잃는 바람에 마침내 운동할 시간이 생겼기 때문이다. 그런가 하면 어떤 사람들은 팬데믹 때문에 덜 움직이게 되고, 주로 가만히 앉아 지내게 되었다. 다수는 후자의 경우에 해당한다.

그리고 헬스클럽에 나가거나, 실내든 실외든 상관없이 숨을 가쁘게 내쉬는 사람들과 함께 어울려서 운동하고 싶지 않다고 하는 이들이 많다. 다니던 헬스클럽이 문을 닫은 경우들도 있다. 록다운 조치가 풀렸지만 그 전에 어려움을 견디지 못하고 문을 닫은 것이다. 몸이 망가졌는데, 그걸 도로 회복시킬 엄두를 내지 못하는 이들도 있다. 불확실성으로 가득찬 새로운 일상에서 운동까지 할 여유가 없다는 사람들도 있다. 불확실한 미래에 대한 두려움을 떨쳐내는데는 운동이 제일 좋은 구세주인데도 그렇다.

어느 경우에 해당되든 운동을 여러분의 새로운 삶의 일부로 삼아야 하는 이유는 있고, 그렇게 할 방법도 있다. 우리 모두 새로운 일상을 맞이하고 있고, 그 새로운 일상을 어떻게 만들어 갈 것인지도 우리 자신에게 달렸다. 여러분이 팬데믹 이전에 운동을 삶의 일부로 삼았든, 아니면 현재 상황을 개선시킬 방법을 모색 중이든, 지금은 운동으로 여러분의 삶을 향상시킬 수 있는 좋은 기회이다. 운동과 함께하는 새로운 일상을 시작한다면 여러분은 보다 더 건강하고, 더 행복하고, 앞으로 어떤 일이 닥치더라도 그에 대한 회복력이 더 강해질 것이다.

이번 장에서는 무슨 운동이건 감염, 스트레스, 외로움 등 갖가지 어려움을 이겨내는 비밀병기 역할을 할 것이라는 점을 설명할 것이다. 건강한 신체는 아무리 어려운 가운데서도 상태를 호전시킬 수 있는 힘을 발휘한다. 수시로 자유가 제한되는 것 같은 기분이 드는 환경에서 몸을 움직여서 하는 운동은 그에 맞서서 이겨내는 역할을 해준다. 집안이나 집 근처 어디서 하건, 운동은 내 몸을 내가 원하는 대로 움직일 수 있음을 보여준다.

팬데믹이 운동습관을 바꾸다

팬데믹 시기에 운동을 다시 시작하게 되었다는 사람들은 많이 있지만, 코로나바이러스의 대유행은 대부분의 사람들을 덜 움직이게 만들었다. 새로 발표되는 조사결과들 대부분이 팬데믹 이전에 운동하던 사람들 대부분이 그때만큼 자주 하지 않거나 아예 그만둔 것으로 나타났다. 어떤 조사결과를 보면, 운동하던 사람 가운데 32퍼센트가 팬데믹 이후 운동량이 급격히 줄어든 것으로 나타났다.[1] 걸음 수도 줄었는데, 피트니스 트래커로 추적한 데이터를 보면 일일 보행수가 최고 50퍼센트까지 줄어든 것으로 나타났다. 많은 이들이 사무실 부근 산책하기를 그만두고, 주차장, 편의점까지 걸어다니는 것을 멈추고, 아예 문밖을 나서려고 하지 않았다.[2]

전 국민의 운동량이 급격히 줄었다는 것은 운동량 감소가 새로운 일상의 한 부분이 되고 있음을 의미한다. 여기에 바로 문제의 심각성이 있다.[3] 스포츠 음료 기업인 라이프에이드 비버리지LIFEAID Beverage 조사에 따르면, 팬데믹 이전에 주당 2회 이상 운동을 하러 나가던 미국인 4명 가운데 1명이 헬스클럽 다니는 걸 그만둔 것으로 나타났다.[4] 그리고 3명 중 1명은 팬데믹 이전에 비해 운동하러 다니는 횟수가 줄었다고 답했다.

팬데믹이 시작되고 헬스클럽이 문을 닫자 집에서 하는 운동 기구를 구입해서 하기 때문에 헬스클럽에 더 이상 다니지 않는다고 답한 사람들도 있었다. 바깥으로 나가 달리기를 하거나 집

바이러스를 이기는 새로운 습관

에서 온라인 운동 교실에 등록해서 운동을 계속한다는 사람들도 있었다. 헬스클럽에 다니는 것보다 비용이 적게 들고, 더 편하고, 안전에 대한 우려도 적다는 이점을 들었다. TD 아메리트레이드TD Ameritrade 조사에 따르면 실제로 미국인 가운데 56퍼센트가 팬데믹이 시작되고 나서 헬스클럽을 그만둔 대신 '더 적합한' 운동 방법을 찾았다고 했다.[5]

하지만 헬스클럽과 헬스교실을 그만둔 사람들 모두가 다른 대체 운동 방법을 찾은 것은 아니다. 그들 가운데는 운동을 아예 그만둔 경우도 많았다. 물론 운동을 하더라도 헬스클럽에 나가지는 않고, 팬데믹이 시작되기 전에도 헬스클럽에 다닌 적이 없는 사람들도 많다. 팬데믹 이전에도 실외운동을 하거나, 팀 스포츠를 규칙적으로 하던 사람이 운동방법은 조금 바꾸었을지 모르나 운동습관은 꾸준히 유지하고 있는 사람들도 있다. 하지만 조사자료에 따르면, 코로나바이러스 이전에 규칙적으로 운동하던 사람이 지금은 운동 횟수가 줄었거나 아예 그만둔 경우가 많았다.

많은 이들이 운동에 매력을 잃게 된 이유는 다양하다. 헬스클럽이나 헬스교실에 다니던 사람들 가운데는 사람들이 거친 숨을 내쉬는 그곳이 이제 안전하지 않다고 생각하는 경우가 많았다. 마스크를 쓰고 실내운동을 하는 게 힘들거나 아예 불가능하다고 생각하는 사람들도 있었다.[6] 팀 스포츠나 다른 사람들이 있는 실외에서 하는 운동을 좋아하는 사람들도 안전에 대한 우려 때문에 운동의욕이 떨어진 경우가 많았다. 나아가 많은 헬스클럽이 팬데믹 때문에 아주 문을 닫았다. 그렇다 보니 마땅한 헬스클럽을 찾지 못해 운동을 못하는 경우들도 생겼다.

　새로운 일상에서 많은 사람들이 과거에 하던 운동리듬을 되살리지 못하는 더 큰 이유는 이런 시설 문제보다 다른 데 있다. 가능한 한 집밖으로 나가지 말라는 권고가 나온 이후 운동을 줄이거나 아예 하지 않는 게 새로운 습관이 되어 버린 사람들이 많다. 그리고 그 새로운 습관이 새로운 일상으로 자리잡게 된 것이다. 새로운 습관이 자리를 잡았는데 새삼스럽게 옛날 습관을 다시 시작하는 건 심리적으로 힘든 일이다. 특히 운동처럼 신체적인 에너지와 정신적인 에너지가 모두 필요한 분야에서는 더 어렵다.

　새로운 일상에서 운동습관을 다시 시작하려고 하면 신체적으로 장애물이 나타날 수도 있다. 팬데믹 중에 일정한 기간 동안 운동을 멈추었다면 운동에 대한 열의가 식었을 수 있다. 자가격리를 경험한 미국인이 수백만 명에 달하는데, 이들이 운동이라는 열차에 다시 올라타는 건 대단히 어려운 일이다.

　주위에서 누가 이끌어줘야 운동을 시작하는 경우가 많은데, 새로운 일상에서는 그런 도움을 기대하기가 특히 더 어렵다. 사람들과 어울려서 운동하기는 이제 쉽지 않게 되었다. 친구와 함께 땀흘리고, 퍼스널 트레이너의 도움을 받고, 다른 사람들과 한 방에 모여서 피트니스 클래스에 참석하고, 팀 스포츠를 함께 하는 재미는 즐기기 어려운 환경이 되었다. 집에서 운동하는 경우에는 살림하고, 잠자고, 식사하는 분위기에서 운동 분위기로 전

바이러스를 이기는 새로운 습관

환하는 게 쉽지 않을 것이다. 결혼식, 동창회 모임도 줄고, 수영복 입고 휴가를 즐길 기회도 줄었기 때문에 날씬하게 몸매를 관리할 동기부여도 그만큼 줄어든 게 사실이다. 주말에 경기를 즐기는 운동광들도 출전할 수 있는 경기 횟수가 줄어 훈련 의욕이 줄어들 수밖에 없게 되었다.

나는 혼자 운동하는 걸 좋아하지 않는다. 운동 좋아하는 두 아이와 교습가, 트레이너, 친구, 심지어 헬스클럽에서 같이 운동하는 낯선 사람들이라도 함께 하면 운동할 의욕이 생겨 더 열심히 하게 된다. 나는 운동할 때 심리적인 징크스를 하나 더 갖고 있는데, 나 같은 사람들이 많다. 그것은 헬스클럽에 가야 운동이 잘 된다는 것이다. 운동 분위기가 잘 갖춰진 곳이 아니면 운동할 기분이 별로 생기지 않는다. 유산소 운동기구와 근력운동 기구들이 제대로 갖춰진 장소가 아니면 운동효과가 덜 난다는 생각이 드는 것이다. 허튼 생각이라고 해도 어쩔 수가 없다.

위에 소개한 경우 중에서 어디에 해당되든, 우리 모두에게 공통으로 적용되는 한 가지 사실이 있다. 그것은 바로 운동을 언제, 어디서, 어떻게 할 것인지, 그리고 왜 운동을 해야 하는지, 그 이유까지 팬데믹이 바꾸어 놓았다는 것이다.

운동을 꼭 해야 하는 이유

의사, 연구자, 공중보건 전문가들은 여러 해 전부터 운동의 필요성을 꾸준히 역설해 왔다. 그러다 코로나바이러스 팬데믹이 닥치면서 왜 우리 모두 운동을 해야 하는지, 그 필요성을 명쾌하게 깨닫게 해주었다. 언제 또다시 코로나바이러스와 같은 괴질이 우리의 안위를 위협할지 누구도 알 수 없다. 그렇기 때문에 할 수 있는 한도까지 최대한 건강한 몸을 만드는 게 과거 그 어느 때보다도 더 중요해졌다.

이렇게도 생각해 보자. 만약 여러분이 마스크 쓰기와 사회적 거리 두기를 지켜야 한다는 단호한 입장을 갖고 있다면, 감염되었을 때 중증으로 발전할 위험을 줄이는 데도 그만큼 단호한 입장을 갖는 게 옳다. 마스크 쓰기와 사회적 거리 두기는 감염 위험을 줄일 방법들 중에서 가장 중요한 두 가지이다. 그리고 감염 위험을 줄이는 최상의 방법이 바로 좋은 영양, 적절한 수면 위생과 함께 이 신체운동이다. 운동을 하더라도 코로나바이러스를 비롯한 여러 질병에 걸렸을 때 심하게 앓지 않는다는 보장은 없다. 하지만 규칙적인 운동은 여러분이 건강한 상태를 유지하고, 코로나-19를 비롯해 어떤 질병과도 싸워 이길 힘을 크게 향상시켜 준다.

나아가 꾸준한 운동은 코로나-19에 감염될 경우 중증으로 발전할 위험을 높이는 과체중과 비만, 제2형 당뇨병, 고혈압을 비롯한 여러 동반질환의 예방과 치료에 도움이 되는 것으로 나타났다. 운동하는 사람들은 코로나-19에 감염되더라도 급성호흡곤란증후군acute respiratory distress syndrome을 동반할 가능성이 줄어든다. 급성호흡곤란증후군은 신종 코로나바이러스 환자들의 주요

사망원인 가운데 하나이다.[7]

특정 음식물이 면역력을 확실히 증강시켜 준다는 데이터는 근거가 미약한 편이지만, 운동이 면역력을 키워 준다는 것을 보여주는 증거 자료는 많다.[8] 면역력이 강해질수록 여러분이 특정 감염병과 질병에 걸릴 위험은 줄어든다. 그리고 병에 걸리더라도 운동을 하는 사람은 많은 경우 그 감염병과 질병과 싸워 이길 가능성이 더 높다.

새로운 일상에서 필요한 운동이 신체운동만 뜻하는 것은 물론 아니다. 지금은 정신적인 면에서의 운동도 필요하다. 팬데믹과의 지루한 싸움에 시달리다 보니 수백만 명이 근심, 불안감, 외로움, 지루함, 절망감, 무기력, 불확실성과 마주하게 되었다. 자신은 팬데믹으로 인한 정서적 장애를 전혀 겪지 않는다고 생각하는 사람이 있으면 다시 생각해 보기 바란다. 지금은 거의 모든 이가 어느 정도 불확실성을 경험하고 있다. 그러한 불확실성은 운동처럼 그것을 배출할 건강한 발산 수단을 갖고 잊지 않을 경우 부지불식간에 여러분의 정신적, 정서적 건강에 손상을 줄 수 있다.

운동이 어떻게 해서 팬데믹으로 인해 생긴 불확실성을 비롯한 여러 감정들을 완화시켜 줄 수 있단 말인가? 여러 가지 방법이 있다. 땀을 흘리고 난 뒤 맛보는 격렬한 도취감에 대해서는 잘 알고 있을 것이다. 하지만 꾸준한 운동이 우리의 감정에 미치는 영향은 이런 짧은 환희보다 더 오래 지속된다. 실제로 규칙적으로 하는 신체운동이 병원에서 처방해 주는 항우울제만큼 우울증 개선에 효과를 발휘하는 경우들이 있다.[9] 5분씩 하는 운동이 불안수치를 낮추는 효과를 내기도 한다.[10]

동물을 상대로 한 최근의 연구결과에 의하면, 운동이 스트레스에 대한 저항력을 길러주어서 사람들이 스트레스를 많이 받은 상황에서 벗어나는 데 도움을 준다는 사실이 알려졌다.[11] 운동은 또한 수면의 질을 높이고, 수면시간을 늘려 주어서 불면증 예방과 치료에도 도움을 줄 수 있다.(수면의 중요성에 대해서는 제6장을 참조) 그리고 놀랍게도 운동은 신경체계를 자극해 정신적 무력감을 극복하도록 함으로써 급성 정신적 외상 트라우마나 외상 후 스트레스 장애PTSD 치료에 도움이 되기도 한다.[12] 나는 개인적으로 새로운 일상에서 자신의 감정을 조절하는 데 운동이 중요한 역할을 해준다.

요즘은 세상이 무너져 내리는 것처럼 모든 게 불확실해 보일 때가 자주 있다. 그럴 때마다 나는 운동을 통해 적극적으로 자신의 몸과 건강을 추스를 수 있다는 사실에 엄청나게 큰 위안을 받는다. 나가서 달리기를 하든, 산책을 하든, 아니면 근력운동을 하든 율동적인 몸동작을 하고 나면 위안이 되고, 어떤 성취감을 느끼게 된다. 우리가 아무런 손을 쓸 수 없는 것 같은 일들이 눈앞에서 벌어지는 새로운 일상에서 이런 느낌을 갖는 것은 아주 중요하다.

새로운 일상에서의 운동법

새로운 일상에서 운동하는 데는 두 가지 장애물이 있다. 첫 번째는 준비를 갖추는 게 쉽지 않다는 점이다. 어디서 어떻게 운동할지 우선 마땅한 장소를 찾아야 한다. 안전이 걱정되어서, 회비가 부담되어서, 그리고 이런저런 실질적인 이유로 헬스클럽에 가기가 쉽지 않은 경우에는 문제가 된다. 두 번째 장애물은 어떻게 해야 운동할 생각이 들도록 만드느냐는 것이다. 새로운 일상에서는 나를 포함해 많은 이들이 운동할 마음이 내키는 게 쉽지 않다. 나는 언제, 어디서, 어떻게, 얼마나 오래 운동할 것이냐는 문제 못지않게, 운동할 마음이 내키도록 하는 것도 실제로 중요한 문제라고 생각한다. 팬데믹 시기에는 무슨 일을 하려고 해도 의욕을 내기가 쉽지 않다. 운동해서 땀 흘리는 것도 웬만해서는 잘 내키지 않는다.

코로나바이러스 이전에도 운동하는 게 쉬운 일은 아니었다. 그때는 사람들이 받는 스트레스도 적고, 바깥에 나가서 달리기를 하거나, 헬스클럽에서 운동하는 데 지금보다 장애물이 적었는데도 그랬다. 세상이 아무리 어수선해도 어떻게든 운동을 해보겠다고 기를 쓰는 사람들을 보면 남의 일 같지 않다. 그동안 운동을 해보려고 여러 차례 시도해 봤지만 운동습관을 갖는 데는 실패했다고 해도 상관없다. 여러분 혼자만 그런 게 아니다. 처음에는 잘 안되더라도 계속 시도해 보라고 권하고 싶다.

운동을 하겠다고 내딛는 한 발 한 발이 모두 그 나름대로는 하나의 성공이다. 그리고 운동에 쏟는 작은 노력들이 시간이 지나며 하나하나 쌓여서 놀라운 결과를 만들어낸다. 따지고 보면 운동에 빠져드는 것도 여러 다양한 운동 시간과 방법, 장소, 사람을 통해 여러분에게 맞는 운동 방식을 찾기 위해 노력한 결과물이라고 할 수 있다. 새로운 일상에서 언제, 어디서, 무엇을 할 것인지 등 운동 준비에 대해 소개한다.

운동 준비 #1: 어디서, 어떻게 운동할 것인가

ABC 뉴스에서 오하이오주에 사는 어떤 젊은이의 놀라운 사연을 소개했는데, 자기가 다니는 동네 헬스클럽이 코로나 대유행으로 문을 닫자 부모 집 뒷마당에 나무로 헬스클럽을 만들었다고 했다.[13] 방송을 본 사람이 많을 것이다. 미국 육군 헌병 출신인 재커리 스키드모어Zachary Skidmore는 '벌목꾼의 헬스클럽' lumber jacked gym이라고 불린 이 운동기구들을 2주에 걸쳐 만들었다. 벤치 프레스, 숄더 프레스, 케이블 플라이 머신, 그리고 나무를 잘라 만든 트레드밀까지 선보였다.

스키드모어의 창의적인 이야기는 그가 페이스북에 올린 비디오 영상을 통해 널리 사람들에게 알려졌다. 하지만 우리들 대부분은 홈 헬스클럽을 만들 만한 시간, 기술, 공간, 장비, 돈, 동기, 그리고 그에 필요한 기본적인 여력이 없다. 하지만 그건 문제가 되지 않는다. 새로운 일상에서 모든 사람이 다 홈 헬스클럽을 만들 필요는 없고, 모두가 다 마라토너나 사이클리스트가 될 필요도 없다. 몇 가지 아이디어를 소개한다.

⇨ **자기한테 맞는 유튜브 동영상 따라하기.** 많은 사람들이 운동 비디오 영상에 대해 잘못된 생각을 가지고 있다. 유튜브에 소개된 운동 동영상에서 참고할 만한 것이라고는 리처드 시몬스Richard Simmons의 1980년대 에어로빅 동영상 같은 것뿐이라고 생각하는 것이다. 틀린 생각이다. 수많은 사람이 엄청나게 창의적인 방법으로 집에서 운동을 한다. 유산소 운동, 근력운동, 고강도 인터벌 운동, 복근 운동, 필라테스, 바레 운동barre training, 스피닝 요가, 그리고 이들을 응용한 운동에 이르기까지 다양하다.

더 좋은 점은 유튜브에 소개되는 비디오 대부분이 무료이고, 특별한 장비 없이도 따라할 수 있다는 것이다. 성공의 비결은 혁신적인 마음가짐이다. 올바른 운동 비디오를 찾는 것은 자기한테 딱 맞는 주택이나 아파트를 찾는 것이나 마찬가지이다. 자기한테 맞는 집을 찾기 전에 많은 집을 둘러봤을 것이다. 피트니스 클래스를 체험해 보려면 인스타그램에서 소개하는 실시간 스트리밍을 따라서 해 보라. 많은 피트니스 코치와 운동선수들이 무료로, 혹은 약간의 기부금만 받고 생방송 IG 클래스를 보여준다.

⇨ **헬스클럽에 안 가고 운동하기.** 헬스클럽과 스포츠 교실이 곳곳에 생겨나기 오래 전에도 사람들은 운동경기를 하며 탄탄한 몸을 유지했다. 테니스, 골프, 축구, 농구, 소프트볼, 승마, 아이스 스케이팅, 스키, 플라이 낚시를 비롯해 다양

한 종류의 격투기도 있다. 이 가운데 팀에 가입하거나 친구 없이 할 수 있는 운동도 많다. 테니스공으로 혼자 벽치기를 해도 되고, 동네 농구 코트에서 혼자 슛 연습을 할 수도 있다. 혼자 태권도 품새를 익히고, 혼자 스케이트를 타고, 크로스컨트리 스키로 설원을 달리며 얼어붙은 웅덩이를 지나갈 수도 있다.

⇨ **걷기의 매력에 빠져 보자.** 걷는 게 훌륭한 운동이 될 수 있다. 틈틈이 걷는 게 좋다. 피트니스 트래커를 사용해도 좋고, 스마트폰으로 걸음 수를 기록하며 꾸준히, 효과적으로 걷는다. 집안에서 걷기도 무시할 게 아니다. 날씨가 좋지 않거나, 여러 이유로 집밖으로 나갈 사정이 안 될 때 걸음 수를 채울 수 있는 아주 손쉬운 방법으로 인기가 높다. 타이머를 누르거나 핸드폰에 목표 걸음수를 세팅한 다음 집안을 돈다. 계단을 오르내릴 수 있으면 더 좋다.

⇨ **가정용 운동기구 활용하기.** 간단히 필요한 운동기구 한두 개만 구입하면 팬데믹 시기에 운동습관을 되찾을 수 있다. 예를 들어 홈 스핀 바이크는 다른 유산소 운동기구만큼 가격이 비싸지 않고, 이동용 캐스터 휠이 달려 있어서 TV 앞이나 창가로 옮겨서, 혹은 집 바깥으로 들고 나가서 사용할 수 있다. 덤벨, 스위스볼, 케틀벨, 탄력밴드, ab휠, TRX와 같은 서스펜션 훈련 시스템은 비교적 값이 저렴한

바이러스를 이기는 새로운 습관

편이다. 이 가운데 한두 종류만 구입해도 집에서 운동효과를 크게 볼 수 있다. 이들 기구들 대부분이 팬데믹 이후 온라인과 오프라인 매장에서 불티나게 팔렸다. 온라인 중고판매를 체크해 보도록 한다. 헬스클럽이 문을 닫으면서 팔려고 내놓은 가정용 운동용품이 많다.

⇨ **멀티태스킹을 하라.** 허드렛일은 운동하면서 같이 해도 되는데, 왜 굳이 따로 하는가? 나는 타고 다니는 잔디깎이가 있지만, 손으로 미는 기계로 시골집 마당의 잔디를 깎는다. 무거운 기계를 한 시간 정도 밀고 다니면 상당한 운동이 된다. 도시에서는 몇 블록 떨어진 마트에 식료품을 사러 갈 때 걸어서 간다. 물건 봉지를 들고 집까지 걸어오면 제법 운동이 된다. 이처럼 허드렛일을 운동처럼 받아들이면 일이 아니라 운동이 된다. 마트에 장을 보러 가든, 정원 손질을 하든, 마루를 닦든, 벽에 페인트칠을 하든, 눈을 치우든, 아니면 화장실 청소를 하든, 자잘한 집안일을 모두 운동으로 바꾸는 것이다. 의욕을 가지고 열심히 찾아보면 운동으로 바꿀 만한 일이 얼마든지 있다. 이런 멀티태스킹은 사무실에서도 가능하다. 책상에 앉아 일하면서 탄력밴드로 운동을 병행한다. 전화할 일이 있으면 주위를 걸으면서 한다. 나는 랩톱 컴퓨터를 일부러 부엌 키친 카운터에 올려놓고 있는데, 종일 앉아 있지 말고 가급적 서 있는 시간을 늘리기 위해서이다.

⇨ **비대면 원격 운동 교실을 이용한다.** 팬데믹 이후 퍼스널 트레이너PT들이 어디론가 사라져 없어진 건 아니다. 많은 트레이너들이 공원이나 도시 주변의 녹지공간에서 고객을 지도하고 있고, 가상공간을 이용하는 코치들도 많다. 가상공간 이용은 코로나 대유행 이전부터 시작된 트렌드인데, 직업적인 운동선수를 비롯해 많은 이들이 이를 대면 훈련 못지않게 효과적인 방식으로 받아들인다.[14] 원격 훈련 방식은 트레이너에 따라 다르고, 수강자가 어떤 종목에서 코치를 받느냐에 따라서도 달라진다. 원격 코칭은 대면 트레이닝에 비해 비용이 싸고, 더 깊이 있게 가르치고, 한꺼번에 그룹 레슨도 가능하다는 장점이 있다. 원격 트레이너들은 교습시간 외에도 이메일이나 전화로 수강자들의 질문에 응답해 준다.

운동 준비 #2: 어떻게 하면 운동 의욕이 생길까

운동 의욕이 생기도록 만드는 건 언제나 어려운 일이다. 하지만 지금은 문밖으로 나가는 게 과거 그 어느 때보다도 쉽지 않은 일이 되었다. 안전에 대한 걱정도 있고, 무슨 운동을 할지 선택할 여지도 줄고, 운동에 따르는 인센티브도 줄어들었다. 그리고 이런저런 불확실성이 더 커졌다. 평생 운동 애호가로 살아왔지만, 나도 지금 같은 새로운 일상에서는 운동하러 바깥으로 나갈 마음이 쉽게 내키지 않는다. 팬데믹 시기에 운동을 즐겁게 할 수 있게 해주는 요령 몇 가지를 소개한다.

⇨ **가벼운 마음으로 운동.** 샤워를 일부러 며칠씩 안 하지는 않을 것이다. 운동도 마찬가지다. 신체적으로, 정신적으로, 그리고 정서적으로 최상의 상태를 유지하기 위해서는 거의 매일 운동을 할 필요가 있다. 많은 사람들에게 있어서 새로운 일상에서 하는 운동은 그렇게 즐겁거나 가슴 설레는 일이 아닐 것이다. 헬스클럽에 갈 수도 없고, 팀 스포츠를 즐기지도 못하고, 그룹 피트니스 클래스에 참석하기도 쉽지 않기 때문이다. 하지만 샤워를 매번 오래, 느긋하게 즐길 수 없는 것과 마찬가지로, 운동도 매번 신나고, 멋지게 할 수는 없다. 매번 즐겁고, 쉽고, 기분 좋은 일만 하려고 든다면 인생을 그렇게 오랫동안 즐기지 못할 것이다.

⇨ **자기 건강은 자기가 지킨다.** 아프거나, 불구가 되거나, 중병에서 회복 중이거나, 사고를 당해 운동할 수 없게 된 사람들이 많다. 고통 받는 사람들이 이렇게 많은데 스스로 자기 몸을 움직일 수 있다면, 그러한 은혜에 감사하는 마음을 가져야 한다. 요즘처럼 불확실한 시기에 여러분 스스로 운동할 수 있는데도 그런 기회를 포기해서는 안 된다. 자신의 건강은 자기가 지키는 것이다.

⇨ **온라인 피트니스 앱 활용하기.** 다른 사람들과 함께 해야만 운동하는 기분을 맛볼 수 있는 건 아니다. 원펠로턴OnePelo-ton, 스트라바Strava, 나이키런클럽Nike Run Club, 맵마이워크

167

MapMyWalk, 펌프업PumpUp 같은 소셜 피트니스 앱에서 온라인 피트니스 커뮤니티를 운영하고 있다. 이런 커뮤니티들이 친목, 트레이닝 팁, 조언 등을 제공하는데, 이를 이용해서 자신의 성적을 기록하고, 실력이 발전하는 속도를 다른 사람과 비교해 볼 수도 있다. 이런 소셜 앱을 이용하는 게 체질에 맞지 않는다면, 스마트폰이나 스마트워치, 피트니스 트래커, 혹은 GPS 기구를 이용해 거리, 시간, 심박동수 등 자신의 훈련기록을 분석해 볼 수 있다. 운동할 때 이런 수치를 가지고 자신의 기록갱신에 도전하거나, 걸음 속도, 심박동수를 비롯한 여러 수치에 목표치를 설정해 놓고 도전해 볼 수도 있다.

⇨ **인스타그램 포스팅 열심히 하기.** 내가 운동 사진을 인스타그램에 올리는 이유 중 하나는 사진을 올릴 때마다 친구와 팔로어들로부터 열렬한 호응과 격려를 받기 때문이다. 나는 일부러 내 IG 피드를 체크해 보며 운동할 마음이 생기도록 한다. 굿모닝 아메리카3의 공동 진행자인 에이미 로바흐가 바로 완벽한 예이다. 그녀는 항상 자신의 달리기 사진과 운동 수치를 포스팅하는데, 나는 기분이 내키지 않을 때도 그걸 보면 운동할 마음이 생긴다.

⇨ **목표를 적어서 잘 보이는 곳에 붙여 놓는다.** 벽이나 탁상 캘린더에 운동 목표를 적어 놓는다. 그렇게 하면 목표 달성

에 실제로 도움이 된다. 이미 실천한 내용을 적어두는 것도 좋다. 운동해서 성취한 기록을 눈에 보이게 적어 놓으면 그러한 추세를 계속 이어가겠다는 의욕을 고취시키는 효과가 있다. 디지털로 기록하는 대신 반드시 눈에 보이게 적어둔다. 모두 핸드폰을 애용하지만, 자신이 성취한 기록과 달성할 목표를 눈에 보이는 곳에 붙여 놓으면, 그걸 보며 기분이 좋아지고, 앞으로 목표를 달성하는 데도 도움이 된다. 핸드폰 앱을 열지 않고도 탁상 달력에 써놓은 운동 목표와 성과 기록을 손쉽게 볼 수 있어서 좋다.

⇨ **당연히 하는 일과로 자리잡도록 한다.** 올림픽에 출전한 필드 육상선수인 짐 륜Jim Ryun은 이런 말을 했다. "동기가 여러분을 출발하게 만들고, 습관이 여러분을 계속 달리게 만들 것이다." 운동이 일단 새로운 일상의 일부로 자리잡고 나면, 그 다음부터는 운동을 계속하는 데 그렇게 많은 동기가 필요하지 않다. 그러면 어떻게 해야 운동을 습관으로 만들 수 있을까? 하루 일과에 운동이 자리잡도록 하는 것이다. 언제 운동하는 게 일, 가족, 그리고 자기 몸의 에너지 수준에 제일 유익할지를 알아서 스케줄에 넣는다.

아침형 인간이 있는가 하면, 저녁에 움직이는 걸 더 좋아하는 사람들도 있다. 언제 운동하든 운동시간은 신성불가침의 영역처럼 지키도록 한다. 다른 스케줄과 겹치도록 하지 말고, 급한 약속 때문에 운동을 취소하는 일이 생기지 않도록 한다. 일단 하루 일과의 한 부분으로 자리잡고 나면 특별한 생각을 하지 않아도 자연스럽게 운동을 하게 될 것이다. 매일 같은 시간에 운동하는 사람이 그렇지 않은 사람들보다 더 열심히 운동한다는 연구결과가 나오는 것도 이런 이유 때문이다.

운동할 때 지켜야 할 방역수칙

코로나바이러스 리스크나 독감, 홍역을 비롯해 여러 감염 바이러스들의 리스크 면에서 실내 운동보다는 실외 운동이 더 안전하다. 따라서 실외 운동을 하다가 코로나-19에 걸릴 위험은 사람이 많은 헬스클럽에서 운동하거나 복잡한 실내 그룹 피트니스 클래스에 참가하는 것보다 훨씬 더 낮다.

그렇긴 하지만, 실외 운동할 때 조심해야 할 몇 가지 사항들이 있다. 우선 마스크를 써야 한다. 한적한 산길이나 외딴 시골길, 텅 빈 해변 등 다른 사람을 만날 우려가 없는 장소를 걸을 때를 제외하고는 반드시 마스크를 쓴다. 나도 마스크를 쓴 채 운동하면 불편하다는 건 잘 안다. 하지만 내가 코로나-19에 걸리거나 다른 사람까지 코로나-19로 아프게 만드는 것은 그보다 훨씬 더 유쾌하지 못한 일이다.

운동할 때는 계속 움직이고, 다른 사람을 빨리 스쳐 지나가기 때문에 마스크를 쓰지 않아도 된다고 잘못 알고 있는 사람들이 많다. 하지만 사실 운동할 때는 마스크 쓰기를 더 철저히 지켜야 한다. 운동하면 호흡을 더 심하게 하고, 호흡을 심하게 할 때는 비말을 공기 중으로 더 많이 내보낸다. 안타까운 일이지만, 코로나바이러스는 그 비말 속에 남아 있고, 비말과 함께 전파된다. 자기가 내뿜는 비말을 가두기 위해서뿐만 아니라, 다른 사람이 내뿜는 비말이 나한테 닿지 못하도록 막기 위해서 마스크를 써야 한다. 다른 사람과 나란히 붙어 있지 않더라도 그렇다.

담배 연기를 생각하면 쉽게 이해될 수 있다. 담배 피우는 사람과 어느 정도 거리를 두고 있어도 담배 냄새는 날 것이다. 그리고 누가 담배를 피우고 나간 방에 몇 분 뒤 들어가도 금방 알지 않겠던가? 에어로졸학aerosol science의 최근 연구에 따르면 바이러스도 마찬가지다. 밀도가 희박한 바이러스 입자에 노출되는 것만으로 병에 걸리지는 않더라도, 나도 모르는 사이에 다른 사람에게서 나온 비말 사이로 달리기나 걷기, 자전거 타기, 하이킹을 할 가능성이 높다는 것이다. 반대로 다른 사람이 내게서 나온 비말 사이에서 운동할 수도 있다. 그래서 마스크는 반드시 써야 한다.

운동할 때 마스크를 쓰고도 2미터 거리 두기를 지켜야 하는가? 미안한 말이지만 그렇다. 미국 국립알레르기·전염병연구소 NIAID 소장인 앤서니 파우치 박사에게도 같은 질문을 했더니 마스크 착용과 거리 두기는 둘 중 하나만 하면 되는 게 아니라 둘 다 같이 지켜야 한다고 대답했다. 제대로 알아두어야 할 정보가 하나 더 있다. 어쩌다 땀 흘리는 사람 옆을 지나가더라도 걱정할 필요는 없다. 코로나-19가 땀을 통해 전염된다는 증거는 어디에도 없다. 혈액, 눈물, 정액, 오줌, 배설물도 마찬가지다.(감염된 환자의 오줌과 배설물에서 바이러스가 검출되더라도, 그걸 통해 감염이 이루어진다는 뜻은 아니다.) 실외 운동을 하지 말라고 이런 이야기를 하는 게 아니다. 대부분의 경우에는 앞서 소개한 내용처럼 운동을 하지 않는 데서 오는 위험이 운동을 하며 코로나에 노출될 위험보다 사실상 더 크다.

새로운 일상에서는 운동을 우선시하는 게 과거 그 어느 때보다도 더 중요해졌다. 헬스클럽, 스핀 클래스, 요가 교실에 나가야 운동이 되는 건 아니다. 집에서 해도 그런 곳에 다니며 하는 것 못지않게 효과적이고 재미있는 운동 방법이 얼마든지 있다. 지금 하는 운동이 자기한테 맞지 않으면 흠뻑 빠져들 만한 운동 방법을 계속 찾아보도록 하라. 지금은 운동할 의욕이 좀체 생기지 않는다는 사람들도 있을 것이다. 하지만 운동이 여러분의 새로운 일상의 한 부분이 되도록 노력하다 보면 결국은 운동 습관이 자리잡게 될 것이다. 우리 모두 그렇게 되어야 한다. 운동이 우리 일상의 한 부분이 되도록 하는 것이다. 그것은 지나간 일상에서나 새로운 일상에서나 마찬가지다.

바이러스를 이기는 새로운 습관

제6장

수면 건강
Sleep

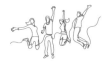

Sleep

수면에 대해 사람들이 크게 잘못 생각하는 부분이 하나 있다. 미국인들 대부분이 수면을 일종의 사치품으로 생각하는 것으로 나타났다. 주말이나 스케줄이 허용할 때 즐긴다는 의미에서 그렇다. 잠을 희생시켜도 좋은 소모품 정도로 생각한다. 틈틈이 자고, 필요하면 줄여도 되고, 아침 일찍 조찬모임이 있거나, 함께 씨름해야 할 어린아이가 있고, 밤샘 작업해서 마쳐야 할 프로젝트가 있거나, 좋아하는 TV 드라마를 한꺼번에 다 보려면 잠은 건너뛰어도 되는 것쯤으로 생각하는 것이다.

팬데믹은 미국인들을 잠과 다시 친해지게 만드는 데 아무런 도움이 되지 않았다. 코로나바이러스 대유행은 오히려 사람들과 잠의 관계를 완전히 끝장나도록 몰고 갔다. 조사결과에 따르면, 미국인들 다수가 불면증과 악몽 같은 수면장애를 겪고 있어 팬데믹 이전보다 잠자는 시간이 더 줄어든 것으로 나타났다. 전체 미국인 가운데 98퍼센트가 팬데믹이 시작된 이후 수면장애를 새로 겪고 있다는 조사결과도 있다.[1]

놀랄 일이지만 나도 그 98퍼센트 안에 들어가 있다. '놀랄 일'

이라고 한 것은 나는 수면장애 같은 것은 초월한 사람이라는 뜻으로 말한 게 아니다. 전혀 그렇지 않다. 다만 지난 50년 동안, 아니면 코로나바이러스가 닥치지 전까지 나는 정말 언제나 잠을 잘 자는 사람이었다. 예를 들어 레지던트 시절에는 의사들이 같은 방에서 큰소리로 검사결과를 알리거나, 진료지시를 내리는 와중에도 토막잠을 잤다. 간호사들이 복도에서 환자 있는 쪽을 향해 급하게 달려가는 소리도 들렸다. 요새도 맘만 먹으면 곧바로 잠이 들고, 좀처럼 잠을 설치는 경우가 없다. 그리고 화장실 갈 때를 제외하고는 잠을 잘 깨지 않는다.

내가 잠을 잘 자는 것은 잘 자려고 노력하는 덕분이기도 하다. 다른 일이 있더라도 잠을 푹 자는 것을 우선시하는 것이다. 멋진 파티에 가서 아무리 재미있는 시간을 보내더라도 이튿날 일찍 일어나야 되는 일이 있으면 착한 여학생처럼 일어나 집으로 가서 잠자리에 든다. 새벽에 일어나 비행기 타러 나가야 되는 일이 있으면 전날 해지기 전에 잠자리에 든다. 특별한 이유가 있어서 한 시간만 더 앉아 있고 싶은 경우에도 미련 없이 침대로 가서 눕는다. 그 어떤 일보다도 잠이 더 소중하다고 생각하기 때문이다. 다시 말해 내게 하루 일고여덟 시간을 침대에서 보내는 것은 타협불가 항목이다.

팬데믹이 와도 나의 우선순위는 바뀌지 않았다. 굿모닝 아메리카 방송시간에 맞추려면 매일 새벽 4시에 일어나고, 거의 매일 밤 9시에 잠자리에 들기 시작했다. 이런 스케줄을 감당하려면 헤라클레스처럼 초인적인 인내력이 필요했다. 특히 '월드뉴스 투나잇'에 출연하고 오는 날은 TV를 보거나 남자친구와 통화하며 긴장을 조금 풀면서 의무적으로 침대로 향했다.

보통은 두 가지 일 모두 하지 않고 곧장 침대로 가서 누웠다. 잠을 충분히 못 자면 시청자들에게 정확하고 깊이 있는 뉴스를 내보내지 못한다는 사실을 잘 알기 때문이다. 의사로서 나는 하루 이틀 밤이라도 잠을 제대로 못 자면 건강 문제가 무리지어 몰려오기 시작한다는 사실을 알고 있다. 이는 바이러스 대유행 시기에 나를 비롯해 다른 사람 모두가 피해야 하는 상황이다.

팬데믹 시기를 맞아 변한 게 있다면 수면의 양이 아니라 질이었다. 여전히 하루 일고여덟 시간을 잤지만, 아침에 눈을 뜨면 정신적으로 완전히 녹초가 된 기분이었다. 전혀 쉰 것 같거나 재충전이 된 것 같지 않았다. 처음 그런 기분을 맛보았을 때 나는 하루 일과가 고되어서 그럴 것이라고 생각했다. 하지만 그런 날이 계속 되풀이되자 불안하기 시작했다. 아침마다 피곤에 절은 몸으로 '도넛 만들 시간이야.'라는 주문을 중얼거리며 자리에서 일어나는 것과 마찬가지였다. 전에는 그런 일을 한 번도 겪어본 적이 없었다.

의사로서 나는 수시로 의료 탐정의 눈으로 내 삶을 관찰한다. 늘 사건과 행동, 그리고 징조와 증상들을 점처럼 서로 연결해 보려고 한다. 하지만 내 삶의 실상을 알아내는 데 굳이 탐정의 눈도 필요 없었다. 한발 물러나서 잠시 살펴보니 내 삶에서 눈에 보이는 것 모두가 팬데믹이었다. 팬데믹 안에서 살고, 팬데믹을 보도하고, 팬데믹 속에서 환자들을 도와주고 있었다. 다른 사람들과 달리 나는 팬데믹 때문에 잠자는 데 지장이 있지는 않다고 생각했다. 그런데 거의 매일 밤 코로나바이러스 꿈을 꾸었다. 가끔 악몽도 꾸었는데, 제2장에서 소개했듯이 내가 코로나-19에 걸려 중환자실에 튜브를 꽂고 누워 있는 꿈이었다.

대부분은 바이러스 꿈을 꾸었다. 바이러스 관련 책을 읽는다든지, 바이러스에 대해 누구와 이야기를 나눈다든지, 바이러스에 대해 생각하는 꿈 등이었다. 나만 그런 게 아니었다. 많은 미국인들에게 팬데믹 꿈 현상은 하나의 생생한 현실이 되었다. 그로 인해 수백만 명이 수면의 양과 질에서 지장을 받았다.

이 꿈의 정체가 무엇인지, 이 꿈들이 나의 수면에 어떤 영향을 미치는지 분석해 보았다. 그랬더니 내 주변과 내 머릿속에서 벌어지는 불확실성과 스트레스를 제대로 살펴보지 않았다는 사실을 깨닫기 시작했다. 내 안에 있는 불안감의 존재는 인정하지 않고 계속 앞으로만 나아갔다. 그리고 밤중에 무의식 속에서 그 스트레스를 처리하려고 온 힘을 다한 것이다. 그 결과로 나의 뇌는 쉬는 시간 없이 불확실성과 불안의 사이클을 하루 24시간, 일주일 7일 동안 풀 가동했다. 그것이 팬데믹 꿈이라는 심야 영화로 나타난 것이다. 아침에 눈을 뜨면 정신적으로 완전히 녹초가 된 것은 놀라운 일도 아니었다.

나는 이제 팬데믹 꿈 때문에 고통을 받지는 않는다. 하지만 친구들과 환자, 소셜미디어 팔로어들 가운데는 새로운 일상에서 아침에 눈을 뜰 때 몸이 전혀 쉰 것 같은 느낌이 안 든다는 사람들이 아직도 많다. 다시 역설적인 상황처럼 보일지도 모른다. 왜

냐하면 지금은 집에서 시간을 많이 보내는 사람들이 전보다 더 많아졌고, 반대로 바깥에 나가거나 아침 일찍 일어날 일은 더 줄어들었기 때문이다. 하지만 이런 일관성 없는 스케줄도 많은 사람들이 수면의 양과 질이 불충분한 수준으로 저하되는 하나의 이유가 되고 있다.

이런 몇 가지 이유 때문에 위기의 시기에 수면은 건강을 유지하는 데 필요한 다른 면들보다 더 예민한 중요성을 갖는다. 예를 들어, 마음만 먹으면 이론적으로는 건강을 위해 적게 먹고, 더 많이 움직일 수 있다. 하지만 건강을 위해 더 자고 싶다고 잠이 항상 더 오지는 않는다. 잠을 잘 자는 게 쉬운 일이면 900억 달러에 육박하는 수면 관련 산업이 존재하지도 않을 것이다.[2] 건강과 관련된 다른 분야와 달리, 잠은 잘 잤는지 확인하기가 쉽지 않다. 그래서 새로운 일상이 우리 수면에 어떤 영향을 미치는지를 간과하기가 쉽다.

하지만 팬데믹을 겪으며 이제는 잠에 대한 생각을 완전히 바꾸어야 한다는 생각이 과거 그 어느 때보다도 더 절실하게 들었다. 잠은 잘 자면 좋고, 못 자도 그만인 사치품이나 소모품이 결코 아니다. 세상에서 무슨 일이 벌어지든 상관없이 그렇다. 의학적으로 잠은 우리에게 꼭 필요한 필수품이다. 잠을 못 자면 인간은 살 수 없다. 최적화되지 못한 잠은 거의 모든 면에서 신체건강과 정신건강 모두를 약화시킨다. 그런데도 본인은 그런 사실을 깨닫지 못하는 경우가 많다. 왜냐하면 잠을 최적화된 수준으로 자지 못하면 우리 몸이 정상이 아닌데도, 문제가 없는 것처럼 뇌가 착각을 일으키기 때문이다.

새로운 일상에서는 이런 현상이 더 악화되었다. 아이를 가진 부모들은 낮시간 동안 아이들을 돌보느라 바쁘기 때문에 업무 상 해야 할 일은 밤늦게까지 앉아서 처리해야 한다. 꼭 필요한 잠을 제대로 잘 수 없게 된 것이다. 실직한 사람들은 생활비 걱 정 때문에 필요한 잠을 제대로 자지 못한다. 고령자들은 아플까 걱정되어 밤새껏 뒤척이다 새벽 일찍 일어나고 만다. 팬데믹은 여러 다양한 이유로 많은 사람을 잠자리에 누워서도 잠이 오지 않고, 다른 일 때문에 잠자는 시간을 빼앗기고, 혹은 잠이 아예 오지 않는 처지로 내몰았다. 이렇게 수면의 질이 악화되며 사람 들의 건강에 알게 모르게 긴급한 적신호가 울리게 되었다.

왜, 그리고 어떻게 해서 거의 모든 사람이 새로운 일상으로부 터 수면에 영향을 받게 되었는지 소개하고자 한다. 수면은 우리 의 심리 상태와 신체 상태를 들여다보는 커다란 창이라고 할 수 있다. 그래서 수면이 우리에게 보내는 신호를 주의 깊게 살피면 작은 문제들이 심각한 문제로 커지기 전에 이를 파악해서 대응 할 수 있다. 낡은 배선을 미리 손질해 합선을 예방하는 것과 마 찬가지다.

나도 그랬지만, 자신이 적정한 수면 시간을 갖고 있다고 생각 하는 사람들도 필요한 수준만큼 수면의 질을 유지하지 못하는 경우들이 있다. 널리 퍼지고 있는 팬데믹 꿈이라는 현상에 대해 서도 알아볼 것이다. 내가 인터뷰한 전문가들이 말하는 이 문제 를 극복하기 위해 우리가 어떻게 해야 하는지에 대해서도 소개한다. 가장 중요한 것은 새로운 일상에서 최상의 수면을 유지하려면 어떻게 해야 하는지에 대해 알려주는 것이다. 팬데믹 시대에 많은 사람이 직면한 보편적인 고민이 된 수면 문제의 실상을 정확히 파악하고, 이에 대처할 요령도 소개한다.

팬데믹으로 더 심각해진 수면장애

의학에서 일차적 조건으로 인해 야기된 만성적인 건강 문제를 후유증sequelae이라는 용어로 표현한다. 라틴어 '세퀠라'Sequela는 '뒤이어서 일어난 일'이라는 뜻으로 실제 문장에서 살펴보면 의미를 더 쉽게 알 수 있다. 예를 들어, '편두통은 뇌진탕 후유증으로 일어나는 것일 수 있다.' '역류성 식도염은 임신 후유증일 수 있다.' 그리고 '새로운 일상에서는 코로나바이러스 팬데믹의 후유증으로 수면장애가 일어나고 있다.'에서와 같은 의미로 쓰일 수 있다.

수면장애는 코로나바이러스 대유행이 시작되고 우리가 제일 먼저 겪은 문제였다. 그리고 우리가 새로운 일상에 적응하더라도 제일 마지막까지 사라지지 않고 남아 있을 후유증이기도 하다. 수면장애는 마치 파티 에티켓이라고는 전혀 모르는 불쾌한 손님 같은 존재이다. 이런 손님은 항상 제일 먼저 와서 제일 마지막까지 남아 있는다. 수면장애는 서서히, 그리고 주기적으로 진행되다 갑자기 신체적, 정신적, 정서적인 문제를 한꺼번에 폭

포수처럼 쏟아낸다. 그래서 수면장애를 앓는 당사자가 필요한 잠을 더 잘 수 없게 만든다.

이런 사실을 감안하면 미국인의 98퍼센트가 팬데믹이 시작되고 나서 수면장애를 겪었다는 것도 놀랄 일이 아니다.[3] 그리고 다수가 더 늦게 잠자리에 들고, 침대에 누워 있는 시간도 줄었다고 말한다. 67퍼센트가 코로나바이러스 대유행이 시작되기 이전이 더 건강한 수면을 누렸다고 말했다.[4] 통계수치를 보면 사람들이 이처럼 집단으로 잠을 제대로 못 자고 뒤척이게 된 데는 몇 가지 요인이 있다. 제일 큰 요인은 코로나바이러스가 유발한 스트레스와 불안감이다. 미국인 다수가 이 스트레스와 불안감에 시달리기 시작했거나 더 악화되었다.[5]

대유행 초기에는 불안감 수치가 안전구역 안에 머물러 있었다. 당시는 코로나바이러스가 새로 나타났고, 바이러스의 정체는 어두운 베일에 싸여 있었다. 그러다 팬데믹이 언제든지 의료적, 사회적, 경제적 혼란을 대규모로 불러올 수 있다는 사실을 보여주면서, 이런 일반적인 인식은 순식간에 뒤집히고 말았다. 현실을 뒤엎어 버릴 만한 위협이 항상 잠복해서 기회를 노린다는 것은 대단히 심각한 일이다. 이러한 두려움은 이 바이러스가 인류의 건강에 가하는 위협이 끝난 이후에도 남아서 우리를 괴롭힐 것이다.

팬데믹이 시작된 이후 지금까지 이 바이러스에 대한 두려움은 어느 정도 누그러졌을 수 있다. 하지만 불확실성에 대한 두려움은 새로운 일상이 시작된 지금까지 광범위하고 끈질기게 남아 있다. 많은 이들이 아직도 언제 일자리를 구할 수 있을지, 언제 직장으로 돌아갈 수 있을지, 언제 비행기를 탈 수 있을지, 언제 다른 곳으로 휴가를 떠날 수 있을지 모른 채 살고 있다.

아이들을 등교시키고, 지하철이나 버스를 타고 시내로 나가고, 사람들로 북적이는 식당과 술집에 가는 것 같은 익숙했던 일상이 이제는 실행에 옮기기 전에 한 번 더 생각해 봐야 하는 일이 되었다. 사람들은 이제 돈 문제와 안정된 일자리, 혹은 자녀들의 장래에 대해 더 많이 걱정하고, 고령이거나 아픈 가족과 친지들 때문에 걱정하는 사람들도 아직 많다. 더 나아가, 모든 이들의 일상적인 습관이 완전히 뒤집혀 버렸다. 언제쯤 정상적인 일상으로 되돌아갈 수 있을지, 그런 날이 오기나 할지 누구도 자신할 수 없게 된 것이다.

불행하게도, 미래에 대한 이런 극심한 불안감은 잠이 든 다음에도 쉽게 사라지지 않는다. 스트레스와 불안감은 우리 뇌 속에서 계속 활동하며, 한밤중에 잠에서 깨게 만들고, 이튿날 일어나도 불안정한 기분에 사로잡히게 만든다. 수면신경과 의사들이 대유행 관련 수면장애 사례가 급증하는 현상에 '코비드-불면증'COVID-somnia이란 용어를 붙일 정도로 팬데믹으로 인한 수면장애는 대단히 광범위하게 번져 있다.[6]

우리가 불안감을 느낄 정도가 아니더라도, 뇌의 어느 한 부분에서 무언가 '정상적이지 않은' 일이 벌어지고 있다는 것을 알아채고, 우리가 잠이 든 시간에도 신경을 곤두세우고 경계자세를 취할 수 있다. 잠재의식에서 뇌는 우리가 잠을 자는 동안에도 무슨 일이 일어나고 있는지 알 수 있다. 우리는 모르지만 잠재의식 속에서 알고 있는 것이다. 우리가 사는 세상에, 그리고 우리의 삶에 불확실한 요소가 있으면, 우리 자신은 그러한 요소에 대해 모르더라도, 우리의 잠재의식은 그 정보를 분석하고 처리하는 일을 하게 된다. 불안감과 불확실성 외에도 우울, 외로움, 절망감, 허탈감 같은 여러 가지 감정이 우리의 숙면을 방해한다. 수면과 정신건강의 관계는 상호의존적이어서, 수면장애가 이런 감정들을 촉발하거나 더 악화시킬 수도 있다.

우리의 수면을 방해하는 또 하나의 요소는 매일 일정하게 반복되는 루틴인 생활 일주기가 없어진 것이다. 재택 근무자가 수백만 명에 이르고, 실업자가 늘어나면서, 자기 맘대로 언제든지 잠자리에 들었다가 일어나고 하는 사람이 많아졌다. 팬데믹 이전, 알람 소리를 듣고 아침에 일어나고, 잠자는 시간이 되면 정확하게 침대로 향하던 습관이 기분 내키는 대로, 아무 때나 잠을 자는 스케줄로 바뀐 것이다. 지켜야 할 시간표가 없어져서 자유로움을 맛본다고 할 수도 있겠지만, 실제로 그것은 우리에게 새로운 종류의 구속을 만들어 놓았다. 써카디언 리듬circadian rhythms이라고 하는 우리 몸의 생체리듬에서 벗어나려고 몸부림치게 만든 것이다.

인간은 하루 동안 서로 다른 시간에 다양한 활동을 하도록 절묘하게 만들어져 있다. 이런 일은 이 생체리듬에 따라 움직이는데, 자연스럽게 반복되는 이 생체리듬은 우리 몸 안에서 24시간을 주기로 움직이는 내장 시계 같은 것이다. 만약 새벽 4시에

바이러스를 이기는 새로운 습관

일어나 아침을 먹고, 밤 11시에 운동을 하거나 하는 식으로 이 생체리듬이 흐트러지면, 여러분의 몸은 새로운 리듬에 적응하느라 어려움을 겪게 된다. 왜냐하면 여러분의 몸은 하루 중 특정 시간이 되면 소화기능이 활성화되도록 신호를 보내기도 하고, 특정한 시간에 에너지 수준을 끌어올리라는 신호를 보내도록 맞춰져 있기 때문이다.

그런데 불규칙한 시간에 잠자리에 들고, 일어나고 하면 우리 몸은 자신의 써카디언 리듬에 맞추기가 거의 불가능해진다. 그렇게 되면 잠이 쉽게 오지 않고, 깊이 잠들지 못하고, 자고 일어나도 몸이 개운치 않다. 팬데믹은 무수히 다양한 방법으로 우리의 생체리듬을 무너뜨렸다. 많은 이들이 대유행이 시작되기 전과 다른 시간대에 일어나고, 일하고, 먹고, 운동하고, 텔레비전을 보고, 사람을 만나고, 잠자리에 든다. 그 시간대는 수시로, 그리고 하루가 다르게 바뀐다. 어제 다르고 오늘 다르다. 우리의 몸과 뇌는 낮인지 밤인지 몰라 어리둥절하고, 잠자리에 들 준비를 해야 할지, 운동을 하거나 일을 하기 위해 에너지를 모아야 할지 몰라 허둥댄다.

게다가 팬데믹 시기에는 컴퓨터, 스마트폰, 랩톱, 태블릿, 그리고 텔레비전을 보며 보내는 시간이 더 많아졌다. 특히 어린이들은 전자기기 앞에서 보내는 시간이 5배로 늘어났다는 조사결과도 있다.[7] 전자기기 앞에서 보내는 시간이 많아지면 정신건강에 해로울 뿐만 아니라, 우울증, 불안감, 외로움을 느낄 가능성이 높아진다. 그리고 전자기기의 모니터에서 방출되는 블루라

팬데믹 드림

팬데믹이 시작되고 나서부터 보통 때와 달리 이상하게 생생한 꿈을 자주 꾼다는 사람이 많다. 이런 현상을 '팬데믹 드림'pandemic dreams이라고 부른다.[8] 팬데믹 드림은 여러분 자신이나 주위의 누군가가 코로나바이러스에 걸리는 것처럼 아주 현실적인 사건을 소재로 삼기도 하고, 강도나 벌레떼에게 쫓기는 것처럼 은유적으로 나타나기도 한다. 사람 많은 곳에 가거나, 마스크 쓰기, 손씻기 등 안전과 관련된 일을 소재로 해서 나타나기도 한다. 치료약이 개발되었다거나, 몇 달째 만나지 못한 연인을 보게 된다든지 하는 유쾌한 일도 꿈에 나타난다. 꿈의 소재와 상관없이, 팬데믹 드림의 공통점은 숙면을 방해한다는 점이라고 연구자들은 말한다.

나도 팬데믹 드림을 자주 꾸었는데, 그래서 이런 현상의 최고 전문가 중 한 명인 디드르 배럿Deidre Barrett 박사와 굿모닝 아메리카에서 인터뷰를 했다. 그녀는 많은 사람들이 REM 중에 자주 깨기 때문에 꿈을 기억한다고 말했다. REM은 깊은 숙면 상태를 말하는데, 생생한 꿈을 바로 이때 꾸게 될 가능성이 높다. 자주 깨는 것은 팬데믹에 대한 걱정을 너무 하다 보니 그게 잠재의식 속에 나타난다는 것이다. 이런 불안한 꿈은 시간이 지나면서 저절로 사라지기도 하지만, 가능한 한 빨리 사라지도록 하고, 잠에 미치는 영향을 줄이기 위한 조치들을 취할 필요가 있다.

이트blue light에 노출되면 우리 몸이 자연스레 만들어내는 멜라토닌 호르몬의 분비가 교란된다. 이 멜라토닌 호르몬이 분비됨으로써 우리는 졸음을 느끼고, 잠을 청하게 된다.

늘어난 음주량처럼 새로운 일상의 다른 요인들도 우리의 수면에 영향을 미친다. 과음은 쉽게 잠에 곯아떨어지게 하는 데는 도움이 될지 모르나, 수면을 방해하는 요소임은 이미 증명된 사실이다. 음주는 깊은 숙면 상태REM를 방해하고, 숙면 시간을 줄이며, 수시로 잠에서 깨어나게 만든다. 더구나 팬데믹 이후 사람들의 신체 움직임이 줄어들었는데, 이 또한 꿈속에 깊이 빠져들도록 하는 데 도움이 되지 않는 요소이다.

더 절실해진 수면의 중요성

건강의 세 가지 기둥에 대해 소개한 바 있다. 영양과 신체운동, 수면, 이 세 가지는 질병을 예방하고 최적의 몸 상태를 유지하는 데 기본적인 바탕이 된다. 식습관과 운동이 새로운 일상에서 우리의 몸과 마음의 건강을 지키는 데 얼마나 중요한 요소인지 이제 알았을 것이다. 그러나 이 세 가지 기준 가운데서도 어쩌면 수면이 가장 중요한 요소일지 모른다. 잠을 충분히 자지 않으면 아무리 잘 먹고, 열심히 운동해도 크게 소용이 없을지 모른다. 여러분의 몸이 지방을 연소시키고, 근육을 만들고, 면역 기능을 향상시키며, 이밖에 좋은 식습관과 운동으로 얻는 모든 혜택이 수면 부족으로 지장을 받을 수 있다.

그래서 나는 항상 환자들이 자신의 증상에 대해 말하면 제일 먼저 "잠은 잘 자는가요?"라는 질문부터 한다. 수면은 그만큼 영향력이 크고 중요하다. 팬데믹 시기에는 잠의 중요성이 더 막대해졌다. 팬데믹은 모두가 신체적, 정신적으로 부담이 큰 시기이다. 암같이 무서운 질병에서부터 자동차 사고를 당할 위험에 이르기까지 우리의 안전을 위협하는 기존의 위험들 외에 치명적인 바이러스에 감염될 위험이 새로 추가되기 때문이다.

정신적으로는 자연재해와 같은 끔찍한 글로벌 재앙이 가져오는 파장보다 더 오래 지속되는 고도의 불안감과 불확실성을 겪게 된다. 만약 새로운 일상에서 충분한 수면을 취하지 못한다면, 여러분은 이미 어느 정도 손발이 묶이고, 어느 정도 지쳤고, 이길 가능성도 없어 보이는 전장에 나가는 것이 된다. 굳이 이런 비유를 들지 않더라도, 여러분의 몸은 바이러스 감염을 피하기 위해 충분한 수면을 필요로 한다. 그래서 충분히 수면을 취하지 않은 사람이 일반 감기와 같은 바이러스에 노출될 경우 병에 더 잘 걸리게 되는 것이다.[9]

연구결과에 따르면, 밤잠을 7시간 미만 자는 사람은 8시간 넘게 자는 사람보다 일반 감기에 걸릴 확률이 실제로 세 배나 더 높은 것으로 나타났다.[10] 바이러스 감염과 맞서 싸우는 데 있어서 수면은 너무도 중요하기 때문에, 잠을 충분히 자지 못하면 백신의 효능도 떨어뜨릴 수 있다.[11] 잠이 부족하면 당뇨병, 고혈압을 비롯해 코비드-19의 여러 동반질환에 걸릴 위험성도 높아진다. 수면 부족은 또한 체중을 늘리는 데는 기여하면서, 체중을

바이러스를 이기는 새로운 습관

잠을 너무 많이 자도 문제

팬데믹 시기에는 잠을 적게 자는 것만 문제가 되는 게 아니다. 요즘은 잠을 너무 많이 잔다는 사람도 많아졌다. 사람마다 필요한 수면 시간이 다르기는 하지만, 건강한 성인이라면 평균 야간 수면 시간이 9시간을 넘지 말아야 한다. 9시간 넘게 잔다면 그건 여러분의 신체건강과 정신건강에 이상이 생겼다는 사인이다. 사람들은 대부분의 경우 수면부족을 건강이상과 결부시킨다. 하지만 밤잠이 9시간을 넘기는 과도한 수면은 당뇨병, 고혈압을 비롯해 과체중과 비만이 될 위험성을 높여준다. 과도한 수면이 수면부족보다 건강 전반에 더 나쁘다는 연구결과도 있다.[12] 잠자리에서 너무 많은 시간을 보내게 되면, 우울증을 비롯한 여러 감정장애를 유발할 위험성이 높아질 수 있다. 잠을 너무 많이 자면 역설적으로 에너지 수준을 끌어내려, 하루 종일 피로감을 느낄 수도 있다.

줄이기는 더 어렵게 만든다. 정신건강 면에서 보면, 잠을 제대로 못 자는 사람은 우울, 불안감, 외로움, 이밖에 여러 유쾌하지 않은 감정들을 쉽게 일으키거나 악화시킬 가능성이 높다.

위기상황에서 잠을 잘 자는 7가지 요령

많은 이들이 불안감을 다스리고, 스트레스 수준을 낮추고, 불확실성에 대처하려면 저녁에 위안거리를 찾는 게 좋다고 생각한다. 그래서 오토플레이로 넷플릭스를 보기도 하고, 침대에 누워 소셜미디어를 뒤적거리고, 먹방 프로를 보며 밤을 새기도 한다. 부끄러운 말이지만, 나도 새로운 일상에서 스트레스를 주는 일들을 잊고, 정서적인 위안을 조금이라도 얻어 보려고 이런 방법을 모두 써보았다. 하지만 텔레비전이나 소셜미디어를 비롯해 심야 오락프로를 통해 얻는 위안은 일시적인 것에 지나지 않는다. 안타깝게도 이런 일시적인 위안거리는 잠이 드는 것은 물론이고, 숙면이 계속되는 것을 방해한다.

밤잠을 푹 자면 훨씬 더 지속적이고 유익한 형태의 위안을 얻게 된다는 점을 명심하자. 따라서 잠자리에 들기 전에는 오락프로 보는 것을 최소한으로 줄이도록 한다. 수면에 방해가 되는 위안거리는 피하는 게 좋지만, 수면의 질과 양을 늘려 줄 수 있는 요령도 분명히 있다. 팬데믹 시기에 잠을 잘 자기 위해 필요한 7가지 요령을 소개한다.

1. **숙면의 기본원칙을 지킨다.** 자동차의 엔진오일이 부족하거나, 타이밍 벨트가 끊어지고, 타이어 공기압이 충분치 않으면 차가 제대로 달리지 못한다는 것은 알 것이다. 마찬가지로, 여러분의 기본적인 수면위생에 분명한 문제가 있

으면, 하루 8시간 숙면을 취하지 못하고, 잠자는 도중에 자주 깨고, 피로감을 느낀다고 해도 크게 놀랄 일이 아니다. 수면위생은 여러분이 잠잘 때 취하는 환경과 행동을 말하는데, 대부분 전에 들어본 내용일 것이다. 잠자리에 들 때는 침실을 어둡고, 조용하고, 서늘하게 유지하라는 등등이다.[13] 그리고 점심식사 이후에는 카페인 섭취를 줄이고, 잠자리에 들기 최소한 한 시간 전에는 모든 화면의 전원을 다 끄도록 한다.

2. **반려견 따라 하기 1.** 강아지는 매일 아침 몇 시에 식사를 해야 하는지 정확히 안다. 그 시간이 지나도록 주인이 일어나지 않으면 옆에 와서 낑낑거리거나 침을 줄줄 흘린다. 팬데믹 시기에는 이런 강아지의 행동을 그대로 따라서 매일 같은 시간에 일어나도록 한다. 매일 강아지의 시간표를 따라해 보자. 많은 이들이 실직하거나 재택근무를 하게 되면서 자명종을 꺼놓고 실컷 늦잠을 자는데, 그건 수면건강과 수면위생상 최악의 선택을 하는 것이다. 일정한 수면 스케줄을 지키며 매일 거의 같은 시간에 자고 일어나는 것은 기운을 회복시켜 주는 수면을 위해 반드시 지켜야 할 일이다. 하루 일고여덟 시간을 자더라도 자고 일어나는 시간은 반드시 지키도록 한다.

일관된 수면 스케줄을 유지하려면 핸드폰에 잠자리에 드는 시간을 알리는 알람을 설정한다. 불 끌 시간이 되면 알람이 울리도록 하는 것이다. 그리고 일고여덟 시간 뒤에 모닝 알람이 울리도록 한다. 출근이나 등교 등 아침에 제시간에 일어나야 할 특별한 이유가 없는 사람들에게는 처음에 알람이 쓸데없는 짓처럼 여겨질 수도 있다. 하지만 재미 삼아 하는 일이 아니라는 점을 명심하기 바란다. 수면에 대한 생각을 완전히 바꾸어 새로운 일상에서 자신을 더 건강하게 만들기 위해 내부 신체시계를 재설정하는 것이다. 어느 정도 시간이 지나면 설정해 놓은 취침 시간이 되면 자연스럽게 피로감이 몰려올 것이고, 다음 날 아침이면 알람 없이도 눈이 떠지고, 몸이 한결 가뿐해져서 가벼운 기분으로 하루 일과를 시작하게 될 것이다.

3. **반려견 따라 하기 11.** 강아지를 공원에 데리고 가면 다른 강아지들과 어울려 신나게 뛰논다. 그리고 저녁에 잠잘 시간이 되면 마치 통나무처럼 쓰러져 곤하게 잔다. 그렇다. 사람도 개와 다르지 않다. 잠을 푹 자기 위해서는 우리의 몸과 뇌도 가끔씩 완전히 지쳐 떨어질 필요가 있다. 하지만 요즘은 실제로 완전히 지쳐 떨어지기도 쉽지 않다. 많은 이들이 팬데믹 이전에 비해 신체적, 정신적으로 자극을 받을 기회가 줄어들었기 때문이다. 대부분이 운동 횟수도 줄고, 예전처럼 친구, 동료, 낯선 사람과 자주 어울리지도 못한다. 코로나 대유행이 시작되기 전에 비해 외부 세상과의 접촉 기회가 많이 줄어들었다.

그럼 어떻게 해야 하나? 두 가지 방법이 있다. (1)운동을 시작한다. 새로운 일상에서 운동을 하기 위한 여러 가지 준비와 정신적인 자세는 제5장에 소개돼 있다. (2)적극적인 마음가짐을 갖는다. 업무적으로는 새로운 프로젝트를 시작하고, 직장을 잃었다면 새로운 일자리를 적극적으로 알아본다. 일 외에 정신적인 자극을 받기 위해 독서모임에 가입하고(온라인 모임도 좋다), 외국어 공부를 새로 시작하고, 글쓰기에 도전해 보는 것도 좋다. 기타를 치거나 체스를 두고, 신간서적을 구입해 읽거나, 요리를 배우는 등 새로운 취미생활을 찾는 것도 좋다.

4. **마음 수련을 다시 한다.** 나도 팬데믹 드림을 꾸기 시작하며 잠을 제대로 자지 못했다. 주위에서 일어나는 일과 내 안에서 벌어지는 일을 모두 내려놓지 못해서 그렇게 된 것이다. 명상할 시간이 없어 그렇게 된 이유도 있다. 나는 여러 해 동안 명상을 해왔는데, 명상을 하면 불안과 초조, 스트레스가 줄어들고, 한결 느긋하고, 집중력이 생기고, 기분도 가벼워졌다. 팬데믹 초기, 하루 14시간에서 16시간씩 텔레비전 일에 매달리다 보니 시간 내기가 힘들어서 명상을 멈추었다. 시간 나면 틈틈이 환자도 보아야 했으니 정말 시간이 나지 않았다. 그게 실책이었다. 만약 20분씩이라도 시간을 내서 명상을 했더라면, 수면장애가 훨씬 덜하거나 아예 겪지 않았을지도 모른다. 수면의 질도 좋고,

일의 생산성과 집중력 모두 높아졌을 것이다. 매사를 겨우 이끌어가지는 않았을지 모른다.

팬데믹 드림을 꾸거나 쉽게 잠이 오지 않고, 자고 나도 몸이 개운치 않은 사람은 어떤 형태로든 규칙적으로 명상을 해볼 것을 권한다. 내 경험으로 볼 때, 명상은 마음을 진정시키는 최고의 방법 가운데 하나이다. 호흡과 마음에 집중하는 마음 챙김 명상mindful meditation은 우울과 불안감, 외로운 마음을 덜어주면서 불면증을 치료하고, 수면의 질과 양을 향상시키는 데 도움이 된다.[14]

5. **잠들기 전에 꾸고 싶은 꿈을 미리 그려 본다.** 불안한 꿈을 꾼다면 불안감을 줄이고 스트레스 레벨을 낮추는 게 궁극적인 해결책이다. 그렇게 하면서 동시에 이런 꿈이 수면에 미치는 영향을 완화시키기 위한 단계별 조치를 취한다. 하버드 메디컬스쿨의 디드르 배렛 박사와 인터뷰했을 때 그녀는 종이와 필기도구를 머리맡에 두고 자고, 꿈을 꾸다가 깨면 곧바로 꿈 내용을 종이에 적으라고 했다.(핸드폰처럼 블루라이트가 나오는 필기구는 수면장애를 악화시키기 때문에 쓰지 말라고 했다.) 이렇게 꿈 일기를 써나가면, 꿈을 일상적인 경험으로 받아들이는 데 도움이 되고, 또한 자신이 꾸는 꿈이 두려움, 불안감, 외로움, 불확실성처럼 어떤 패턴을 갖는지 확인할 수 있다.

배렛 박사에 따르면, 우리는 드림 인큐베이션dream incubation이라는 기법을 통해 자신의 꿈을 통제할 수 있게 된다. 이를 위해서는 잠자리에 들기 전에 어떤 꿈을 꾸고 싶은지 미리 생각해 보도록 한다. 가고 싶은 휴양지에서 일광욕을 즐기는 장면도 좋고, 친구들과 운동경기를 하거나, 특별한 사람과 시간을 함께 보내는 상상을 해도 좋다. 잠이 들면서 이런 상상을 비주얼로 형상화하는 것이다. 이런 장면을 떠올리는 데 도움이 될 사진을 침대 옆에 걸어두는 것도 좋다. 이렇게 하면 분명히 도움이 된다는 믿음을 갖는다. 배럿 박사의 연구에 참여해서 드림 인큐베이션을 실시한 대학생 가운데 50퍼센트 정도는 자기가 원하는 꿈을 꾼 것으로 나타났다. 원하는 꿈을 미리 생각하지 않은 경우에는 무슨 꿈을 꾸었는지 기억하지 못했는데, 그것은 꿈이 생생하게 기억날 만큼 강렬하지 않았다는 것을 의미한다.[15]

6. **텔레비전을 끈다.** 어렸을 때는 잠잘 시간이 되면 부모님이 텔레비전을 끄셨다. 지금 사람들은 이전보다 텔레비전 보는 시간이 훨씬 더 많고, 이 때문에 수면이 방해받고 있다. 그래서 어릴 적 부모님의 이런 교육방법을 자신에게 직접 써보도록 한다. 감염 우려 때문에 사교모임이나 활동이 제약을 받으면서 텔레비전 시청 시간이 급등했다. 미국인들의 주당 평균 시청 시간은 팬데믹 이전보다 8시간 더 많아졌다. 텔레비전 앞에 앉아 있는 시간이 하루 한 시간 이상

더 늘어난 것이다.[16]

텔레비전 시청은 야간 시간대에 주로 늘었는데, 밤 11시부터 새벽 2시 사이에 집중됐다.[17] 놀랄 일도 아니지만, 심야 텔레비전 시청 시간이 는 것은 미국인들의 수면시간이 그만큼 줄어들었다는 의미이다. 조사결과에 따르면, 응답자의 37퍼센트가 격리기간 중 잠을 잘 시간에 넷플릭스를 본 것으로 나타났다.[18] 텔레비전 화면에서 여러분의 수면을 방해하는 게 넷플릭스만 있는 게 아니다. 텔레비전 뉴스도 수면 시간을 뺏어가는 주범 가운데 하나이다. 팬데믹이 시작된 이후 텔레비전 뉴스 소비는 무려 64퍼센트 증가했다.[19]

나만큼 텔레비전 뉴스를 좋아하는 사람이라면 문제가 안 될 수도 있겠다. 나는 이게 직업이니까. 하지만 다른 사람의 경우에는 뉴스를 너무 많이 보면 걱정이 더 많아지고, 그게 수면장애를 일으키는데 일조할 수 있다. 뉴스에서 본 내용들 때문에 스트레스를 받는다면, 낮이고 밤이고 할 것 없이 당분간 뉴스를 보지 않는 게 좋다. 뉴스를 끄고 휴식을 취하는 것이다. 아니면 뉴스 시청 시간을 최소한으로 줄이도록 해보라.

7. **수면제 복용을 삼간다.** 건강식품점에서 파는 수면유도제도 마찬가지다. 한 번이라도 푹 자고 싶은 사람들은 앰비엔 Ambien처럼 처방받아 복용하는 수면제에 손이 갈 것이다.

바이러스를 이기는 새로운 습관

하지만 담당 의사가 약 복용을 권하지 않는다는 전제 아래, 나는 수면장애를 해결하는 데 약에 의존하지 않는 방법을 고수하라고 권한다. 나는 현업에 종사하는 의사로서 처방 수면제가 문제를 해결하기보다 더 많은 문제를 일으키는 경우가 종종 있다는 사실을 경험으로 안다. 수면제는 종종 낮 시간에 졸리는 현상과 무기력같이 밤잠을 푹 잤을 때 기대되는 여러 효과들과 반대되는 결과를 가져온다. 그리고 수면제는 약물 의존 문제를 일으킬 수 있기 때문에 대부분 장기복용을 못하게 한다.

수면제 장기복용은 두통, 만성피로, 소화장애 등 여러 가지 건강상의 문제를 일으킬 수도 있다.[20] 그래서 처방 수면제는 가끔 쓰고, 습관적으로나 장기적으로 의존하는 것은 피해야 한다. 멜라토닌melatonin, 발레리안valerian, 시비디CBD 같은 수면 보충제도 의사가 처방해 주지 않는 한 복용하지 말라고 한다. 전통 서양의학을 공부한 대부분의 의사들과 달리 나는 식이 보충제가 효과를 발휘할 수 있다고 믿는다. 식이 보충제는 처방약 만큼 규제를 받지 않기 때문에 복용하는 사람이 신중하게 접근해야 한다. 의사의 권고 없이 보충제를 복용하는 것은 복용량을 얼마로 할지와 복용 중인 다른 약과의 충돌 가능성 여부를 운에 맡기는 것이나 마찬가지다. 보충제는 자연 재료로 만들기 때문에 해가 없을 것이라고 믿는 사람들이 있다. 나는 그런 사람들에게 코카인, 헴록, 담배, 아편 등 자연 재료로 만들지만 해가 없지 않은 물품을 스무 가지 넘게 들 수 있다.

수면장애는 코로나바이러스 팬데믹이 시작되기 아주 오래 전부터 널리 있어 왔고, 지금의 코로나 대유행이 지나가고, 대유행이 또 한 차례 더 지나고도 몇 십 년은 우리 곁에 더 남아 있을 문제이다. 우리를 둘러싼 세상은 우리가 먹고, 생각하고, 노는 방식에 영향을 미치는 것과 마찬가지로, 우리의 수면에도 영향을 미친다. 외부 요인들이 여러분의 내적 생각과 감정, 그리고 잠자는 능력에 영향을 미칠 수 있다는 사실을 인정하는 게 새로운 일상에 적응하는 데 핵심적인 열쇠가 될 것이다.

이러한 과정을 시작하는 첫걸음은 우리가 사는 이 세상이 달라졌고, 그것이 여러분의 수면에 영향을 미치고 있다는 사실을 인정하는 것이다. 일단 새로운 일상을 받아들이고, 그것을 정상적인 일상으로 생각하고 나면 수면을 안정시키는 데 필요한 조치를 취하기가 한결 수월해질 것이다. 그렇게 한다고 곧바로 여러분의 건강과 행복이 증진되는 것은 아니지만, 충분한 휴식을 취하고, 충분히 재충전을 한 사람으로서 느긋하게 이 새로운 일상을 바라볼 수 있게 된다. 세상이 비로소 밝고 형형색색에다 희망이 가득찬 장소로 보이게 되는 것이다.

제7장

건강 염려증

Health Fears

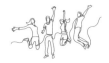

71세의 크리스틴 휘트필드_{Kristin Whitfield}씨는 정말 대단한 여성이다. 쾌활하고 활동적인 성격에 늘 두려움을 모르는 모험가로 살았다. 주중에는 휴런호_{Lake Huron}에서 큰 배를 몰고, 주말에는 친구들과 재즈클럽에 가서 춤을 춘다. 여행을 자주 다니고, 파티를 좋아하며, 새로운 사람 만나는 것을 좋아한다. 그리고 마티니 칵테일을 좋아하고, 굴을 통째 까서 먹고, 누구에게도 지지 않을 만큼 자전거를 탄다.

팬데믹이 닥치기 이전까지는 그랬다는 말이다. 코로나바이러스 대유행이 갑자기 시작되면서 크리스틴씨는 다른 미국인들과 마찬가지로 그동안 해오던 활동을 모두 접어야 했다. 그게 옳은 일이었다. 심장에 문제가 있는 70대 초 여성으로서 그녀는 코로나바이러스의 합병증을 유발할 수 있는 고위험군에 속했다.

하지만 외출금지령이 풀리자 그녀는 곧바로 해오던 활동을 다시 시작했고, 미시간에 있는 집에서 예전에 살던 매사추세츠주의 케이프 코드_{Cape Cod}까지 자동차를 몰고 갔다.

한 가지 문제는 집을 벗어나서 단 몇 분이라도 실내에 들어가면 극심한 공포감을 갖는다는 것이었다. 케이프 코드까지 먼 길을 가는 동안 어떻게 할 것인가? 운전해서 가는 도중에 공중화장실에는 절대로 들르지 않겠다고 다짐했다. 급한 볼일은 도로변에서 해결했다. 처음 크리스틴씨에 대한 이야기를 들었을 때 나는 충분히 이해가 되었다. 그녀는 코비드-19에 걸릴 걱정을 해야 하는 처지였고, 감염 예방을 위해 모든 필요한 조치를 다 취하는 게 마땅했다.

그런 예방조치가 이제는 선을 넘어 너무 심한 수준에 이르렀다. 고속도로변에서 소변을 보는 지경이 되었으니 코로나바이러스에 노출될 것에 대해 그녀가 갖는 공포감은 지나쳤다. 그런 지나친 공포감이 실제로 건강을 해칠 수도 있었다. 갓길에 차를 세워놓았는데 다른 차가 사람을 치기라도 하면 어쩐단 말인가. 미국에서 주를 잇는 고속도로 사망사고의 12퍼센트는 갓길 교통사고로 인한 것이니, 이는 실질적인 위험요소이다.[1]

소변을 보려고 숲속에 웅크리고 있다가 라임병에라도 감염되면 어쩔 것인가? 라임병은 미국에서 진드기가 옮기는 가장 흔한 질병이다. 그녀는 사슴진드기deer ticks가 많이 서식하는 주를 여러 개 통과하는데, 사슴진드기는 신경계를 손상시키는 질병을 옮긴다. 이런 과도한 걱정이 그녀의 심장에는 어떤 영향을 미칠까? 연구자료에 따르면 일반적인 불안장애를 가진 사람이 심장병으로 사망할 가능성은 48퍼센트 더 높은 것으로 나타났다.[2]

나의 의학적 소견으로, 이런 위험은 크리스틴씨가 마스크를 쓰고 공중화장실을 사용했을 때 마주하게 될 잠재적인 위험보다 더 무섭다. 마스크 쓰기는 전염병 전문가들이 코비드-19에 감염될 위험성이 중저 수준인 경우에 권하는 방역 수단이다.[3]

내 생각에 크리스틴씨는 자신의 건강에 대해 비이성적인 공포감을 가질 사람이 아니었다. 아주 활달한 성격에다 공포증을 가질 만한 일을 겪은 적도 없었다. 하지만 팬데믹은 우리의 내적 세계와 외부 세계에 대해 공포감을 갖도록 하는 등 사람을 바꾸어 놓을 수가 있다. 건강에 대해 그녀가 가진 걱정은 현재 새로운 일상에서 많은 이들이 갖는 걱정만큼 심각한 것은 아니다. 하지만 그녀의 이야기는 건강에 대한 걱정이 얼마나 민감하고 위험한 형태로 나타날 수 있는지 잘 보여준다.

그러나 이 점은 분명히 해두고 싶다. 우리가 처한 새로운 일상에서 어느 정도의 두려움이나 불안감을 갖는 것은 이해할 만한 일이다. 팬데믹은 그야말로 무서운 시기이다. 공포감은 자연스럽고 본능적인 반응이다. 나는 의사로서 질병 병리학에 대해 매우 잘 알고 있으며, 개업 의사로서, 그리고 의학전문기자로서 매일 건강 문제를 다루고 있다.

지금 많은 이들이 가지고 있는 건강에 대한 걱정은 금방 지나갈 성질의 것이 아니다. 그것은 수백만 명이 코로나바이러스를 비롯해 건강에 대한 여러 가지 걱정에 빠져 지내도록 만든 매우 심각하고 오래 지속될 두려움이다. 이러한 걱정은 여러분이 매일 하는 행동과 기본적인 건강에 영향을 미치고, 상당한 수준의 불안감을 야기한다. 아울러 그러한 불안감은 우울감과 외로움, 고립감에 빠질 위험을 증가시키고, 고혈압, 과민성 대장 증후군 같은 질병에 걸릴 위험을 키운다.

건강에 대한 공포감 때문에 사람들은 대단히 안전하지 않은 결정을 내리기도 한다. 음식물을 표백제로 씻는다거나, 크리스틴씨처럼 바이러스를 피한다고 다른 잠재적인 위험요소에 노출되는 것 등이다. 또 어떤 사람들은 코로나바이러스에 감염될 것을 너무 무서워한 나머지 다른 사람과의 관계가 단절되고, 직장을 잡을 기회를 놓치는 등 새로운 일상에서 정상적으로 생활할 능력을 잃어버리기도 한다.

건강에 대해 여러분이 걱정하는 정도가 별로 심각하지 않은 수준이든, 아니면 매우 심각한 수준이든 상관없이 한 가지 좋은 소식은 대부분 치료 가능한 걱정이라는 사실이다. 팬데믹이든, 아니면 다른 유사한 의료상의 위기가 닥치더라도 여러분은 그런 두려움을 이겨내고, 안전하고 즐겁게 일상생활을 할 수 있다. 이번 장에서는 건강에 대한 불안감의 실체를 알아보고, 건강 불안증이 있는지 여부를 확인하는 방법도 소개한다. 그리고 위기때 의사처럼 생각하는 법을 배우면 왜 새로운 일상에 적응하는 데 도움이 되는지에 대해 설명한다.

여러분의 개인 건강에 관한 한 왜 걱정을 많이 하는 게 적게 하는 것보다 좋지 않은지에 대해 차근차근 설명해 나가려고 한다. 또한 의사 생활 20년 동안 배운 핵심적인 의학 경구들을 몇 가지 소개하고, 배경에 담긴 개념도 설명한다. 잔뜩 놀라거나 겁먹은 환자들의 마음을 진정시키기 위해 수천 번까지는 아니라도 수백 번은 써먹은 경구들이다. 이 경구들이 환자의 마음을 진정시키는 데 도움이 되었기 때문에 여러분에게도 도움이 될 것이라고 생각한다.

건강 염려증은 몸에 해로울까?

자신이 아플까 과도한 걱정을 하거나, 건강에 대해 지나친 집착을 보이는 것을 의학에서는 건강 염려증Health anxiety이라고 부른다. 코로나바이러스 대유행이 시작되기 전 연구자들은 미국 국민의 12퍼센트 정도가 건강을 지나치게 염려하는 정신적인 문제를 안고 있다고 추정했다.[4] 하지만 팬데믹이 시작되며 이 수치는 크게 올라갔다. 「미국 심리학회지」American Psychologist에 실린 연구에 따르면, 이러한 정신적인 증상은 우울증이나 건강 염려증인 심기증hypochondria을 앓은 전력이 없는 사람에게까지 새롭게 영향을 미친 것으로 드러났다.[5]

왜 이처럼 많은 이들이 자신의 건강에 대해 과도한 걱정을 하는지는 이해하기 어렵지 않다. 전 세계 모든 나라가 셧다운을 시행하고, 사람들의 일상생활은 완전히 뒤집혀 버렸다. 코로나바이러스가 우리의 집단 건강에 그처럼 지속적인 위협을 가했기 때문에 생긴 일이다. 식당, 헬스클럽, 영화관, 그리고 교회까지, 편안함과 휴식을 즐기기 위해 찾던 장소들이 마스크를 반드시 써야 하는 잠재적인 위험지역이 되어 버렸다. 미국 국립알레르기·전염병연구소장인 앤서니 파우치 박사는 코로나바이러스

의 전파력이 너무 강하기 때문에 앞으로는 악수를 하지 않게 될지 모른다고 했다.[6]

코로나바이러스에 대해 걱정한다고 무조건 건강 염려증이 있다는 말은 아니다. 코비드-19에 대한 걱정을 한두 번 하지 않았다면, 오히려 그게 우리 몸이 자연적으로 나타내는 공포반응을 놓친 것이라고 말하고 싶다. 고통을 느끼거나 골치 아픈 증상을 느끼는 것도 지극히 정상적인 현상이다. 일시적으로 제법 심각하게 고통스러워하거나 웹에서 최악의 시나리오를 검색하며 제법 많은 시간을 보낸다고 해도 그게 우려할 일은 아니다. 이런 현상 모두가 자연스러운 반작용이고 반응이다.

하지만 코비드-19를 비롯한 여러 질병에 대한 걱정, 자신의 건강 전반에 대한 걱정이 어쩌다 하는 수준에 그치지 않고, 지속적인 불안감으로 커지면 건강에 해롭다. 여러분의 뇌에서 이성적인 판단을 하는 부분이 공포감으로 마비되면 이런 현상이 생긴다. 그렇게 되면 어떤 특정 질병이나 자신의 신체 부위, 건강 전반에 대해 여러분이 가진 비이성적인 생각이 여러분의 결정과 행동, 감정을 장악하고, 좌지우지하게 된다.

공포감이 주체하지 못할 정도로 커지면서 극심한 불안감과 우울증을 비롯해 다른 여러 정신건강 장애를 불러온다. 그리고 다른 의미에서 여러분의 건강에 해가 되는 선택을 하도록 만든다. 건강 염려증은 다른 사람과의 정상적인 교류 능력을 떨어뜨리고, 나아가 이 세상 안에서 다른 사람과 어울려서 함께 살아갈 수 없는 지경으로 만들기도 한다.

이런 종류의 건강 염려증은 누구에게나 언제든지 일어날 수 있다는 점을 알아야 한다. 팬데믹처럼 충격적인 사건이 끝나고 몇 개월, 몇 년이 지나더라도 건강 염려증은 사라지지 않을 수 있다. 지적이고 교육을 많이 받은 사람도 마찬가지이다. 건강에 대한 걱정은 아무리 학위를 여러 개 가진 똑똑한 사람이라고 피해 갈 수 있는 게 아니다. 나이가 많거나 심각한 코비드-19 합병증에 걸릴 위험이 높은 사람만 걱정하는 것도 아니다. 영국 국민보건서비스 NHSNational Health Service가 실시한 조사에 따르면, 영국에서는 2020년 어린이와 젊은이들 사이에 건강에 대한 우려가 전년 대비 113퍼센트 높아진 것으로 나타났다.[7]

건강 염려증은 정신력이 강하고, 끈질긴 성격의 사람과 평소에 침착하고 별 불만이 없어 보이는 사람에게도 찾아올 수 있다. 예를 들어, 최근에 24세 환자를 봐주었는데, 대유행이 시작될 당시 필라델피아에서 대학원에 잘 다니던 학생이었다. 이 여학생은 시간이 지나면서 코비드-19에 걸릴지 모른다는 걱정을 지나치게 한 나머지 결국 학교를 중퇴하고, 뉴욕시에 있는 부모님 집으로 돌아갔다. 어린 시절을 보낸 부모님 집으로 가면 마음이 편안해질 줄 알았는데, 건강에 대한 걱정은 사라지지 않았다.

나에게 왔을 때 그녀는 실제로 코로나바이러스에 감염될까 봐 겁을 잔뜩 먹고 있었다. 당시 뉴욕시는 미국 전역에서 바이러스의 전파속도가 가장 낮은 도시에 속했는데도 그랬다. 나는 코비드-19에 걸릴 위험을 줄이는 데 필요한 예방조치를 모두 취해 주었다. 그녀는 코로나바이러스에 걸려 심각한 합병증을 유발할 위험요소는 하나도 갖고 있지 않았다.

여러분도 건강 염려증이 있는지 없는지 어떻게 알 수 있을까? 자신의 건강에 대한 걱정이 유익한 게 아니라, 오히려 해가 되는 건 아닌지 스스로 알아볼 수 있는 자가진단 요령을 소개한다.

⇨ 코로나바이러스나 건강에 대한 걱정을 하다 보면 고립감, 우울증, 외로움, 불안감 같은 걸 느끼는가?

⇨ 바이러스나 건강에 대한 걱정이 업무나 생업에 지장을 초래할 정도인가?

⇨ 바이러스나 건강에 대한 걱정이 대인관계에 나쁜 영향을 미치고, 사랑을 주고받는 데 지장을 주는가?

⇨ 바이러스에 감염될 것이 겁나서 팬데믹 이전에는 하지 않았을 위험을 감수하는가?

⇨ 외출자제령도 없고, 자가격리를 하는 게 아닌데도 바이러스가 무서워서 집밖으로 나가지 않는가?

⇨ 자기 몸이나 집, 기타 주변을 소독하는 데 과도하게 시간을 많이 들이지는 않는가?

⇨ 코로나바이러스를 비롯한 다른 질병에 대한 정보를 검색하느라 지나치게 많은 시간을 쓰고 있지는 않는가?

⇨ 바이러스나 건강에 대한 걱정 때문에 수면이나 식사에 지장이 있지는 않는가?

⇨ 친구나 가족들로부터 건강에 대한 걱정이나 예방조치를 지나치게 많이 한다는 말을 들은 적이 있는가?

정신과 의사의 도움 받기

앞의 문항 중 여러 개 질문에 그렇다고 답했다면 건강 염려증을 심각하게 앓고 있을 가능성이 높다. 건강 염려증 진단을 받은 사람 가운데 3분의 2가 우울증, 공황장애, 강박장애OCD와 같은 정신장애를 함께 앓는 것으로 나타났다. 이런 정신장애는 모두 타깃치료targeted treatment를 해야 하는 심각한 증상에 해당된다.[8] 여러분 스스로, 혹은 주위에서 여러분의 건강 염려증에 대해 걱정한다면, 즉시 정신과 의사를 비롯한 정신건강 전문가를 찾아가 도움을 받도록 하자.

위의 문항에서 그렇다는 답을 한 번 이상 하면 건강 염려증 가능성이 있다. 건강 염려증을 완화시킬 수 있는 요령을 자세히 읽고, 어떻게 하면 새로운 일상을 건강하고 행복하고 안전하게 지낼 수 있을지 의사의 입장에서 생각하도록 노력해 보자.

건강 염려증을 완화하는 6가지 단계

팬데믹 같은 큰 위기가 진행되는 동안에는 앞으로 어떤 미래가 닥칠지 모른다는 생각에 지금은 정상적인 삶을 포기해야겠다는 생각을 하기 쉽다. 하지만 그건 잘못된 생각이다. 코로나바이러스건, 아니면 어떤 의료적인 위기상황이 닥치건, 병에 걸릴 것이 무서워 공포에 떨며 지낼 필요는 없다. 여러분의 건강 염려증을 완화시키기 위해 취할 수 있는 6가지 단계를 소개한다.

1. **대수롭지 않은 문제라고 생각한다.** 여러 번 소개한 권고사항인데, 반복해서 강조하는 데는 그럴 만한 이유가 있다. 새로운 일상에서는 우리가 마주하게 되는 장애물을 제대로 인식하는 게 대단히 중요하다. 그래야 그것을 극복하고 앞으로 나아갈 수 있기 때문이다. 건강 염려증을 극복하는 첫 번째 단계도 먼저 그 증상이 존재한다는 사실을 받아들이는 것이다. 수치심을 느끼거나 당황해 할 필요도 없다. 건강 염려증은 사람들이 흔히 겪는 증상이고, 여러분의 지능이나 교육 수준, 세심함, 정신력, 끈질김이 부족해서 생기는 병도 전혀 아니기 때문이다.

   자신에게 건강 염려증이 있다는 사실을 인정하면 이 문제를 대수롭지 않은 것으로 받아들이는 데도 도움이 된다. 자신이나 다른 사람에게 그런 문제가 있다는 사실을 털어놓고 나면, 자신이 느끼는 공포감을 받아들일 수 있게 되고, 그 다음에는 그런 공포감이 비정상적이고, 무시무시한 게 아니라 흔한 현상이라는 생각을 하게 된다.

2. **지나친 걱정은 금물.** 걱정은 호흡곤란과 가슴 통증, 두통, 피로감, 몸살, 메스꺼움 같은 증상을 일으키기도 한다. 이런

증상들은 실제로 코비드-19의 증상이기도 하다. 앞에서 소개한 내 동료들 이야기를 기억할 것이다. 그들은 내게 전화로 가슴 통증을 호소하며 코비드-19에 걸린 것 같다고 했다. 그 증상은 코로나바이러스 때문에 생긴 게 아니라 걱정 때문에 나타난 것이었다.

또한 어떤 증상에 과도하게 신경을 쓰거나, 소독을 지나치게 많이 하는 등 예방조치에 너무 집착하고, 자기가 아픈 게 아닌가 하고 지나치게 걱정되는 경우가 있을 수 있다. 이런 경우에는 건강 걱정 때문에 잃는 게 무엇인지에 대해 생각해 본다. 가족이나 친구들과 보내는 시간을 잃을 수 있고, 직장에서 인정받을 기회를 잃을 수도 있고, 자기 관리를 제대로 할 기회를 놓칠 수도 있을 것이다.

3. **인지행동치료(CBT).** 전문 연구자들과 주요 정신건강 기관의 연구에 따르면 건강 염려증에는 인지행동치료CBT가 가장 효과적인 치료법 가운데 하나이다.[9] 조사결과 CBT는 건강 염려증 치료 가능성이 통상적 치료보다 두 배 더 높은 것으로 나타났다.[10] CBT는 어떤 특정 상황을 원인으로 지목하는 대신 우리의 감정과 행동의 근저에 있는 부정적인 사고 패턴을 치료의 타깃으로 삼는다. 예를 들어, 팬데믹을 겪더라도 모든 이들이 다 건강 염려증을 나타내는 것은 아니다. CBT는 여러분의 비이성적인 사고와 행동을 억제해서, 두려움 없이 상황에 맞설 수 있도록 돕는다.

4. **인터넷 검색, 소셜미디어, 뉴스를 멀리한다.** 온라인에서 질병
    관련 정보를 검색하느라 많은 시간을 보내는 사람은 자신
    의 몸과 질병에 대해 건강에 해로울 정도로 걱정할 가능
    성이 높다. 많은 의대생들이 질병에 대해 공부하는 동안
    자신도 그 병을 앓고 있다는 생각을 하게 되는 것도 이런
    이유에서이다. 자신의 건강 전반에 대해 과도한 걱정을 하
    고 있다면, 인터넷 검색을 잠시 멈추고, 코비드-19를 비
    롯한 여러 질병과 관련된 정보를 뒤지는 일을 중단하도록
    한다. 소셜미디어와 텔레비전 뉴스 시청을 줄이는 것도 불
    안감을 줄이는 데 도움이 된다. 언론 매체들은 뉴스를 센
    세이셔널하게 포장하는 경향이 있다는 사실을 유념하기
    바란다.

5. **건강 걱정도 정확한 정보를 바탕으로.** 건강 염려증을 가진 이
    들은 위험도가 낮은 문제에 대해서도 지나친 걱정을 한다.
    예를 들어, 많은 미국인들이 이제는 코비드-19를 심장병
    보다 더 두려워한다. 심장병으로 사망할 위험은 7명 중 1
    명꼴인데 비해, 코로나바이러스로 사망할 위험은 극히 낮
    은데도 그렇다. 심장병 걱정을 많이 하라는게 아니라, 걱
    정도 정확한 의학적 정보를 바탕으로 하자는 말이다.

6. **두려움은 버리고 팩트를 믿어라.** '두려움을 버리고 팩트를 믿
    어라'는 말은 팬데믹 기간 동안 나의 행동원칙이었고, 불

바이러스 앞에서 허세 부리지 말라

어떤 사람들은 새로운 일상에서도 건강에 아무런 문제가 없다. 코로나바이러스의 위험성을 잘 알고, 필요한 예방조치를 취하면서도 냉정을 유지한다. 그러면서 팬데믹이 초래하는 위험에 대해서 제대로 파악하고 있다. 이와 정반대의 태도를 보이는 사람들도 있는데, 나는 이런 사람들을 건강에 허세를 부린다는 의미에서 '헬스 핫도그'health hot dogs라고 부른다. 이런 사람들은 자신을 무법자, 불사신 같은 존재라고 생각한다. 그래서 방역수칙이나 가이드라인을 무시한다. 젊은이들 가운데서도 이런 태도를 보이는 이들이 많다. 마스크를 쓰지 않고, 사회적 거리 두기도 지키지 않는다. 그러다 코비드-19에 걸리면 방역수칙을 지킬 걸 하고 뒤늦게 후회한다.

나이 든 사람들도 헬스 핫도그가 될 수 있다. 고령자는 이 바이러스에 취약하다는 말을 받아들이지 않으려는 태도도 있고, 지금껏 여러 질병의 위험으로부터 살아남았기 때문에 자기들은 끄떡없다고 과신한다.[11] 감염병은 여러분의 나이가 얼마인지, 다른 바이러스와 병원균의 공격을 얼마나 많이 이겨낸 사람인지 가리지 않는다. 새로운 일상에서 헬스 핫도그처럼 행동하면 심각한 위험이 기다리고 있다. 자기 목숨을 놓고 주사위 던지기를 하는 것은 상관하지 않겠지만 다른 사람의 생명까지 위험에 빠트리는 것은 곤란하다. 여러분이 자신의 건강에 대해 취하는 행동이 다른 사람의 목숨에 영향을 미칠 수 있다는 점을 명심하기 바란다.

안감을 이겨내는 데 힘이 되어 준 말이다. 두려움 대신 팩트를 믿으면 여러분이 주도적으로 자신의 감정을 통제할 수 있게 된다. 의사들은 끔찍한 의료 응급상황에 대처하고, 의학적인 판단을 내리면서 매일 그렇게 한다. 여러분도 의사처럼 생각할 수 있다면 위험한 상황에서도 냉정을 유지하며 침착하게 대처할 수 있을 것이다.

의사처럼 생각하라

의사들은 의료와 관련한 판단을 내릴 때 감정을 개입시키지 않는다. 병을 보고 놀라서 환자를 수술하지 않고, 어떤 일이 일어날지 무서워서 약을 처방하지도 않는다. 우리는 팩트를 근거로, 근거를 가지고 환자를 치료한다. 동료들의 평가를 받은 연구 자료와 환자의 자료, 연령별 자료, 의학적인 확률 등을 토대로 환자의 건강에 대해 판단을 내린다.

의사처럼 감정보다 증거에 입각한 판단을 하면, 여러분도 현재 벌어지는 상황을 더 넓은 맥락에서 볼 수 있게 된다. 예를 들어 코비드-19와 관련된 통계수치를 보면, 여러분이 이 병에 걸려 심각하게 아프거나, 이 병으로 사망할 확률은 대단히 낮다는 사실을 알 수 있다. 대유행이 시작된 이후 2020년 8월 중순까지 미국에서 코비드-19 누적 확진자가 5백만 명, 그 중 사망자가 17만 명을 기록했다.[12] 그런데 미국 인구가 3억 명이 넘는다.

이게 팩트다. 공포감이나 개인의 의견이 아니라 사실이 그렇다는 말이다. 미국 국립안전위원회National Safety Council 통계에 따르면, 여러분이 2020년 8월 미국에서 치명적인 자동차 사고를 당할 확률은 114명에 1명꼴이다.[13] 같은 시기에 여러분이 미국에서 넘어져서 사망할 확률은 127명에 1명꼴이다.

이렇게 사고로 목숨을 잃을 확률이 여러분이 코비드-19에 걸릴 확률보다 더 높은 것이다. 하지만 여러분은 자동차를 타거나 계단을 오르내릴 때 특별한 걱정을 하지 않는다. 여러분이 치명적인 자동차 사고를 당하거나 크게 넘어져서 사망할 가능성이 코비드-19에 걸려 사망할 가능성보다 더 높다. 더구나 자동차 사고를 당하거나 넘어지는 것을 막아줄 백신이 개발될 가능성은 전무하다. 뿐만 아니라 이런 사고를 당할 위험은 어떤 팬데믹보다도 더 오래 계속될 것이다.

그래서 팩트를 근거로 거시적으로 보는 안목이 필요하다. 한 가지 중요한 사실을 소개한다. 자신의 건강 위험을 계산하려고 많은 시간을 들여서 인터넷 웹 서치를 하거나 신문기사, 의학자료를 닥치는 대로 읽을 필요는 없다. 신뢰할 만한 의학 정보를 얻는 방법은 제8장에서 상세히 소개한다. 의사들이 자료를 선별하는 기준을 가지고 정보를 보면 된다. 그것은 바로 일차적으로 미국 국립안전위원회, 미국 질병통제예방센터CDC, 미국 국립보건원NIH, 세계보건기구WHO 같은 큰 규모의 믿을 만한 기관이 내놓는 자료들에 의존하는 것이다.

의사처럼 생각하라는 말에는 질병과 건강 관련 문제들에 대해 스스로 공부하자는 뜻도 포함된다. 미국의 시인 랠프 왈도 에머슨Ralph Waldo Emerson은 "공포감은 무지에서 나온다."고 했다.[14] 무지, 나아가 공포감을 이기는 최상의 무기는 지식이다. 코비드-19와 같은 감염병에 대해 제대로 알겠다고 의학저널 란셋The Lancet에 실린 면역이나 감염병을 주제로 한 논문을 모조리 읽고 100퍼센트 이해할 필요는 없다. 병원균이 어떻게 활동하는지에 대한 기본적인 이해만 가지면 된다.

이런 기본적인 이해가 있으면 어떤 바이러스나 팬데믹이 오더라도 효과적으로 헤쳐나갈 수 있다. 감염병에 대한 연구 내용은 매일 달라지더라도 병리학의 기본 내용은 변하지 않기 때문이다. 미생물학 개론부터 시작해 보자. 코로나바이러스에 대해 우리가 아는 일반적인 지식은 바이러스과에 속하며, 사람과 동물에 감염될 수 있는 바이러스라는 정도이다. 코로나바이러스는 감염병을 유발할 수 있는 미생물의 일종이다. 박테리아, 기생충, 곰팡이도 사람에게 전파되어 질병을 일으킬 수 있다. 이 미생물은 사람 몸속에 들어오면 모두 다르게 행동한다. 세균 감염(패혈성 인두염, 요로 감염)은 기생충 감염(머릿니, head lice), 편모충giardia, 곰팡이 감염(백선증, ringworm)과 다르고, 코비드-19나 HIV 같은 바이러스 감염과도 다르게 움직인다.

우주에는 별보다 많은 바이러스가 존재한다. 우리가 숨 쉬는 공기 중에는 늘 조 단위의 바이러스가 활동한다. 연구조사에 의하면, 지구상의 어떤 곳이건 1평방미터당 8억 여 마리의 바이러스가 폭우처럼 쏟아져 내린다고 한다.[15] 인체에 영향을 미치는 바이러스과families가 수백 가지인데, 그 가운데는 인체에 들어와 방어역할을 수행하는 종류도 있다. 이 책을 읽는 지금도 여러분의 몸속에는 약 38조 개에 달하는 바이러스 세포가 있다.[16]

인체에 해를 끼치는 바이러스도 모두 서로 다르다. 전파 수단이 다르고, 일으키는 질병도 서로 다르다. HIV 바이러스는 성 촉접을 통해 전파되고, 웨스트 나일West Nile 바이러스는 주로 곤충을 통해 감염된다. A형 간염 바이러스 같은 식품매개 바이러스는 이 바이러스에 오염된 음식이나 물을 통해 전파된다. 코로나바이러스와 독감 같은 호흡기 바이러스는 주로 공기를 통해 전파되는데, 공기가 폐로 전달되는 기도를 감염시킨다.

코비드-19는 주로 호흡기 비말을 통해 전파되는데, 비말은 사람이 호흡하거나 말할 때, 웃고, 노래하고, 콧물 흘리고, 기침할 때 폐와 코에서 튀어나오는 침, 점액 같은 물질로 구성되는 아주 작은 방울이다. 비말은 밖으로 나온 뒤 공기 중에 떠돌거나 다른 물질의 표면에 붙어서 여러 시간 생존한다. 비말은 공기 중에 떠다니는 미립자인 에어로졸을 통해서도 전파된다. 에어로졸 입자와 호흡기 비말을 통한 전파의 차이는 에어로졸 입자가 비말보다 더 멀리 퍼지고, 크기가 더 작고, 공기 중에 더 오래 떠다닐 수 있다는 점이다. 비말은 에어로졸보다 크며, 기침 등을 통해 밖으로 나오면 에어로졸보다 더 가까운 곳에, 더 빨리 떨어지며, 그래서 밀접 접촉을 통해 전파될 가능성이 높다.

코로나바이러스가 들어 있는 호흡기 비말이나 에어로졸 입자가 사람 몸 안에 들어오면 감염이 된다. 하지만 바이러스 입자와 접촉이 이루어졌다고 반드시 감염이 되는 것은 아니다. 감염되는 데 필요한 바이러스의 양을 의미하는 감염량infectious dose에 노출이 되어야 하는데, 그러기 위해서는 필요한 양의 바이러스가 체내에서 증식할 수 있을 정도로 감염에 노출되어야 한다. 지금까지 밝혀진 바로는, 코비드-19의 주요 전파유형은 감염원과의 직접 접촉이나 밀접 접촉을 통한 전파인데, 미국 질병통제예방센터CDC는 코로나바이러스의 전파 가능 거리를 6피트(1.8미터) 미만으로 규정하고 있다.[17] 하지만 이 6피트 거리 두기 규정은 성문법처럼 정해진 것이 아니고, 연구가 진행되면서 언제든지 더 늘어날 수도 있다. CDC는 "다른 사람과의 접촉이 더 가까이, 더 오래 이루어질수록, 코비드-19에 감염될 위험은 그만큼 더 높아진다."고 말하고 있다.[18]

코로나바이러스는 공기를 통해서도 전파될 수 있다. 감염된 사람으로부터 나온 바이러스 입자가 공기 중에 머무는 경우에 그럴 가능성이 있다. WHO에 따르면, 코비드-19의 공기 전파는 술집, 나이트클럽, 교회같이 사람들이 큰소리로 떠들거나 노래하고, 그래서 많은 양의 바이러스 입자를 공기 중에 내뿜게 되는 실내에서 이루어질 가능성이 높다. 지금까지 전문가들이 말하는 매개물 전파를 통한 감염 가능성은 낮은 것으로 알려져 있다. 매개물 전파는 오염된 표면을 통한 전파를 가리키는데, 지금까지 바이러스가 묻은 물질의 표면을 손으로 만진 다음 입이나 코를 만져서 코비드-19에 감염됐다고 보고된 사례는 없다.

우리 몸의 면역체계를 믿어라

코비드-19가 무서우면, 그 무서움을 믿음으로 바꾸라고 말하고 싶다. 자기 몸의 면역체계를 믿으라는 말이다. 의사로서 나는 사람의 면역체계는 거의 기적이라고 생각한다. 우리 몸의 면역체계는 세상에서 가장 복잡한 생물학적 체계 가운데 하나이고, 지금까지 개발된 어떤 치료약보다도 약효가 더 강하다.[20] 여러분의 면역체계는 여러분이 태어나는 순간부터, 여러분이 모르는 가운데서도 하루 24시간 일주일 7일 내내 쉬지 않고, 매일 수백만 마리의 미생물로부터 여러분을 지키고, 수백 종류의 세균을 물리치고 있다. 자신의 면역체계를 믿고, 그것이 여러분의 안전을 지키기 위해 모든 노력을 다하고 있다는 사실을 믿으면 여러분의 신체건강뿐만 아니라 정신건강도 증진시켜 준다. 자신의 건강상태에 대해 낙관적이고 희망적인 마음자세를 갖는 게 면역체계를 강화시키는 데 도움이 된다.[21]

하지만 CDC와 WHO 두 기관 모두 매개물 전파의 가능성이 있다고 보고 있다.[19]

코로나바이러스가 혈액, 소변, 대변, 눈물, 정자, 혹은 땀을 통해 전파된다는 증거도 없다. 전염병 전문가도 아닌데 이런 정보를 모두 알 필요가 있느냐고 생각할 수 있다. 병에 대해 알면 그 병 때문에 생기는 두려움이 약화된다고 나는 생각한다. 그리고 막연한 공포감이 과학적인 상황으로 바뀌게 된다. 의사들은 코비드-19처럼 새로 나타난 질병이라도 겁내지 않는데, 그것은 우리 의사들이 병리학의 기본원리를 여러 해 동안 공부했기 때문이다. 여러분은 단 몇 분이라도 시간을 내서 이런 기본적인 정보는 확실하게 알아둘 필요가 있다.

앞에 적은 내용 가운데서 몰랐거나 관심이 있는 부분은 다시 읽어 보기 바란다. 건강에 있어서는 정말 아는 게 힘이다. 우리는 독감 바이러스에 대해서는 그렇게 무서워하지 않는데, 그것은 바로 독감에 대해서는 아는 게 많고, 적응이 되어 있기 때문이다. 코비드-19에 대해서도 알 수 있는 데까지 최대한 알고 나면 적응이 될 것이다. 질병에 대해 아는 게 많아질수록 그 병에 대한 두려움도 줄어든다.

과유불급, 방역조치도 필요한 것만

자신의 건강이 걱정될 때 그 걱정을 누그러뜨리기 위해 가능한 모든 예방조치를 취하는 건 자연스러운 일이다. 하지만 감염이나 질병을 예방하는 데 있어서 모든 예방조치가 다 필요하거나 효과적인 것은 아니다. 병원균에 따라서는 어떤 조치를 취한다는 게 병에 걸릴 위험을 더 높이는 경우도 있다.

코비드-19의 경우에는 마스크 쓰기, 2미터 거리 두기, 손을 자주 씻기, 사람이 많이 모이는 곳에 가지 않기와 같은 방역수칙은 근거에 입각해 만든 것이고, 감염위험을 줄이기 위해 의무적으로 지켜야 할 사항이기도 하다. 이런 조치들은 위험성이 낮고 효과는 크다. 하지만 예방조치 중에서 장갑 착용은 감염 위험을 낮춘다는 과학적인 근거가 없을 뿐 아니라, 코비드-19에 감염될 위험을 오히려 높일 수도 있다.

사람들이 많이 하는 방역조치 가운데서 피해야 할 몇 가지를 소개한다. 이런 조치는 하지 않는 게 새로운 일상에서 여러분을 더 안전하게 지키고, 불안감은 낮추는 데 효과가 있다.

⇨ **장갑은 끼지 않는 게 좋다.** 이것은 대단히 중요한 사안이기 때문에 방송에서도 여러 차례 이야기한 내용이다. 살균법과 교차오염에 대해 전문적으로 배우지 않은 사람은 코비드-19에 감염되는 것을 피하려고 장갑을 끼는 일은 하지 않는 게 좋다. 장갑을 끼면 코로나바이러스에 노출될 위험이 더 커질 수 있다. 장갑을 끼면 안전하다는 기분이 들지 모르나 이것은 틀린 생각이다. 공공장소에서 장갑을 끼고 있으면 맨손일 때보다 물건을 더 많이 만질 가능성이 높다. 문손잡이에서부터 가게 진열대의 물건, 마스크, 핸드폰, 안경, 신용카드, 핸드백 등등. 소독 장갑을 끼고 소독하지 않은 물건을 만지면, 만지는 물건마다 교차오염을 시켜서 세균을 더 많이 전파시킨다.

의사들은 장갑을 끼면 환자를 비롯해 소독이 확실하게 된 물건만 만진다. 우리는 장갑 낀 손으로 소독되지 않은 물건을 만지면, 장갑이 오염됐다는 사실을 알고 세균이 전

수술실에서의 방역수칙

나는 산부인과 의사로서 수술실에서 많은 시간을 보냈다. 수술실에서 지키는 방역수칙을 소개한다. 의사들이 수술실에서 소독을 확실하게 해두는 것은 의사나 간호사가 아니라 환자 보호를 위해서이다. 외과의가 마스크를 쓰는 것은 의사의 균이 환자를 오염시키는 것을 막기 위해서이다. 의사가 장갑을 끼는 것도 환자 보호를 위해서이다. 우리는 장갑을 끼는 순간부터 환자의 몸 외에 소독되지 않은 물건은 일체 손대지 않는다. 소독하지 않은 물건에 손을 대면 장갑이 오염되기 때문에 안전하지 않다는 사실을 곧바로 안다.

외과의들이 장갑 낀 손으로 아무 것도 만지지 않는 것은 배워서 몸에 밴 수칙이다. 우리는 이 수칙에 대한 훈련을 철저히 받았기 때문에 수술실에서 가려운 데가 있으면 간호사에게 대신 긁어달라고 부탁한다. 안경이나 마스크가 내려오면 올리고, 고쳐 쓰는 것도 간호사에게 부탁한다. 손을 씻을 때도 같은 원칙이 적용된다. 의사들은 수술 시작 전에 마스크로 코와 입을 가린 채 손을 씻는다. 미국 의학 드라마 그레이 아나토미Grey's Anatomy에 나오는 것처럼 의사들이 마스크를 목에 두른 채 손을 씻지 않는다. 목에 두른 채 하면, 손을 씻은 다음에 소독되지 않은 마스크를 손으로 만져야 하는데, 그러면 손이 오염된다. 마지막으로, 외과의사들은 보호장구를 있는 대로 다 착용하는 게 아니다. 예를 들어, 환자를 수술할 때 방호복을 입으면 불편한데다 움직이는 데 제약이 있고, 교차오염에 대한 우려도 높다.[22]

파되거나 세균에 노출되는 것을 막기 위해 곧바로 장갑을 바꿔 낀다. 일반인은 이런 주의점을 모르기 때문에 공공장소에서 장갑을 끼면 집에 돌아간 다음 장갑을 벗는다. 손을 씻으면 그나마 다행이다. 하지만 장갑을 벗은 다음 맨손으로 마스크를 벗고, 핸드폰을 집어들고, 안경을 벗고, 지갑을 꺼내고, 그밖에 장갑으로 오염된 무슨 물건을 만지면 자신을 병원체에 노출시키게 된다. 장갑을 끼지 않았을 때보다 더 많은 세균에 노출될 가능성이 높다.

장갑을 끼지 말아야 할 또 하나의 이유는 오염된 물건 표면을 통해 코비드-19가 확산된 경우는 아직 보고된 적이 없기 때문이다. 다시 말하지만, 코로나바이러스는 호흡기 비말과 에어로졸 입자를 통해 주로 전파되는 호흡기 바이러스이다. 만약 장갑은 끼고 마스크를 쓰지 않는다거나, 마스크를 쓰더라도 입과 코를 제대로 가리지 않는다면, 자신에게 심각한 해를 입히는 결과를 가져올 것이다.

⇨ **음식물 소독은 하지 않는다.** 코로나바이러스는 음식물, 음료가 아니라 호흡기 비말이나 에어로졸 입자를 통해 전파된다. 여러분이 먹는 샌드위치에 누가 손을 댔거나 여러분이 먹는 프렌치프라이 주위에서 누가 숨을 쉬었다고 해서 감염될 가능성은 지극히 낮고, 지금까지 그런 사례가 보고된 적도 없다. 그런데도 손 소독제로 손을 씻는 게 좋은 것처럼, 음식물도 소독하는 게 좋을 것이라고 잘못 알고 있는

사람들이 있다. 그렇지 않다. 손 소독제는 섭취할 경우 독성이 있고, 치명적일 수도 있다.

⇨ **식품 용기나 포장도 소독하지 않는다.** CDC는 일반인들에게 식료품을 소독해서 먹으라고 권고한 적이 한 번도 없다. 그리고 지금까지 식품용기나 포장을 통해 코로나바이러스에 감염된 사례는 보고된 적이 없다. 여러분이 먹을 식료품을 표백제로 닦아내면 여러분의 건강을 해칠 수 있다. 표백제에서 내는 거품이 숨이 차고 기침 등 코비드-19와 유사한 증상을 유발할 수 있다. 천식을 비롯한 폐질환을 유발하는 등 여러 심각한 건강상의 문제를 일으킬 수도 있다.[23] 그리고 식품 용기에 표백제를 사용하면 음식물이 유해 화학물질에 오염될 가능성이 높아진다. 섭취할 경우 피부가 검게 변하고, 중독 증상을 나타낼 수 있다.

⇨ **물로 씻는 것과 소독을 한꺼번에 하지 않는다.** 많은 시청자들이 손을 씻은 뒤 추가로 손세정제를 바르는 게 더 안전하냐는 질문을 보내왔다. 그렇게 하면 건강에 오히려 해가 된다. 더운 물과 비누, 그리고 손세정제는 피부를 건조하게 만들고, 정유essential oils를 벗겨내고, 피부의 천연 수분장벽을 약화시킨다. 손을 물로 씻고 나서 손세정제로 소독하기를 반복하면 피부를 이중으로 건조시킨다. 손이 이렇게 건조해지면 아주 미세한 상처가 나기 쉽다. 이 미세 상처

는 눈에 보이지 않고, 통증을 느낄 정도도 아니지만 황색포도상구균을 비롯한 감염성 미생물이 몸 안으로 뚫고 들어가는 출입문 역할을 한다.

황색포도상구균에 감염되면 발진과 발열, 발한, 누르면 통증을 느끼는 압통tenderness 증상을 일으킨다. 메티실린 내성 황색포도구균MRSA 패혈증에 걸릴 수도 있다. MRSA는 황색포도상구균 감염의 일종으로 심각한 합병증을 유발할 수 있다. 여기서도 건강 염려증과 관련해 거시적인 관점이 필요하다. 코비드-19를 예방하겠다고 물로 손을 씻고 손 소독을 계속하다가는 메티실린 내성 황색포도구균 패혈증으로 병원 신세를 질 수 있다. 결과적으로 득보다 실이 더 많아지는 것이다.

⇨ **집안 소독을 너무 자주 하지 않는다.** CDC는 일반 시민들에게 문손잡이, 핸들, 전기 스위치, 핸드폰 등 손이 자주 닿는 물건의 표면은 수시로 닦아주라고 권고한다. 하지만 수시로 닦으라는 것은 얼마나 자주 닦으라는 말인가? 나는 손이 자주 닿는 곳은 매일 닦아 주라고 권한다. 그렇다고 하루에 같은 곳을 여러 번 닦으라는 말은 아니다. 집 전체를 매일 소독하라는 말도 아니다. 그럴 필요가 없고, 또한 건강 염려증 증세가 있으면 증세를 더 악화시킬 우려도 있다. 가정용 세척제는 독성이 강하다. 코로나바이러스 살균용 세척제는 특히 더하다. 가정용 세척제에 들어 있는 화

학물질에 지속적으로 노출되면 폐를 자극할 수 있고, 암을 유발하거나 선천적 장애를 초래할 위험이 높아진다.[24] 안전을 위해 세척용품은 환기가 잘 되는 곳에 보관하고, 청소할 때는 화학물질이 피부에 침투하지 못하도록 보호복을 입고, 고무장갑을 끼도록 한다.

건강 염려증은 심각한 병이다. 자신의 건강에 대한 걱정을 너무 많이 하면 신체적으로나 정신적으로 병에 걸릴 수가 있다. 건강에 대한 우려가 여러분의 건강에 해가 되는 정도인지 여부를 시간을 갖고 곰곰이 따져보도록 한다. 그리고 새로운 일상에서 건강에 대한 걱정을 누그러뜨리기 위한 조치를 과감하게 취하도록 한다. 당분간 코로나바이러스의 위협이 완전히 사라지지는 않을 것이기 때문이다.

두려움에 떨며 사는 사람이 있어서는 안 된다. 의사처럼 생각하기를 배우면 건강에 대한 걱정이 줄어들 뿐만 아니라, 자신의 몸과 병의 정체에 대해 더 잘 알 수 있게 된다. 그렇게 되면 다음에 또 팬데믹이 오더라도 이번처럼 겁을 먹지는 않을 수 있다.

바이러스를 이기는 새로운 습관

제8장

의학 뉴스 제대로 읽기

Medical News

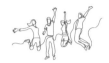

대유행 초기, 중국에서 코로나바이러스로 수백 명의 환자가 앓고 있다는 뉴스를 처음 들었을 때, 사람들은 마스크를 사기 시작했다. 무더기로 사재는 사람들도 있었다. 당시 미국 질병통제예방센터CDC와 연방 공중보건국장Surgeon General, 그리고 나는 의사와 환자들이 지켜보는 가운데 텔레비전에서 다음과 같은 두 가지 이유로 사람들에게 마스크를 쓸 필요가 없다고 말했다. 첫째, 마스크는 환자가 건강한 사람에게 바이러스를 전파시키지 않기 위해 쓰는 것이다. 따라서 코비드-19에 감염되지 않은 사람은 마스크를 쓸 필요가 없다. 둘째, 미국은 마스크 부족 현상이 심각해 고위험 의료 종사자들이 큰 위험에 처해 있다.

당시 시점에서는 코로나바이러스에 감염될 위험이 낮은 일반 국민이 세정제와 화장실 화장지를 몽땅 쓸어가고, 전국의 마스크 공급망을 무너뜨리도록 내버려 두자고 할 사람은 아무도 없었을 것이다. 하지만 그로부터 2개월 뒤, CDC는 입장을 바꿔 외출할 때는 모두 반드시 마스크를 쓰라고 발표했다. 갑작스럽게 당국의 입장이 바뀌자 수백만 명이 혼란에 빠졌다. 사람들은 분노했고, 배신감을 토로하기도 했다. 앤서니 파우치 박사나 나 같은 전문가들이 국민을 이렇게 호도할 수 있는지 도저히 믿기 어렵다고 했다. 지금도 내 소셜미디어에 들어와 당시 일에 대해 성토하는 사람들이 있다.

도대체 무슨 사정으로 그런 일이 일어난 것인가? 답을 하자면, 그런 일은 의료계에서 늘 일어나는데, 이번처럼 일반 국민들의 관심이 집중된 적이 없었던 것뿐이다. 새로운 사실을 알게 되었는데, 전에 알던 내용이 바뀌지 않고 그대로 있는 게 문제였던 것이다. 더 자세히 설명하면 이렇다. 의사들은 새로운 정보를 하나의 발전, 연구 성과, 의학의 진전으로 받아들인다. 하지만 이 문제의 중요성, 그리고 이 문제와 관련된 여러 논란들 때문에, 이렇게 정보의 내용이 바뀌고, 당국의 입장이 바뀐 것이 사람들의 불신을 사게 된 것이었다.

CDC가 국민들에게 외출할 때 마스크를 착용하라고 권고한 뒤, 나는 ABC 방송에서 그렇게 된 이유를 설명했다. 환자가 마스크를 써야 한다는 근본원리는 바뀌지 않았다고 했다. 그건 여전히 사실이다. 하지만 새로 알아낸 사실이 있는데, 그것은 바로 코비드-19에 감염된 사람 가운데 45퍼센트가 무증상자라는 사실이었다. 누가 감염되고, 누가 감염되지 않았는지 알 수 없게 된 것이다. 다시 말해 모든 사람이 환자가 될 가능성이 있다고 간주해야 한다는 말이었다. 게다가 수술용 마스크가 부족했다. 그래서 CDC에서 일반인들에게 수술용 마스크나 N95 마스크 대신 일반 안면 마스크를 쓰라고 권고한 것이다.

그런데 아쉽게도 CDC는 권고 내용의 방향이 바뀐 게 무증상 전파라는 새로운 정보에 근거한다는 사실을 국민들에게 설명하지 않았다. CDC가 새로운 가이드라인을 발표한 바로 그날 트럼프 대통령이 국민들에게 자기는 마스크를 쓰지 않겠다고 말해 혼란을 더 키웠다.[1] 이처럼 CDC의 권고를 개인적으로 무시하는 행위는 사람들에게 자기처럼 '강한 사람'은 마스크를 쓸 필요가 없다는 허세를 부리려는 것이라고 나는 생각한다. 트럼프의 말에는 마스크는 쓰는 사람을 보호하기 위해 쓰는 것이라는 생각이 깔려 있다. 하지만 당시 CDC는 다른 사람을 보호하기 위해서 마스크를 쓰는 것이기 때문에 외출할 때 꼭 써달라고 권고했다.

갖가지 허위 주장들이 웹에서 들불처럼 번져나가 사람들을 더 혼란시키고, 메시지 내용을 알아듣기 어렵게 만들어 버렸다. 마스크를 둘러싼 혼란을 통해 배울 교훈은 의료 뉴스를 제대로 이해하는 게 중요하고, 새로운 일상에서 계속 늘어나는 가짜 뉴스와 팩트를 구분해 내는 게 매우 중요하다는 점이다. 지난 수십 년 동안 사람들은 건강 관련 뉴스와 의학 뉴스를 제대로 이해하는 데 큰 어려움을 겪었다. 지능이 모자라거나 교육이 부족해서 그런 게 아니다. 의학 뉴스들이 감정에 휩쓸려 위압적인 내용인 경우들이 있었고, 개개인에게 영향을 크게 미치는 내용들이어서 그랬고, 또한 의학이 계속 발전하기 때문에 그랬다. 400단어 내외의 기사나 20초에서 120초짜리 방송보도로 담아내기에는 벅찬 내용들이었다. 더구나 환자 곁에서는 매우 유능하지만 정보를 소통하는 데는 미숙한 의사들이 있었다.

팬데믹 시기에는 사람들이 의학 뉴스를 제대로 이해하기가 더 어려워지고, 가짜 뉴스와 허위 주장에 쉽게 빠져들게 되었다. 프랭클린 템플턴-갤럽Franklin Templeton-Gallup 공동연구에 따르면, 많은 미국인들이 잘못된 정보로 인해 "코비드-19의 위험성에 대해 크게 잘못 알고 있는 것"으로 나타났다. 연구자들은 이런 연구결과에 대해 '놀랍고', '충격적'이라고 말했다.[2] 이 정도로 심각한 혼란이 야기되는 것은 대단히 위험한 일이다.

ABC 뉴스의 수석 의학전문기자로서 내가 하는 일은 어려운 의학 뉴스를 시청자들이 알기 쉽게 풀어서 소개하는 것이다. 나는 이 일을 전국 텔레비전 방송에서 15년 넘게 해왔다. 코비드-19 대유행이 시작되고 나서부터는 거의 매일 이 일을 하고 있다. 오래 해왔기 때문에 나는 새로운 일상에서 의학 뉴스를 둘러싼 환경이 크게 바뀌었다는 점을 분명하게 말할 수 있다. 건강과 과학 분야에서 허위 정보가 전례 없이 증가한 것이다. 인포데믹infodemic이라고 할 수 있는 이러한 정보의 팬데믹에서는 모든 의학 뉴스의 배후, 위아래, 주위를 둘러싼 의미, 그리고 뉴스를 관통하는 의미를 제대로 파악하는 게 이전에 비해 훨씬 더 중요해졌다.

의학과 과학 분야에서처럼, 뉴스도 우리가 생각해 온 것과 완전히 반대되는 내용을 가리킬 수 있다. 의학 정보에 대해 막연히 안다는 생각만 하고, 알고 있는 가정을 재검토, 재분석, 다시 생각해 보지 않는다면 우리는 자신의 지식 기반을 결코 발전시키지 못한다. 열린 마음으로 사물을 보고, 새로운 것을 배우고,

—

새로운 정보에 맞춰 우리의 권고 내용을 바꿔 나가야 한다.

새로운 데이터와 뉴스를 해석하고, 새로운 정보를 파고드는 능력은 과학적인 마음자세를 가진 사람들의 대표적인 특징이다. 우리에게 알려진 사실과 알려지지 않은 사실까지 받아들이는 것은 진정한 지성의 특징이다. 모든 의문에 모조리 답을 구하는 게 중요한 게 아니다. 때로는 올바른 질문을 던지는 것도 중요하다. 그리고 뉴스 헤드라인 뒤에 숨은 행간의 의미를 읽어낼 줄 알면 여러분은 팬데믹 시대를 좀 더 효과적으로 헤쳐 나갈 수 있고, 앞으로 건강에 관한 중요한 정보를 훨씬 더 정확하게 판독해낼 수 있게 될 것이다.

허위 정보의 홍수, 인포데믹

코로나바이러스는 여러 면에서 고약한 질병이다. 의학적으로, 정치적으로, 사회적으로 지금까지 있었던 다른 어떤 사건보다도 더 큰 위협을 전 세계에 가했다. 하지만 새로운 일상에서 우리가 상대해야 하는 적은 바이러스뿐이 아니다. 팬데믹이 만들어낸 어마하게 많은 허위 정보들이 우리를 위협하고, 가짜 뉴스, 입증되지 않은 치료법, 각종 음모론이 바이러스만큼 널리 퍼졌다.

퓨 리서치센터Pew Research Center 조사에 의하면, 전체 미국민의 80퍼센트가 코로나바이러스와 관련된 가짜 뉴스에 노출된 적이 있다.[3] 어느 국제 조사연구팀은 대유행이 시작되고 초기 3개월 동안에만 87개국에서 25개 언어로 보도된 각종 루머와 모략, 음모론 2,300건을 찾아냈다고 했다. 그리고 허위 정보로 인해 800명이 사망하고, 수천 명이 입원했다는 결론을 내렸다.[4]

"오늘날 우리는 에피데믹이라는 유행병 확산뿐만 아니라, 인포데믹이라는 정보의 확산과도 싸우고 있다."[5] 이 말은 세계보건기구WHO 사무총장이 인포데믹과 관련해 처음으로 가진 회견에서 한 말이다. WHO는 인포데믹의 정의를 '팬데믹 상황에서 벌어지는 정보의 과잉현상으로, 그 가운데는 정확한 정보와 그렇지 않은 정보가 모두 들어 있다.'고 규정한다.[6]

이름을 어떻게 붙이든 관계없이, WHO, 그리고 나를 포함한 세계 각국의 의사들은 이러한 정보의 범람 때문에 골머리를 앓고 있다. 의사로서, 그리고 주요 전국 텔레비전 방송의 수석 의학전문기자로서 나는 여러 달째 환자, 시청자들과 함께 일선에서 허위 정보와 맞서 싸우고 있다. 나는 거의 매일 수백만 명의 시청자들을 상대로 팬데믹과 관련해 내가 아는 것을 간결하고 정확하고, 정직하게 알려주는 방송을 진행해 왔다. 모르는 것은 모른다고 솔직하게 말한다.

그런데, 이처럼 많은 사람이 같은 질문을 해온 적은 이전에 한 번도 없었다. 뉴스를 제대로 이해하지 못해서, 뉴스를 보고 혼란스러워서, 혹은 팬데믹 관련 보도 내용을 잘못 알아들어서 보내오는 질문들이었다. 이런 문제점들은 통계수치에도 나타나 있다. 퓨 리서치센터 조사에 의하면, 미국인 가운데 86퍼센트가 팬데믹 관련 뉴스를 '아주 꼼꼼하게' 챙겨보는데, 그 가운데 거

의 40퍼센트가 이 바이러스에 관해 어떤 정보가 맞고 틀렸는지 점점 더 알기 어렵다고 답했다.[7]

코비드-19에 관한 정보는 사실과 허구를 구분하기가 어렵다고 말하는 사람들이 많은데, 그런데도 부정확하고, 해가 될 정보를 믿는 사람은 줄어들지 않고 있다. 과학잡지 사이언티픽 아메리칸Scientific American이 조사한 결과에 따르면, 전체 미국인의 25퍼센트가 코로나바이러스와 관련된 가짜 뉴스를 믿는 것으로 나타났다. 그리고 60퍼센트가 진짜 정보를 허위 정보로 생각하거나, 진짜인지 아닌지 구분하지 못하겠다고 답했다.[8]

더 놀라운 사실은 퓨 리서치센터 조사에 따르면, 팬데믹이 의도적으로 만들어졌다는 음모론을 들은 전체 미국인의 3분의 1이 그 말이 진짜라고 믿었다는 것이다.[9] 사람들이 의학 정보를 제대로 이해하지 못하거나, 말도 안 되는 음모론을 듣고도 그게 진짜라고 믿는 것은 그들의 지적 수준이 낮아서가 아니다. 사람들의 건강정보 이해 능력이 낮은 것은 수십 년 동안 문제로 지적되어 왔다. 교육 수준이나 사회경제적인 수준, 정치 성향, 인종에 관계없이 골고루 퍼져 있는 현상이다.

나는 의사로 일하는 동안 지적 수준이 높은 환자들 가운데서 의학 정보를 분석하거나 종합하는 능력이 없고, 무슨 뜻인지 제대로 알아듣지 못하는 사람을 많이 보았다. 많은 이들이 의학 뉴스가 자신의 감정에 부정적인 위협으로 작용하기 때문에 이를 제대로 이해하는 데 어려움을 겪고 있다. 이 정보가 자신에게 큰 영향을 미칠 수 있기 때문이다.

코비드-19의 경우에는 의학 뉴스가 문자 그대로 사람의 삶과 죽음을 가를 수 있다. 그래서 정보를 제대로 이해해야 한다는 부담감이 엄청나게 크다. 이런 부담감과 압박감, 두려움 아래서는 혼란스러움을 느끼는 경우가 많다. 낮은 건강 정보 해독 능력 같은 부정적인 요소들이 일반 국민들이 불안하게 팬데믹 시기를 보내도록 만들었다. 여기에 코비드-19가 가진 독특한 특성이 합쳐져 거짓 정보가 범람하게 된 것이다. 코비드-19는 의사들도 정체를 파악하는 데 어려움을 겪는 새로 나타난 복잡한 질병이다.

코비드-19는 워낙 이해하기 힘든 질병이라고 치더라도, 일반인들 가운데서 감염병에 대한 기초 정보를 제대로 이해하는 사람이 별로 없다. 팬데믹 때문에 이제 일반 국민들도 동반질환, 집단 전파, 개인 보호장비PPE 등, 그동안 알 필요가 없었던 전염병 관련 용어들을 알아야 하게 되었다. 병에 관한 양질의 데이터도 전례 없이 빠른 속도로 제공되고, 사람들이 코로나바이러스에 대해 아는 내용도 거의 매일 새롭게 바뀌었다.

예를 들어, 대유행 초기에는 많은 이들이 물건 표면을 소독하는 데 신경을 많이 썼다. 그런데 바이러스의 확산 경로에 대해 좀 더 알고 나서 미국 질병통제예방센터CDC는 매개물 전파가 바이러스 확산의 주된 수단이 아니라고 밝혔다. 그러자 많은 이들이 의아하게 생각했다. 그러면 왜 몇 주 동안 집집마다 가게마다 소독제로 범벅을 하다시피 했더란 말인가.

새로운 정보가 급속히 드러난다고 하더라도, 정보 그 자체만으로 인포데믹이 유발되지는 않는다. 새로운 일상에서 수요가 많아지며 공급이 뒤따르게 되는데, 사람들이 과거 그 어느 때보다도 더 많은 의학 뉴스를 필요로 한 것이다. 사람들이 원하든 원하지 않든, 팬데믹 관련 정보는 빼놓을 수 없는 뉴스가 되었다. 우리가 사는 지역에 마스크 쓰기 의무화가 시행되고 있는지 여부, 무서운 질병으로부터 우리를 지켜줄 새로운 백신이 개발되었는지 여부에 대해 모르고 지나갈 수 없게 된 것이다.

이렇게 해서 의학 뉴스는 이제 경제, 정치, 스포츠와 같은 다른 뉴스들과는 다른 처지가 되었다. 시장 동향이 어떤지, 누가 어떤 법안을 만들기 위해 로비를 하고 있는지, 어느 팀이 그날 경기에서 이겼는지와 같은 뉴스는 관심이 없으면 채널을 돌려버리면 된다. 하지만 수요가 공급을 능가하게 되면 문제가 생기는 게 보통이다. 온갖 종류의 뉴스 공급자들이 어디선가 갑자기 나타나 그 공백을 메우는 것이다.

많은 이들이 '뉴스'를 전달하기 시작했다. 저널리스트로서의 자질이나 의학 전문성을 갖췄는지 여부는 상관하지 않는다. 소위 전문가들이란 사람들이 나와서 복잡한 논문을 해설하고, 의학적인 권고를 퍼뜨린다. 첨단기업의 최고마케팅경영자CMO나 특정 정당의 선거운동원이 전문가 행세를 하기도 한다. 어떤 뉴스 매체에서는 얼마나 많은 이들이 의학적인 주장을 내놓는지 보여주기 위해 "나는 전염병 전문가는 아니지만…"으로 시작되는 검색어로 트위터에서 검색해 보라는 안내까지 했다.[10]

유감스럽게도 정부기관과 정치인들까지 이 인포데믹 대열에 합류해 허위 정보 확산에 기여했다. 개인적인 이득이나 정치적 이득을 노리고 교묘하게 가공해서 퍼뜨리는 엉터리 정보와 선전물들이다. 예를 들어, 비밀해제된 미국 정보기관 자료에 따르면 러시아군 정보기관에서도 팬데믹 선전물을 영어 웹사이트에 올렸다.[11] 유럽집행위는 중국 정부가 유럽연합EU 내에 허위 정보를 유포하고 있다고 비난하는 보고서를 내놓았다.[12]

미국 정치인들 일부도 허위 정보를 만들고, 퍼뜨리는 대열에 동참했다. 코로나바이러스를 정치적 무기로 삼아 미국 사회의 불신을 키우는 데 일조한 것이다. 더구나 저명한 의학잡지에 실린 연구물 중에도 확실하게 학문적인 바탕에 입각해서 진행되지 않은 연구들이 있었다. 예를 들어, 뉴잉글랜드 의학저널New England Journal of Medicine 2020년 9월호에는 마스크를 쓰면 코로나바이러스에 대한 면역력이 저절로 생긴다고 주장하는 논평이 실렸다. 마스크를 쓰면 백신 접종 때처럼 극소량의 바이러스에만 노출되기 때문에 그렇다는 주장이었다.[13] 이 논평은 많은 비판을 받았다. 뉴잉글랜드 의학저널은 매우 신뢰할 만한 저널이지만, 이 논평의 논거는 터무니없는 것이었다.

벨기에-네덜란드 합동연구팀은 달리기와 사이클을 즐기는 사람들은 6피트 이상 안전거리를 두어도 코비드-19를 전파할 가능성이 있기 때문에 달리기 하는 사람 뒤에서는 35피트, 사이클 타는 사람 뒤에서는 65피트 거리 두기를 해야 한다고 주장하는 논문을 발표해 큰 화제를 불러 일으켰다.[14] 제대로 한 연구가 아니라, 컴퓨터 모델링에 근거해서 발표한 연구물이었다.

바이러스를 이기는 새로운 습관

그런데도 이런 주장이 수백만 명에게 공포감을 안겨 주고, 많은 사람이 야외운동을 그만두도록 만들었다.[15] 나중에 연구자들은 그 연구가 사실을 과장했다는 점을 시인했다.[16]

이런 이유 때문에 지금은 의학 뉴스를 어디에서, 누구로부터 접하는지가 대단히 중요하다. 인포데믹이라는 새로운 시기에는 메시지의 내용 못지않게 메신저가 누구인지도 중요하다. 메신저가 믿을 만한 주체가 아니면 메시지에 담긴 정보도 믿기 힘들게 된 것이다.

의학 뉴스 제대로 읽는 법

코로나바이러스에 관한 뉴스는 무슨 내용이든 이제 믿지 않는다는 사람도 있을 것이고, 인포데믹 때문에 한 번 더 생각해 보고 신중하게 받아들인다는 사람도 있을 것이다. 그렇다고 해서 의학이나 언론에 대해 무조건 불신하는 건 바람직하지 않다. 의료계나 주요 언론 종사자 대부분은 사람들에게 도움을 주려고 하지, 허위 정보나 가짜 뉴스, 엉터리 과학으로 사람들에게 해를 입히려고 하지는 않는다. 하지만 여러분이 얻는 정보가 믿을 만한 출처에서 나온 것인지 확인하려면 약간의 발품은 팔아야 한다.

의학 관련 뉴스를 읽거나 들을 때는 누가, 언제, 어디서, 무엇을, 어떻게, 왜라는 육하원칙에 맞춰 따져보도록 한다. 정보를 내놓는 주체가 누구인지, 정보의 내용이 무엇인지, 출처가 어디인지, 어떻게 만들어진 정보인지 등을 챙겨보는 것이다. 현미경으로 살펴보는 것처럼 새로운 정보의 내용이 무엇인지, 옳은 정보인지 검토해 보라는 말이다.

정보를 만든 주체가 누구인지 따져 본다

누가, 무엇을, 어디서, 어떻게 중에서도 가장 중요한 것은 정보를 만든 사람이 누구냐는 것이다. 제대로 된 주체가 만든 정보이면 보통 다른 요소들은 저절로 해결된다. 정보의 주체가 누구인가는 그만큼 중요하다. 어떤 주체가 의학 정보를 제공하면 사람들의 건강과 목숨이 그 정보에 의해 좌우될 뿐만 아니라, 뉴스에 대한 신뢰도는 그 주체와 직결되기 때문이다. 의학 정보가 정확하고 효과적으로 소통되지 않으면, 의료계와 언론 모두에 대한 신뢰가 흔들리게 된다. 이런 일이 지속적으로 일어난다면 끔찍한 결과를 초래할 수 있다.

새로운 일상에서 '누가' 최상의 정보 주체인지 판별하는 데 길잡이 역할을 해줄 7가지 단계를 소개한다.

1. **믿을 수 있는 정보 전달자인가.** 자격증은 신뢰감을 준다. 의학 뉴스를 제공하는 사람들이 어떤 자격을 갖추고 있는지 곧바로 알아보게 되는 것도 바로 이런 이유 때문이다. 모든 사람이 어렵고 복잡한 의학 정보를 해석하거나 제공할 자격을 갖춘 것은 아니다. 어떤 자격을 갖춘 사람인지에

따라 정보를 이해하는 정도도 달라질 수 있다. 예를 들어, 여러분은 파트타임 스포츠 리포터로부터 의학 정보를 듣고 싶겠는가? 아니면 일이십 년 경력의 권위 있는 의사로부터 듣고 싶겠는가? 전염병에 관한 정보를 전염병 전문가로부터 듣겠는가? 아니면 정신과 의사나 수의사로부터 듣고 싶겠는가? 건강과 보건에 관해 많은 글을 쓴 의학전문기자가 쓴 의학 기사를 읽겠는가? 아니면 오락 기사를 조금 써본 신참 리포터가 쓴 의학 기사를 읽겠는가?

의학박사들은 일반적으로 의학박사 학위가 없는 사람들에 비해 의학 정보에 대한 이해력이 더 뛰어나다. 내게 산부인과 의사가 어떻게 암, 코비드-19를 비롯해 만성 폐색성 폐질환COPD에 이르기까지 다양한 의학 정보를 보도할 수 있느냐고 묻는 사람들이 있다. 답은 간단하다. 의사들은 의대에서 인체 전반에 대해, 여러 전문 분야에 대해 두루 다 배운다. 인체의 어느 특정 부위나 특정 그룹에만 한정하지 않고, 각 부위가 서로 어떻게 연결되는지 이해할 수 있도록 인체 전반에 대해 배우는 것이다.

하지만 나는 특정 분야의 전문의 자격증을 가진 의사이기 때문에, 다른 분야에 대해 보도할 때는 그 분야의 동료와 전문가들로부터 해당 내용에 대해 의견을 듣는다. 항상 그렇게 한다. 의학이라는 외국어를 일반 시청자들이 알아들을 수 있는 언어로 통역해 주는 역할이라고 보면 될 것이다. 하지만 모든 의사가 다 유능한 소통 능력을 갖추고 의학 정보를 일반 사람에게 이해하기 쉽고, 인상 깊게 전달해 주는 것은 아니다. 그런 능력은 의사의 지식 기반이나 지적 수준, 의료 경험과 무관하다. 진료실에서 아무리 유능한 의사도 유용한 정보를 일반 청중에게 감동적으로 전달할 줄 아는 요령은 갖추지 못했을 수 있다.

의사가 환자를 대하는 태도와 비슷한 것이라고 할 수 있다. 어떤 의사는 환자를 아주 잘 다루는 반면, 그런 일에 아주 서툰 의사도 있다. 내가 메이저 전국 텔레비전 방송의 수석 의학전문기자 역할을 제대로 수행할 수 있게 해준 비결 가운데 하나는 시청자들에게 이야기하듯이 방송을 진행하는 것이다. 시청자를 상대로 설교를 하거나 무시하는 투로는 절대로 효과적인 방송을 하지 못한다.

나는 방송할 때 진료실에서 환자에게 이야기하듯이 말한다. 다시 말해, 텔레비전에서 의사 역할을 연기하는 게 아니라, 내게 전적으로 의지하는 진짜 환자를 대하듯이 방송에서도 이야기하는 것이다. 복잡한 문제들을 시청자들이 알아들을 수 있는 방식으로 말해준다. 또한 나는 항상 시청자들이 공감하고 받아들일 수 있는 내용으로 방송을 준비한다. 뉴스를 지나치게 단순화시키는 것은 바람직하지 않다고 나는 생각한다. 그래서 사람들에게 내가 아는 내용과 모르는 내용을 모두 말해주려고 한다. 시청자들이 모든 정보를 가지고 스스로 판단하도록 해주려는 의도에서다.

2. **믿을 수 있는 매체인가.** 일반적으로, 규모가 크고 평판이 좋은 매체일수록, 그 매체에서 일하는 구성원들은 내외부적으로 더 철저한 검토작업을 거치게 된다. 예를 들어 나는 의사와 여러 기관의 전문가, 연구자를 포함해 수백만 명이 시청하는 ABC 뉴스에서 일한다. 혹시라도 엉터리 정보를 내보냈다가는 자리를 보전하지 못할 것이다. 그리고 내가 내보내는 모든 뉴스는 내부 검토과정을 거친다. 의학 뉴스 에디터와 변호사들이 팀을 이루어서 방송에 나가기 전에 내가 보도할 내용을 팩트 체킹한다.

3. **믿을 만한 전문기자가 쓴 기사인가.** 중요한 것은 책임감이다. 만약 여러분이 규칙적으로 방송 보도를 하거나 전국적인 매체에 수시로 글을 쓰는 사람이라면, 여러분에게는 스스로 지켜야 할 평판이 따르게 된다. 항상 정확한 정보를 내보내야 하고, 만약 그렇지 못하면 일자리를 잃을 수 있다. 정확한 언어를 구사하는 고참 의학전문기자들은 엉터리 기사를 내보내지 않을 뿐만 아니라, 권위 있는 전문 잡지에 기명기사가 실리기도 한다. 파트타임 리포터들은 이런 대우를 받지 못한다.

4. **정보의 출처가 분명한가.** 우수한 의학전문기자들은 자기가 소개하는 정보가 어디서 얻은 정보인지 출처를 밝힌다. 새로운 연구결과물인지, 보건기구인지, 아니면 전문가나 의

제8장 의학 뉴스 제대로 읽기

사인지, 자신의 전문적인 의견인지 등을 분명하게 밝힌다. 나는 굿모닝 아메리카에서 방송할 때, "내 생각에는", "CDC에서 권고하기를"과 같은 말을 붙여서 내가 하는 보도의 신뢰성을 높인다. 다른 의사의 의견을 들을 때는 가능한 한 그 사람의 이름과 어떤 자격증을 가지고 있는지 밝힌다. 내가 내보내는 정보가 연구결과물에 기초하고 있는 경우에는, 그 연구가 어디서 실시되고, 어느 저널에 발표되었는지를 분명하게 밝힌다. 이런 식으로 시청자들은 자기들이 듣는 정보가 신뢰할 만한지 판단할 수 있게 된다.

5. **정보에 다른 동기가 없는지 살펴본다.** 의학전문기자들은 개인적인 이득을 노리거나 직업상의 목적으로 정보를 제공해서는 안 된다. 하지만 유감스럽게도 그런 일은 일어날 수 있고, 정보가 범람하는 인포데믹 시대에서는 그런 일이 일어날 가능성이 더 높다. 그래서 정보를 제공하는 사람이 믿을 만한 자격을 갖추었는지, 뉴스를 꾸준히 보도하는 사람이고, 믿을 만한 출처에서 정보를 발굴해 오는지 확인하는 게 대단히 중요하다. 다른 숨은 목적이 있는 사람은 이런 원칙을 잘 지키지 않는다. 극단적인 표현을 쓰는 사람도 조심해야 한다. 너무 한쪽으로 편향된 정보라고 생각되면 문제가 있다고 보아야 한다. 지나치게 단정적으로 쓴 글은 의심의 여지를 두도록 한다.

소셜미디어에 올린 의학 정보는 믿지 말라

의학 뉴스를 어디서, 어떤 메신저로부터 찾는 게 좋을지에 대해서는 자세히 소개했다. 그러면 믿을 만한 의학 정보를 구할 때 피해야 할 메신저는 어떤 곳일까? 답은 아주 간단하다. 페이스북, 트위터, 유튜브, 인스타그램, 틱톡 같은 소셜미디어는 피하도록 한다. 연구에 따르면, 지금까지 팬데믹과 관련된 허위 정보의 대부분이 이러한 소셜미디어 플랫폼을 통해 전파되었다.[17] 소셜미디어에 올리는 허위 포스팅은 수백만 명이 함께 보기 때문에 확산될 가능성이 높다.[18] 특히 페이스북은 팬데믹 허위 정보를 전파하는 거대한 온상임이 입증되었다.[19] 2020년 8월에 페이스북은 코로나바이러스와 관련해 잘못된 예방법과 치료법을 포함한 허위 포스팅 7백만 건을 삭제했다고 발표했다.[20] 하지만 허위 정보를 차단하려는 이러한 노력이 크게 효과를 발휘하지 못하고 있는 것도 사실이다. 비영리 국제 시민단체 아바즈Avaaz는 코로나바이러스 관련 허위 정보들이 있다는 경고가 페이스북 운영진 앞으로 전달된 이후에도 허위 정보의 40퍼센트가 그대로 남아 있다고 밝혔다.[21]

요점을 다시 정리하면, 소셜미디어에서 의학 정보를 구하지 말라는 것이다. 소셜미디어에서 흥미로운 기사나 주장을 보면, 곧바로 검색을 중단하고, 그 주장의 출처를 찾아 들어가 더 상세한 내용을 읽도록 한다. 또한 팬데믹 관련 포스팅을 보면 곧바로 퍼나르거나 좋아요를 누르지 말고, 한 번 더 신중히 생각해 본다. 포스팅 내용이 허위 정보라고 생각되면 주저하지 말고 운영자에게 연락한다.

6. **허풍쟁이 말은 믿지 않는다.** 의학과 과학에서 모든 걸 다 아는 사람은 없다. 제대로 된 직업윤리를 가진 사람이라면 이런 점을 기꺼이 인정한다. 자기는 세상에 모르는 게 없고, 의학에서도 모든 걸 다 아는 것처럼 행동하는 사람이 있다면, 메신저로 적합하지 않다. 나는 시청자들에게 내가 아는 내용과 모르는 내용을 모두 솔직하게 이야기한다. 그리고 어떤 정보는 확실치 않은 점들이 있기 때문에 신중하게 접근할 필요가 있다는 점을 아주 분명하게 밝힌다.

7. **뉴스를 친절히 설명해 주는 메신저를 찾는다.** 단순히 뉴스를 전달하는 것과, 시청자와 독자들에게 그 뉴스가 자신들에게 어떤 영향을 미칠지 친절하게 이해시켜 주는 것은 다르다. 의학 뉴스는 개개인에게 밀접하고, 감정을 자극할 수 있다는 특성을 아는 메신저가 있는지 찾아본다. 마치 남의 일 구경하듯이 통계수치나 나열하는 게 아니라, 여러분에게 인간적으로 다가가는 메신저가 좋다.

가짜 뉴스를 가려내는 10가지 체크 리스트

메신저의 역할이 대단히 중요하지만, 뉴스 자체를 평가해서 허위 주장과 엉터리 정보, 과장된 정보를 스스로 가려낼 수 있는 안목을 기르는 것도 대단히 중요하다. 의학 정보를 소개하는 언론 기사를 보고, 내용을 평가하고, 정보의 진위를 판별하는 데 도움이 될 10가지 체크 리스트를 소개한다.

1. **정보를 직접 읽어 보았는가?** 헤드라인과 앵커의 소개 멘트, 텔레비전 화면 하단의 전자 자막은 보도 내용을 요약해 소개하는 것이라기보다는 시청자들에게 어필하기 위한 광고 문구로 봐야 한다. 따라서 헤드라인을 액면 그대로 받아들이지 않는 게 대단히 중요하다. 보도 내용을 꼼꼼히 보거나, 기사 전체를 상세히 읽어 보도록 한다. 당연한 말처럼 들릴 것이다. 하지만 속보 위주의 미디어와 주의력 결핍ADD의 시대를 살아가는 우리들로서는 시간을 내 신문기사를 차근차근 읽거나, 텔레비전 보도를 처음부터 끝까지 주의 깊게 보는 경우가 드물다.

   한 가지 사례를 소개한다. 퓨 리서치 센터 조사에 따르면, 사람들이 999단어 미만의 기사를 읽는 데 걸리는 시간은 1분 이하, 1,000단어에서 4,999단어 사이의 기사를 읽는 데 걸리는 시간은 2분 이하인 것으로 나타났다.[22] 낯선 주제나 복잡한 내용을 다룬 기사를 이해하기에는 턱없이 부족한 시간이다. 헤드라인이나 앵커의 소개 멘트가 귀에 솔깃할 때는 시간을 내서 기사를 끝까지 읽고, 하던 일을 멈추고 텔레비전 보도에 귀를 기울이도록 한다. 의학 정보의 경우, 악마는 종종 디테일에 숨어 있다. 사소한 뉘앙스의 차이와 세부 사항이 엄청나게 중요할 수 있다.

2. **새로운 지식을 담은 내용인가?** 새로운 정보는 의학과 과학에서 가장 중요한 요소이다. 새로운 정보가 없다면 우리는 구닥다리 자료를 가지고 계속 병을 진단할 것이다. 감염과 질병이 우리 몸 안에서 어떻게 진행되는지 막연하게 추측하고, 제대로 듣지도 않는 약을 처방해 보고, 치료하는 시늉을 하고 있을 것이다. 새로운 정보가 나와서 기존의 진료 가이드나 기준을 바꾸면 불편함을 느낄 수 있다. 하지만 그렇게 해서 의학의 발전이 이루어진다. 의료 지침이나 메시지를 바꾸어놓은 놀라운 의학 뉴스가 나오면 그게 의사나 연구자들이 몰랐던 새로운 정보나 근거에 바탕을 둔 것인지 따져보도록 한다. 새로운 정보가 맞다면, 기존의 입장을 바꾸어 새로운 정보에 적응하도록 한다.

3. **정보의 출처가 어디인가?** 의학 뉴스에서는 새로운 연구결과가 재료로 등장하는 경우가 많다. 하지만 연구라고 해서 모두가 같은 세밀함과 열정을 가지고 수행되는 것은 아니다. 일반적으로 국립 보건기관과 대형 종합병원, 메디컬센터, 권위 있는 연구기관들은 수준 높은 연구를 수행하는 데 필요한 장비와 인력을 보유하고 있다. 예를 들어, 하버드 메디컬스쿨Harvard Medical School이나 클리블랜드 클리닉Cleveland Clinic에서 수행한 연구가 의과대학이 없는 소규모 대학이나 소속 기관이 없는 의사들이 모여서 수행한 연구보다 더 무거운 비중을 차지하는 것도 이런 이

유에서이다. 누구든지 마음만 먹으면 연구를 수행한 다음 언론에 보도자료를 보낼 수 있다는 점에 유념할 필요가 있다. 바로 이런 점 때문에 의학 뉴스의 출처에 대해 신경을 쓰는 것이다.

4. **여러 매체의 보도 내용을 비교해서 살펴본다.** 메이저 언론 매체와 출판물도 가끔 허위 정보를 입수한다. 하지만 다수의 메이저 언론과 출판물이 똑같은 허위 정보를 동시에 같은 식으로 보도할 가능성은 매우 낮다. 여러 매체에 보도된 내용을 면밀히 읽고, 비교해 본다. 세부적인 내용에서 보도에 차이가 있는지 살펴보는 것이다.

5. **정확한 인과관계에 따른 주장인가?** 상관관계correlation는 인과관계causation와 다르다. 서로 관련 있다고, 그것이 원인과 결과를 나타내는 관계는 아니라는 말이다. 면역력을 증진시키는 음식을 소개하는 기사가 정확하지 않은 경우가 많은 것도 이런 개념 구분을 철저히 지키지 않기 때문이다. 예를 들어, 연구자가 어떤 사람이 오렌지를 먹은 뒤 면역력이 증가한 사실을 관찰했다고 치자. 오렌지를 먹은 것과 면역력이 증가했다는 두 사실의 상관관계를 밝힌 것은 이 연구자가 이런 저런 경로를 통해 오렌지가 면역력을 높인다는 사실을 입증했다는 것과는 다르다. 이 두 논리에 별 차이가 없다고 치부하는 것은, 둘 다 햇볕이 따가운 더운

날씨에 일어날 가능성이 높다고, 아이스크림을 먹으면 상어의 공격을 받을 위험이 높아진다는 논리를 믿는 것과 다름없다.

이 두 논리의 차이를 알면 팬데믹을 살아가는 데 도움이 된다. 팩트와 입증되지 않은 가능성의 차이를 알 수 있게 해주기 때문이다. 일명 코비드 발가락COVID toe을 예로 들어 보자. 코비드-19 확진 판정을 받은 환자들 가운데 발가락이 빨갛게 부풀어 오른 경우가 더러 있었다. 그걸 보고 많은 이들이 이 '코비드 발가락'도 코비드의 증상이라고 믿었다. 하지만 상관관계와 인과관계의 차이를 대입해 보면, 코비드 발가락은 코로나바이러스와 단순 관련이 있을 뿐이라는 사실을 쉽게 알 수 있다. 코로나바이러스가 원인이 되어서 발가락이 부풀어 오른 게 아니다. 코로나바이러스 검사의 정확성이 높아지면서 연구자들은 코비드 발가락을 앓는 많은 환자들이 실제로는 코비드-19 양성 반응자가 아니라는 사실을 알게 됐다. 그래서 연구자들은 발가락이 부풀어 오른 게 사람들이 집 안에서 많은 시간을 보내다 보니 신발을 벗고 있을 때가 많아졌고, 그것이 원인이 되어 발이 부풀어 올랐을 것이라는 추론을 하기에 이르렀다.[23]

6. **이해충돌의 가능성은 없는가?** 뉴스 가치가 있는 연구의 상당수가 제약회사나 의료기기 회사, 대기업 집단을 비롯해

기득권을 지키려는 기업들이 직접 하거나 이들의 후원으로 진행된다. 그렇다고 이렇게 진행된 연구가 부패와 연루되거나 타당성을 잃는다는 말은 아니다. 하지만 이런 연구에서 도출된 연구결과들이 이해충돌의 소지가 있다는 점은 염두에 두어야 한다.

7. **엉터리 자가요법에 혹하지 않았는가?** 내용이 너무 좋아서 믿기 힘든 경우들이 더러 있다. 예를 들어, 대유행 초기에 많은 매체들이 코비드-19 자가치료법을 크게 소개했다. 지금 생각해 보면 우스꽝스러운 치료법도 많았다. 예를 들어, 교육 수준이 높은 사람들도 따뜻한 소금물로 가글을 하면 코로나바이러스에 감염되는 걸 피할 수 있다고 믿었다. 초기에는 소셜미디어에 이런 엉터리 자가요법들이 많이 돌아다녔다.[24]

8. **동료 전문가의 검토과정을 거친 정보인가?** 새로운 일상에서는 동료 전문가들의 검토를 받지 않은 의학 정보들까지 빠른 속도로 언론 매체에 소개된다. 동료 전문가의 검토란 의사와 과학자가 팀을 이루어서 해당 연구에 쓴 방법론이 제대로 이행되었는지, 결론은 논리적으로 타당한지 등을 분석하는 작업을 말한다. 전문가들의 검토는 미국의 음악 경연 프로인 아메리칸 아이돌American Idol의 심사방식을 의학에 응용한 것이라고 생각하면 쉽게 이해될 것이다. 전문

가들이 심사위원으로 참여해 연구결과를 평가하고 비판하며, 그 연구결과가 저널에 실리도록 하거나 실리지 못하게 하고, 수정을 요구하기도 하며 연구의 수준이 유지되도록 하는 것이다.

물론 동료 전문가의 검토과정을 거치지 않았다고 해서 형편없는 정보라고 깎아내릴 필요는 없지만, 그 점을 감안해서 받아들일 필요는 있다. 아울러 연구결과와 논평은 구분해서 받아들여야 한다. 예를 들어, 뉴잉글랜드 의학저널 New England Journal of Medicine에 마스크가 원시적인 의미에서 백신 역할을 할 수 있다고 주장하는 글이 실렸다면 그것은 과학적인 사실이 아니라 필자의 의견일 뿐이다.

9. **샘플의 규모는 어느 정도인가?** 샘플 3만 명을 상대로 실시한 연구결과에서 흥미로운 뉴스가 나온 것과 30명을 상대로 한 연구에서 나온 뉴스는 큰 차이가 있다. 일반적으로 임상연구clinical study나 관찰연구observational review에서는 참여 환자의 수가 많을수록 더 정확한 결론이 도출될 가능성이 높다. 샘플의 규모가 크면 통계적 검증력statistical power을 키워서 우연한 결과가 도출될 위험을 피할 수 있게 된다. 그렇다고 30명을 대상으로 실시한 연구는 매체에 소개할 가치도 없다는 말이 아니다. 하지만 그처럼 작은 규모의 샘플을 대상으로 실시한 연구결과를 토대로 건강이나 치료와 관련된 중대한 결정을 내리는 짓은 하지 않는 게 좋다.

10. 인종적인 차이를 감안한다. 인포데믹 시대에 반복적으로 이런 일이 일어나고 있다. 사람들이 특별한 인구통계를 바탕으로 실시한 연구결과를 가지고 어떤 질병에 대해 일반적인 결론을 내리는 것이다. 의학에서는 어떤 인종의 사람들을 유전적 특성과 생활방식이 다른 인종의 사람들과 연결지으면 안 된다. 예를 들어, 중국에서 코로나바이러스가 사람들에게 미치는 영향을 미국에서는 어떤 영향을 미칠지에 그대로 적용하면 안 되는 것이다. 의학 뉴스를 듣거나 읽을 때는 이런 인구학적인 세부 내용을 꼼꼼히 따져봐야 한다. 인종적인 차이를 따져보지 않고, 기계적인 결론을 내리면 안 된다.

신약 개발 관련 가짜 뉴스 판별법

새로 개발되는 신약과 새로운 기술, 백신 개발을 다루는 것만큼 우리의 건강에 큰 영향을 미치는 뉴스도 없을 것이다. 코로나바이러스 팬데믹이 시작되고 1년이 지나면서 사람들은 코비드-19 백신과 치료법을 다룬 의학 뉴스를 많이 접하게 되었다. 그와 함께 가짜 뉴스 앞에도 새로운 장이 펼쳐지고 있다. 엉터리 과학 앞에 서부 개척 시대가 열린 격이다. 엉터리 정보에 힘을 실어주는 연구자나 국가, 기업들은 신약과 백신 개발에 관한 성급한 정보나 미확인 연구성과를 이용해 정치적으로, 금전적으로 이득을 얻으려고 한다.

신약 개발과 새로운 치료법, 백신 관련 뉴스들이 부정확한 정보를 담고 있으면서 큰 관심을 불러일으키는 것도 이런 이유에서이다. 새로운 치료법을 소개하는 뉴스들의 실상을 따져보고, 신약과 새로운 치료법, 백신 관련 정보의 진위를 판별하는 요령을 소개한다.

1. **언제 상용화되는지 확인한다.** 새로운 치료제에 관한 소식을 듣게 되면, 제일 먼저 알아볼 점이 바로 프라임 타임, 다시 말해 실제로 상용화되는 게 언제냐는 것이다. 아직 인체 실험을 하지 않은 신약을 누가 극찬하더라도, 그 약이 실제로 일반인에게 처방되기까지는 상당한 시간이 걸린다는 점을 알아야 한다. 신약과 관련해 언론 기사를 읽거나 텔레비전 뉴스를 볼 때는 그 약이 언제 출시되는지에 대한 정보를 반드시 확인하도록 한다. 출시 정보가 들어 있지 않다면 믿을 만한 뉴스라고 하기 어렵다. 제대로 된 의학전문기자는 거짓 희망을 정보에 섞어 넣지 않는다.

2. **연구 기간은 충분한가?** 연구 기간이 뉴스의 신빙성과 관련해 많은 이야기를 해줄 수 있다. 일반적으로 신약이나 치료법 개발의 경우, 연구 기간이 길수록 연구자들은 결과물에 대해 더 깊이 알고 있을 것이다. 결과물의 방향이 바람직한 쪽이든 그렇지 않든 그렇다. 연구자나 의학전문기자

들이 6개월 정도의 단기 연구 기간을 거쳐 나온 신약이나 치료법을 보고 단정적인 결론을 내린다면, 여러분은 그 결론에 대해 합리적인 의심을 가지고 보아야 한다.

3. **백신 접종은 장단점을 꼼꼼히 분석해서 결정한다.** 신약과 새로운 치료법, 백신이 자기한테 맞는지 궁금하다면, 제일 먼저 의사나 자격을 갖춘 의료인에게 물어보도록 한다. 정확한 정보가 궁금할 때는 이들이 제일 믿을 수 있는 사람들이다. 신약과 새로운 치료법, 백신 접종을 해야 할지 등에 관해 의사와 상의할 때는 다음의 4가지를 물어 본다.

- 접종하는 데 어떤 위험성이 있는가?
- 접종하지 않으면 어떤 위험성이 있는가?
- 접종하면 어떤 혜택이 있는가?
- 접종하지 않으면 어떤 혜택이 있는가?

코비드-19 백신 접종을 하는 데는 심각하지 않은 부작용이 있을 수 있다. 그리고 백신 접종을 하지 않으면 감염 위험이 있고, 감염의 결과로 심각하게 아프거나, 심하면 사망에 이를 수도 있다. 그리고 다른 사람에게 바이러스를 전파할 가능성도 있다. 백신 접종을 하면 감염 가능성이 줄고, 감염으로 심각하게 아프거나 사망에 이를 가능성, 그리고 다른 사람에게 바이러스를 전파할 가능성이 줄어든다는 혜택이 있다. 그와 함께, 안심이 되고, 백신 접종 확인증을 요구하는 공공장소나 사회 활동에 참여할 수 있게 된다.

백신 접종을 하지 않아서 얻을 수 있는 혜택은 백신 관련 부작용을 겪지 않아도 된다는 것이다. 이와 같은 위험-편익 분석은 의료 문제와 관련해 어려운 판단을 둘러싸고 있을 수 있는 혼란스러운 문제들을 정리해 줄 수 있다. 팬데믹은 원래 이겨내기 엄청나게 힘든 시간이다. 관련 정보를 제대로 이해하지 못하거나, 의학 정보를 믿고 접할 수 있는 정보 출처를 모르거나 하면 심각한 결과가 초래될 수 있다. 그렇지 않고, 신뢰할 만한 정보 출처를 알고, 의학 정보를 제대로 받아들일 능력이 있다면 새로운 일상을 보다 현명하고 안전하게 헤쳐나갈 수 있을 것이다.

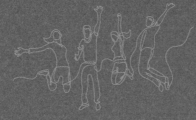

제9장

가족과 친구 관계

Family and Friends

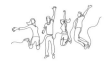

팬데믹 이전에는 우리가 원하는 때와 장소에서 우리가 원하는 방식으로 친구, 가족들과 어울렸다. 하지만 이제 새로운 일상에서는 친구들 모두가 위험 병원체일 가능성이 있다. 가족 구성원도 두 그룹으로 나누어진다. 한 그룹은 부모, 조부모, 갓 태어난 아기들처럼 우리가 병을 옮길 위험이 있는 가족이고, 다른 한 그룹은 우리에게 병을 옮길 위험이 있는 구성원이다.

지금까지 친한 사람들을 이처럼 면밀히 살펴보고 그들의 건강 습관을 따져본 적은 없었다. 이런 식으로 사람들의 위험요소를 철저히 분석해서 어울려도 될 사람인지 아닌지에 대해 단호한 결정을 내리게 되었다.

코로나바이러스 이전인 B.C.before coronavirus 때는 친구도 그룹별로 다 만나고, 먼 친척도 함께 어울렸다. 하지만 이제는 소규모의 팬데믹 절친끼리만 어울린다. 친밀한 관계의 소규모 인원이 배타적으로 만나는 것이다. 마스크를 쓰는지 여부도 사람을 평가하는 기준이 된다. 배우자나 연인 사이에도 상대가 사람이 많은 사무실에 다니거나 번잡한 바에 자주 가는 경우에는 같은 침대를 쓰는 것을 꺼리게 되었다. 연로하신 부모님을 뵈러 가는 일도 한참 고민해서 결정하고, 아이들을 놀이터에 내보내거나 친구 생일파티에 보내는 것도 가슴 졸이는 일이 되었다. 개, 고양이 같은 반려동물도 감염될까 걱정되고, 반려동물 때문에 병이 옮지 않을까 불안하다.

이는 예전에 없던 완전히 새로운 사고방식이다. 그동안 우리는 만나는 사람들의 건강과 일상적인 행동과 관련지어서 자신의 건강을 관리한 적이 없었다. 에이즈 바이러스인 HIV 에피데믹이 절정에 달했을 때 어느 정도 이런 현상이 있기는 했다. 섹스를 나누는 상대 모두를 잠재적인 위험요소로 간주했기 때문에 예방조치는 필수였고, 함께 지내는 배우자에 대한 신뢰 분위기가 형성되었다.

지금도 사람들은 그때와 비슷한 방역수칙을 취하게 되었다. 하지만 이제 그 위험은 잠자리를 함께 하는 것에 국한되지 않고, 같은 공간에서 숨 쉬는 것만으로도 위험하게 되었다. 모두가 최초 감염자patient zero로 의심받아, 가족과 친구도 의심의 눈초리로 살펴보게 되었다. 어디에 갔다 왔는지, 누구를 만나고 왔는지, 감염된 적은 없는지 등등을 의심한다. 성병STDs과 유사한 점이 많지만, 이번에는 파장과 심리적인 불안감, 판단해야 할 일들, 감내해야 하는 불명예 등 치러야 할 부담이 전방위적이다.

나는 의사라는 특수한 위치에 놓여 있지만, 그래도 매일 가족과 친구들을 어떻게 대할지를 놓고 어려운 결정을 내리고 있다. 예를 들어 부모님은 여든 살이신데 건강하시고, 주위에 어울리는 사람도 많지 않다. 그렇게 바뀌신 것이다. 하지만 지금도 딸인 나는 만나신다. 그리고 나는 내 개인 진료실에 나가서 환자들을 보고, 대부분의 시간은 ABC 뉴스 스튜디오에 나가 살다시피 한다. 부모님과 만날 때는 날씨만 허용하면 가능한 한 먹을 것을 싸들고 야외로 나간다. 모두 마스크를 쓰고, 2미터 이상 사회적 거리를 유지한다. 내가 그렇게 신경을 쓰는 것이다.

부모님 두 분 다 의료계에 종사하시다 은퇴한 분이지만, 나는 두 분에게 사회적 거리를 준수하고, 대화할 때도 마스크를 내리지 마시라고 부탁했다. 어머니는 내가 운전하는 차를 타고 갈 때 차창을 올린다. 환기가 잘되도록 차창을 내리는 게 낫다고 해도 잘 듣지 않으신다. 그러면서 이렇게 사는 게 정말 싫고, '병에 걸리면 걸리는 거지 뭐'라고 하신다. 하지만 나는 어머니가 병에 걸리는 걸 정말 원치 않는다. 우리 두 아이 알렉스와 클로에도 마찬가지로 병에 걸리지 않기를 바란다.

알렉스와 클로에는 또래 다른 아이들에 비해 위험요소 관리를 한결 수월하게 하는 편이다. 우리 아이들이 팬데믹 시기에 무엇을 조심해야 하는지에 대해 잘 알고, 책임감 있게 행동해주어서 다행이다. 우리는 팬데믹 초기에 각자 가장 소중한 한 사람이 바로 우리 가족 구성원이라는 사실에 의견을 모은 적이 있는데, 그게 도움이 되었다. 아이들은 술집이나 파티에 가지 않고, 다른 불필요한 위험을 감수하려고 하지 않기 때문에 나는 별걱정을 하지 않는다. 마스크를 끼고, 2미터 이상 사회적 거리 두기도 잘 지키고, 사람이 많은 공공장소에는 가지 않는다.

그렇다고 우리 아이들이 새로운 일상에서 편히 잘 지낸다는 말은 아니다. 하버드대에 다니는 클로에는 학교에서 대면수업을 하지 않기로 하고, 아이비리그 전체가 가을 스포츠를 취소하자 2학년을 휴학했다. 클로에는 크림슨 아이스하키팀에서 뛰고 있었는데, 딸아이에게 스포츠는 대학생활에서 매우 중요한 부분을 차지했다.

클로에와 알렉스 두 아이 모두 사회생활을 하는 데 있어서 매우 힘든 결정을 내려야 했다. 나는 그런 일이 젊은 아이들에게 새로운 일상이 되리라고는 미처 생각하지 못했다. 예를 들어, 한 아이는 겉으로 보기에 분명히 팬데믹을 심각하게 여기지 않는 친구들과 계속 어울려야 할지를 놓고 며칠을 고민했다. 그리고는 마침내 그 친구들과 어울리지 않기로 결정했다. 그걸 보고 마음이 아팠다. 대학생인 아이들이 피자 모임을 갖거나 야유회 가는 문제를 놓고 바이러스 감염 위험 때문에 안 된다는 말을 하고 있는 것이다. 마약을 하거나 섹스를 하고, 술을 마시자는 모임이 아니다. 이게 바로 우리가 맞이하는 새로운 일상의 모습이다. 적응하기 매우 힘든 현실이다.

팬데믹 시기에는 어린아이들의 부모 노릇하는 일이 이전과는 완전히 다른 문제와 직면하게 되었다. 코로나-19와 관련해 많은 부모들이 어린아이들은 크게 걱정하지 않아도 되는 것으로 잘못 알고 있다. 보건 업무에 종사하는 사람들도 그렇게 생각하는 경우들이 있다. 이제는 이런 오해들이 많이 바로잡혔다. 어린아이들도 감염될 수 있고, 실제로 감염이 되고 있다. 그리고 성인과 다른 어린이, 다른 가족들에게 바이러스를 전파하기도 해 잠재적으로 광범위한 파급효과를 미칠 가능성을 안고 있다. 그 때문에 많은 이들이 아이들이 어떤 일은 해도 좋고, 어떤 일은 못하게 막아야 할지를 놓고 심각한 고민을 하게 되었다. 아이들도 방역수칙을 지키느라 이미 힘든 시간을 보내고 있다. 아이들 문제를 놓고 가정과 가정, 학교 당국자들끼리, 그리고 마을 전체가 의견이 나누어지기도 한다.

이런 의견 분열로 인해 서로 사회적인 낙인을 찍고, 심판하고, 배척한다. 모두 새로운 일상에서 매우 민감한 문제들이다. 나는 친구들 모임에서 이런 일을 매우 자주 목격한다. 최근에 한 친구가 사촌들이라며 두 명이 마스크를 하지 않은 채 같은 의자에 앉아 찍은 사진 한 장을 소셜미디어에 올렸다. 마스크는 사진 찍을 때만 벗은 것이라는 설명을 곁들였다. 그런데 사촌들 중 한 아이 엄마가 그 사진을 보고는 딸을 당장 데리고 가서 검사를 받게 했다. 바이러스의 잠복기간이나 노출시간, 감염과의 상관관계 같은 것은 따져볼 필요도 없다는 태도였다. 그 엄마는 이제 딸을 사촌과 만나지 못하게 막아 버렸다.

응급실 의사인 친구는 열 살짜리 쌍둥이 엄마인데, 친구들 중에서 자기 아이를 이 쌍둥이들과 같이 놀도록 허락해 주는 친구가 단 한 명뿐이라고 했다. 엄마가 응급실 의사라서 감염 위험이 걱정돼 어쩔 수 없다는 입장이라고 했다. 의사는 일반인들보다 위험요소를 더 철저히 관리할 줄 아는데도 그런 말을 했다.

펜데믹은 부부와 연인 관계에도 변화를 가져와 두 사람 사이

를 틀어지게도 하고, 더 가깝게 만들기도 한다. 나는 남자친구
가 감염병 전문의라서 다행인 경우다. 우리는 같은 위험을 감수
하고 있고, 감염병 대유행의 시기에 어떻게 해야 서로 안전하게
지낼 수 있는지 잘 알고 있다. 우리는 함께 살지 않기 때문에 만
날 때마다 바이러스에 노출될 위험을 감수해야 한다. 대유행 초
기에 우리는 만날 때마다 코비드-19 검사를 받기로 했다. 하지
만 계속 그렇게 하기는 어렵다는 걸 금방 깨달았다. 검사는 한
번 받고 그만두었다. 결혼한 부부나 함께 사는 커플들은 우리와
다른 걱정을 한다. 한쪽이 감염되면 어떻게 할지 걱정해야 하고,
한 침대에서 같이 잘 수밖에 없다는 점도 있다.

　이런 관계 조정은 나와 가족, 친구들 사이에 서로 겹치는 부분
이 커졌다 작아졌다 하며 벤 다이애그램을 반복해서 그려보는
것과 비슷하다. 서로 겹치는 부분이 적은 걸 원하는 사람들이
있는가 하면, 많이 겹치는 걸 전혀 개의치 않는 사람들도 있다.
하지만 겹치는 부분은 어디까지나 전체 팬데믹 다이애그램 안
에서 조정되어야 한다. 나를 비롯해 앤서니 파우치 박사나 가족
주치의, 누구도 어떤 사람을 여러분의 삶의 테두리 안에 받아들
일지, 어느 정도 받아들일지에 대해 말해 줄 수 없다. 이런 결정
은 여러분과 주위에 있는 사람들의 건강을 고려해서 내려야 한
다. 그리고 여러분의 위험 감수 수준을 고려하고, 새로운 일상에
서 여러분의 삶에 받아들일 만한 가치가 있는 사람인지를 고려
해서 결정해야 한다.

　나는 의료 분야의 위기관리 전문가로서 여러분이 누구를 어

바이러스를 이기는 새로운 습관

떻게, 언제 만나서 시간을 함께 보내도 될지에 대해 보다 현명한 결정을 내리도록 안내해 줄 것이다. 이번 장에서는 연로한 친척과 부부, 연인, 친구, 반려동물, 그리고 십대 초반, 십대 후반, 대학생 나이 또래 등 모든 연령대 자녀들과의 관계를 어떻게 조정하고, 위험을 완화할 수 있을지에 대해 설명한다.

새로운 일상에서 사람을 만나는 8가지 원칙

여러분의 위험 감수 수준이 어느 정도이건 상관없이, 그리고 누구와 만나든 새로운 일상에서 다른 사람을 만날 때는 지켜야 할 몇 가지 기본원칙이 있다. 가족, 친구와 만날 때는 특별히 더 조심스러울 것이다. 몇 달 후 방역지침이 완화되더라도 마찬가지다. 계속 조심스러워하는 사람도 있을 것이고, 지침을 무시하는 사람도 있을 것이고, 어정쩡한 태도를 취하는 사람도 있을 것이다. 하지만 다른 사람의 위기 감내 수준이 어느 정도인지, 혹은 그 수준이 언제 어떻게 바뀔지 짐작하기는 매우 어렵다. 그래서 건강하고 행복한 인간관계를 유지하기 위해 필요한 기본적인 에티켓이 필요하다. 다음에 소개하는 8가지 원칙은 여러분을 안전하게 지켜주고, 또한 다른 사람을 화나게 하거나 자극하지 않고 관계를 유지하는 데 도움이 될 것이다.

1. **위험이 상존한다는 사실을 받아들인다.** 남은 생애를 무균 버

블 안에 들어가 지내지 않는 한, 여러분이 위험 수준을 제로로 낮출 방법은 없다. 모든 사람이 검사를 받고, 백신 주사를 맞는다 해도 그렇다. 양성을 음성으로 잘못 판단하는 부정오류false negatives가 있을 수 있고, 100퍼센트 예방되는 백신은 없다. 누구든 코로나-19와 감기, 기침, 독감, 폐혈증 인두염, 홍역, 백일해를 비롯해 수십 가지의 질병에 감염될 가능성이 상존한다. 여러분이 할 수 있는 일은 위험 수준을 낮추기 위해 현실적으로, 그리고 지속적으로 가능한 한 최선을 다하는 것뿐이다.

2. **아프면 나가지 말라.** 너무도 지당한 말이다. 하지만 급성장염에서 회복된 지 불과 몇 시간 지나지 않아서 기침을 콜록거리며 사무실에 출근하고, 생일파티에 참석하는 사람들이 있다. 이런 행동은 코로나-19 이전에는 다른 사람들이 별로 달가워하지 않는 정도의 행동이었다. 하지만 이제는 매우 위험한 행동이다. 요점은 이것이다. 몸이 좋지 않으면 집에 가만히 있어라. 코로나-19나 다른 감염병에 감염되었다 싶으면 곧바로 병원으로 가고, 적어도 한두 주일은 사람들을 만나지 않도록 한다.

3. **신체 접촉은 상대방에게 물어보고 하라.** 친구나 친척을 만났는데 겉으로 건강해 보이고, 아무 문제 없어 보인다고 포옹하거나 2미터 안쪽으로 가까이 가는 일은 삼간다. 마스

바이러스를 이기는 새로운 습관

크를 벗거나 밀접 접촉을 할 경우에도 상대에게 먼저 물어본다. 상대방이 거절한다고 기분 나빠 하지 말도록 한다. 어떤 사람의 개인 건강과 코로나-19에 대한 위험요소, 위험 감수 수준은 지극히 개인적인 사안이다. 상대방이 당신을 얼마나 반가워하는지와 상관없다.

4. **제일 가까운 사람과 있을 때를 제외하고는 항상 마스크를 낀다.** 제일 가까운 사람과 있을 때를 제외하고는 항상 마스크를 끼고 사회적 거리 두기를 지킨다. 65세 이상인 사람, 신생아, 면역체계가 손상된 사람과 함께 있을 때도 마찬가지다. 이것은 해도 좋고 안 해도 그만인 문제가 아니다. 미국 질병통제예방센터CDC는 호흡기 감염 질병의 확산을 막기 위해서는 마스크를 쓰고, 2미터 이상 사회적 거리 두기를 지킬 것을 권한다.

5. **가급적 야외 활동을 한다.** 가급적 야외 활동을 하도록 하고, 실내 활동을 할 때는 환기가 잘 되는 곳에서 하는 게 안전하다. 실내 활동, 특히 환기가 잘되지 않는 공간에서의 활동은 피한다. 코로나-19뿐만 아니라 다른 여러 감염병의 확산도 방지해야 한다는 점을 잊지 않는다.

6. **다른 사람과 음식 나눠먹기는 삼간다.** 가족이나 친구들과 만나면 음식과 음료를 함께 나눠먹고 싶은 게 인간의 본성

이다. 하지만 새로운 일상에서는 소스에 찍어 먹는 칩, 팝콘, 땅콩처럼 여럿이 함께 집어먹는 간식거리는 눈에 안 보이는 곳으로 치우도록 한다. 접시, 그릇, 잔은 다른 사람과 같이 쓰지 말고, 식당에서 음식이나 후식을 다른 사람과 나눠먹을 때는 극히 조심한다.

7. **지켜야 할 방역수칙에 대해 미리 이야기한다.** 새로운 일상에서 사람들과 어울리는 일은 긴장되고, 어색하고, 불편할 수 있다. 모두 민감해져 있고, 당분간 계속 그럴 것이다. 친구나 가족들의 기분을 언짢게 하지 않으려면 만나기 전에 코로나-19와 관련해 서로 어떤 원칙을 지키는 게 좋을지 미리 이야기를 나누는 게 좋다. 서로 서운한 일이 생기지 않으려면 이렇게 하는 게 좋다. 만나기 전에 이런 이야기를 나눌 만큼 가까운 사이가 아닌 경우에는 마스크를 쓰고, 2미터 거리 두기를 하면서 만나는 게 좋다.

8. **초대를 거절할 때는 솔직하게 양해를 구한다.** 누구를 만나기가 꺼려질 때는 건강이 걱정되어서 만나지 않는 게 좋겠다고 솔직하게 양해를 구한다. 당신이 자신의 건강이 걱정되어서 만나지 않는 게 좋겠다는 식으로 말해주면 상대방도 기분이 상할 가능성이 낮아진다. 개별적으로 받은 초대를 거절할 때는 적절한 대안을 모색한다. 예를 들어 초대받은 저녁식사 자리에 참석하고 싶지 않을 때는 식사가

시작되기 전 화상전화로 그곳에 모인 사람들에게 안부인사를 전하는 방법을 생각해 볼 수 있다. 결혼예식에 참석하지 않을 경우에는 신랑신부에게 미리 연락해 나중에 예식 사진이나 비디오를 보고 싶다는 식으로 양해를 구한다.

65세 이상 고령자를 만날 때 지켜야 하는 원칙

새로운 일상에서 가장 걱정되는 일 가운데 하나는 나이 드신 친척이나 친구들과 만나는 일이다. 걱정되는 게 당연하다. 나이는 단일 요인으로는 가장 큰 위험요소이다. 코로나-19 중증 증상을 유발하는 가장 큰 위험요소가 나이이고, 미국 내 코로나-19로 인한 사망자 매 10명 가운데 8명이 65세 이상 고령자이다.[1] 고령자는 독감을 비롯한 다른 감염병에도 취약하다.

나이 많은 가족 구성원이나 친구들과 시간을 함께 보내려고 한다면 언제, 어디서 어떤 방식으로 만날지를 신중히 결정해야 한다. 고령의 친지들을 굳이 만나는 경우 도움이 될 가이드라인을 소개한다.

만날 것인가 말 것인가

새로운 일상에서 고령의 친척이나 친구를 만날지 여부는 신중하게 결정해야 한다. 우선 그 고령의 친척이나 친구에게 내가 직접 보러 찾아가도 좋겠는지 물어보도록 한다. 만약 상대가 내가 가는 걸 달가워하지 않는다고 해도 언짢게 받아들이지 말고, 억지로 가겠다고 우기지 말아야 한다. 위험을 감수하는 정도는 사람마다 다르며, 모두가 자신의 건강과 안녕을 지킬 권리를 갖고 있다는 점을 잊지 말기 바란다.

고령의 친척이나 친구가 여러분이 찾아오는 걸 괜찮다고 하는 경우에도 그렇게 하는 게 새로운 일상에서 과연 사려 깊은 일인지 따져보도록 한다. 다음은 방문 여부를 결정할 때 고려해야 할 세 가지 변수들이다.

⇨ **상대방의 위험요소:** 보통은 고령일수록 감염병에 걸릴 위험 요소가 더 크다. 예를 들어 코로나-19에 걸려 사망할 확률은 세대가 위로 갈수록 급격히 높아진다. 65세부터 74세 사이 연령대의 경우 코로나-19로 사망할 확률은 90배 높아지고, 85세가 넘으면 이 병으로 사망할 확률이 630배 더 높아진다.[2] 또한 고령이면서 과체중이거나 비만인 경우, 심장병, 당뇨병, 고혈압 등 다른 질병이 있는 사람은 중증으로 발전할 가능성이 훨씬 더 많다.

⇨ **자신의 질병 노출 범위를 체크한다:** 정도의 차이는 있지만 우리 모두 감염병에 노출된 채 살고 있다. 대가족이고, 외부에서 일하고, 마스크를 쓰다 말다 하는 사람은 혼자 살고, 재택근무를 하고, 방역수칙을 철저히 지키는 사람보다 박테리아나 바이러스에 감염될 확률이 훨씬 더 높다. 자신의

일일 스케줄도 살펴본다. 헬스클럽, 식당, 술집을 비롯한 실내 장소에 다니면 질병에 노출될 가능성이 더 높아진다. 코로나-19가 빈발하는 곳에 살면서, 코로나-19 발생 빈도가 비교적 낮은 곳에 사는 고령의 친척이나 친구를 보러 다닌다면 여러분이 질병의 노출 범위를 크게 넓히는 게 된다.

⇨ **방문 여부 결정하기:** 여러분이 어디를 어떻게 찾아가는지에 따라 위험 수준을 크게 높이거나 낮출 수 있다. 예를 들어, 어떤 장소를 두 시간 동안 들를 것이냐, 아니면 두 주 동안 가 있을 것이냐에 따라 위험 수준은 크게 달라진다. 고령의 지인을 바깥에서 잠깐 보고 올 것인가, 아니면 집안으로 들어가서 볼 것인가? 찾아가는 집이 2미터 거리 두기를 지킬 수 있는 집인가, 아니면 비좁은 아파트라서 집 안에 들어가면 거리 두기를 지키기 힘든가? 코로나-19 상황에서 혹시 2주간 격리를 해도 되는 사정인가? 필요하면 코로나 사전 검사를 받을 수 있는가?

이 세 가지 변수를 잘 따져보면 고령의 친지나 친구를 찾아가서 만날지 여부를 결정하는 데 도움이 될 것이다. 위험을 완전히 제거할 수는 없지만, 질병 전파 가능성을 완화하기 위해 필요한 조치를 취할 수는 있다. 누구를 찾아갈 때는 모두에게 마스크를 써달라고 당부하고, 사전 검사를 받도록 하는 등의 조치를 취할 수 있을 것이다.

고령자는 갓난아이처럼 조심해서 본다

갓난아이를 보러 가면 아기를 껴안고 입맞춤을 하거나 아이를 여기저기 맘대로 만지면 안 된다는 것은 모두 알 것이다. 고령의 가족이나 친구도 마찬가지다. 키스나 포옹 등 직접적인 신체 접촉은 삼가도록 한다.

예방수칙을 지킬 필요성을 조리 있게 설명한다

나이 많은 사람에게 병을 옮기면 어쩌나 하고 걱정되더라도 상대방은 여러분의 그런 걱정에 동의하지 않을 수 있다. 많은 베이비부머 세대와 나이 드신 어른들은 새로운 일상에서 자신의 건강을 크게 걱정하지 않는다. 그래서 마스크를 잘 쓰지 않고, 2019년 이전처럼 사람을 스스럼없이 만나려고 한다. 산전수전 다 겪었으니 질병도 쉽게 이겨낼 수 있다는 생각도 한다. 그리고 행동에 제약을 받거나 해오던 생활방식을 포기하느니 차라리 아프고 말겠다고 생각하는 사람도 있다.

나이 드신 친척이나 친구의 건강이 걱정된다면 그런 사실을 차근차근 조리 있게 설명해 주도록 한다. 겁을 먹도록 하지는 말고, 팩트를 가지고 왜 예방조치를 취하는 게 좋은지 설명한다. 어떻게 하면 그런 조치를 지킬 수 있겠는지에 대해서도 의견을 물어보도록 한다. 그분들이 자기는 건강 걱정하지 않으니 그런 조치를 따르지 않겠다고 하면, 찾아가는 여러분이나 다른 사람

요양원 방문 때는 특별히 더 조심한다

요양원에서 지내는 고령자들은 코로나-19에 감염될 경우 사망률이 가장 높은 군에 속한다. 고령인 탓도 있고, 직원과 방문객, 그리고 병원과 집을 오가는 거주자들이 함께 이용하는 회전문 같은 곳이기 때문이기도 하다. 요양원에 들어가 있는 친척이나 친구를 방문하려는 경우에는 위험에의 노출, 그리고 이득과 위험 부담의 비율을 신중히 생각해 보기를 권한다. 일단 방문하기로 했다면, 그 시설이 방역조치를 제대로 시행하는 곳인지 먼저 알아보도록 한다. 해당 시설에 도착하면 곧바로 발열 체크를 하고, 방문자 명부에 관련 사항을 기입한다. 시설물 안에서는 항상 마스크를 쓰고, 2미터 거리 두기를 지킨다. 그리고 손을 꼼꼼히 자주 씻는다. 이러한 방역수칙은 일반 가정을 방문할 때도 그대로 지키도록 한다.

의 건강을 위해 그렇게 해달라는 식으로 부탁한다. 그래야 그분들을 오래오래 뵐 수 있기 때문이라고 말해준다.

어린아이를 만날 때 지켜야 할 수칙

의과대학에서 소아과 공부를 할 때 자주 들은 말인데, 팬데믹 기간 동안 나도 방송에서 이 말을 자주 써먹는다. '아이는 작은 성인이 아니다.'는 말이다. 그래서 소아과라는 개별 의료 분야가 있는 것이다. 성인의 질병을 아이의 몸에 구겨 넣어서 적용하면 같은 결과가 나타날 것으로 기대하면 안 된다. 코로나바이러스는 이 말이 사실임을 입증하는 완벽한 사례이다.

그 이유는 이렇다. 어린이는 코로나-19에 감염되어도 중증으로 가지 않는다는 초기 연구자료가 나왔을 때, 많은 부모와 일부 의사들도 이를 아이들은 코로나바이러스에 감염되지 않는다는 말로 잘못 받아들였다. 하지만 이는 사실이 아니다. 특히 파우치 박사와 나는 텔레비전에 나와서 이 잘못된 인식을 바로잡기 위해 많은 애를 썼다. 우리는 시청자들에게 아이들도 감염될 수 있고, 실제로 감염되고 있으며, 다만 중증이 되거나 사망에 이를 확률은 성인들에 비해 크게 떨어진다는 점을 되풀이해서 강조했다. 물론 어린이들도 이 바이러스로 사망하는 경우가 있다. 하지만 잘못된 인식은 이미 광범위하게 퍼져서 펌프에 마중물을 부은 것처럼 새로운 일상에서 어린이와 관련해 잘못된 조치들을 낳게 만들었다.

어린이들이 바이러스 전파에 어떤 역할을 하는지는 아직 정확히 밝혀지지 않았다. 하지만 어린이들이 코로나-19에 감염될 수 있고, 실제로 감염되고 있는 것은 이미 드러난 사실이다. 그리고 어린이도 성인과 마찬가지로 이 병을 다른 사람들에게 전파시킨다. 또한 어린이들은 증상이 가볍거나 무증상인 경우가 많은데, 이는 아이들이 이 바이러스의 조용한 전파자가 될 가능성을 높여준다. 아이들은 또한 바이러스의 양이 성인보다 더 많을 수가 있다.[3] 그래서 감염되면 수주에 걸쳐 바이러스를 내보내게 되어 질병의 전파력이 높을 수도 있고, 그렇지 않을 수도 있다.[4] 더구나 어린아이들은 혼자 있지 않고, 부모나 조부모, 돌보미 등 코로나-19에 감염될 경우 심하게 앓을 사람들과 함께 있다는 점도 위험요소이다.

소아과에서 진료하는 연령대라고 모두 일괄적인 기준이 적용되는 것은 아니다. 걸음마 하는 아이와 십대 사이에는 신체적으로 정신적으로, 그리고 정서적으로 큰 차이가 있는 것과 마찬가지로, 코로나-19와 관련해서는 모든 연령대가 각자 서로 다른 위험요소를 갖고 있다. 부모, 친척, 친구 등 어떤 관계에 있는 사람이든 아이들과 접촉할 때는 이런 변수를 모두 감안해야 한다.

신생아와 유아, 십대 미만 어린이, 십대 초반, 고등학생과 대학생의 네 가지 연령대로 구분한 다음 새로운 일상에서 이들을 안전하게 지켜주기 위해 필요한 조치들에 대해 설명하고자 한다. 소아과에서 다루는 연령대 아이들이 코로나-19에 걸리면 신체적, 정서적으로 다른 연령대와 구분되는 독특한 특징들을 보여준다. 마찬가지로 여러 연령대 사이에서 나타나는 민감한 차이점을 충분히 알면 이처럼 다루기 힘든 문제에 보다 효과적으로 적응해 나갈 수 있을 것이다.

신생아와 유아

갓난아기는 면역체계의 상당 부분을 엄마에게 의존한다. 엄마 뱃속에 있을 때 항체를 받고, 모유를 통해서도 항체를 받아들인다. 그리고 필요한 예방접종을 한다. 하지만 유아의 면역체계는 아직 대단히 미숙한 단계에 있고, 질병에 감염될 경우 나이가 조금 더 든 어린아이가 같은 병에 걸렸을 때보다 훨씬 더 심각하게 앓을 수가 있다. 이런 이유 때문에 팬데믹 이전에도 그렇겠지만, 새로운 일상에서는 신생아와 유아들에게 가까이 갈 때는 대단히 조심스럽게 행동해야 한다.

부모는 아이가 태어나고 최소한 한 달 동안은 방문객을 완전히 막도록 한다. 가장 가까운 사람을 가리키는 '팬데믹 포드' pandemic pod를 극소수로 제한해 노출이 중복되는 영역을 최소화하도록 한다. 부모 자신이 코로나-19나 독감을 비롯한 감염병에 걸렸다는 의심이 들면 산부인과나 소아과 의사에게 보인 다음 일시적으로 아기와 거리를 두도록 한다. 아기에게 감염병을 옮기는 위험이 아기와 부모 사이의 유대감 형성을 잠시 보류하는 것보다 더 무섭다.

신생아를 보러 갈 때는 아기 부모에게 미리 연락해서 가도 좋은지 확실한 입장을 듣도록 한다. 아기를 보러 가기 전 최소한 1주일 이상 자신이 무증상이고 건강한 몸 상태인지 확인한다. 병원의 살균 가운을 입지 않는 경우에는 마스크를 착용하고, 손을 깨끗이, 자주 씻도록 한다. 아기와의 접촉은 최소화한다. 아기 부모와의 접촉도 가능한 한 줄인다. 무엇이든 아기 부모에게 옮기면 곧바로 아기에게 전달될 수 있기 때문이다.

가까운 가족 구성원이면 아기를 몇 분 간 안아보는 것은 괜찮을 것이다. 하지만 가까운 가족이 아닌 경우에는 부모가 괜찮다는 입장을 보이더라도 굳이 아기를 안아보는 게 좋을지 한 번 더 생각해 보기를 권한다. 어떤 상황에서건 신생아에게 입을 갖다 대지 않도록 한다. 특히 얼굴이나 손에는 대지 말라. 손에다 대면 아기 입으로 곧바로 들어간다.

한 살부터 9세까지 어린이

기본적으로 이 나이 어린이는 통제하기가 어렵다. 시키는 대로 말을 잘 듣지 않고, 위생 관리가 전반적으로 양호하지 않다. 끊임없이 손으로 얼굴을 만지고, 주위에 있는 물건은 가리지 않고 건드려 본다. 이 나이 아이들은 또한 운동기능이 덜 발달해서 손을 씻고, 마스크 쓰는 것도 서툴다. 그리고 손잡이, 난간, 옆에 있는 어른 등을 붙잡지 말라고 해도 소용이 없다.

그렇다고 하더라도 아이들이 마스크를 쓰고, 손을 제대로 씻고, 사회적 거리 두기를 실천하는 것은 대단히 중요하다. 어린아이들도 코로나-19에 감염될 수 있다. 그리고 아이들은 중증을 오가지 않고, 치사율이 아주 낮다고 하더라도 부모나 조부모, 그리고 다른 취약한 어른들에게 질병을 옮길 수가 있다. 이 나이 때의 아이들은 나이가 좀 더 든 아이들에 비해 코로나-19 증상이 덜 심하게 나타나기 때문에 이들이 침묵의 전파자가 될 가능성은 그만큼 더 높아진다.

그리고 이 연령대의 아이들은 다른 아이들과 밀접한 신체접촉을 할 가능성이 더 높다. 그렇기 때문에 이들이 사회적 거리 두기와 마스크 쓰기를 제대로 실천하지 않을 경우 위험 반경이 순식간에 대폭 늘어나게 된다. 기저질환이 있는 아이가 있을 수 있다는 점을 잊지 말아야 한다. 이런 아이들은 코로나-19에 감염될 경우 심한 합병증세를 보일 가능성이 높다. 그리고 마지막으로, 이 연령대 아이들은 다기관 염증 증후군multisystem inflammatory syndrome을 나타낼 수 있는데, 희귀한 경우이기는 하지만 코로나-19와 겹치면 심각한 상태를 나타낼 수 있다.[5]

이 나이 때의 아이들에게 방역수칙을 가르치고, 지키라고 요구하는 것은 무리한 요구일 수 있다는 점은 나도 안다. 하지만 아이들은 화장실 사용법도 배우고, 마스크 쓰기도 배우고, 다른 사람과 거리 두기도 배워서 실천할 수 있다. 화장실 사용법을 가르치는 것도 쉬운 일은 아니다. 화장실 훈련처럼 아이들도 일단 한번 배우고 나면 어른이 계속 간섭하지 않아도 배운 대로 실천할 수 있다.

아이들에게 방역수칙을 가르치는 일은 새로운 일상에서 많은 부모들이 다음과 같은 더 큰 일과 관련해 결정을 내리는 데 도움이 될 것이다. 아이를 대면수업을 포함해 아이의 발달에 매우 중요한 단체 활동에 보낼 것인가? 유치원, 팀 스포츠, 음악학원, 무용학원, 여름방학 캠프를 비롯해 다른 아이들과 어른들이 함께 어울리는 행사에 아이를 보낼 것인가?

나는 이런 결정을 내리는 데 도움을 얻으려면 안팎을 두루 살펴보라고 권한다. 무슨 말이냐고? 안을 보라는 말은 팬데믹 기간중에도 서로 내왕하는 아주 가까운 사람들의 건강상태를 꼼꼼히 살펴보라는 말이다. 모두 건강한가? 비만을 비롯해 기저질환을 가진 사람이 한 명이라도 있는가? 기저질환이 있으면 코로나-19에 감염될 경우 심각한 합병증을 유발할 가능성이 매우 높아진다. 조부모나 연세 드신 친척이 아이들을 돌봐주시는가? 여러분이 연세 드신 친척을 자주 보러 가는 편인가?

바깥을 보라는 말은 외부 모임에 참여하는 데 따르는 위험을 따져보라는 것이다. 여러분이 사는 지역에서 코로나-19나 다른 감염병의 감염율은 얼마인가? 아이를 보내고자 하는 곳은 실외인가? 실내인가? 환기는 잘 되는 곳인가? 교사나 인솔자가 아이들에게 거리 두기를 지키도록 할까? 최소한 서로 포옹 같은 밀접한 신체접촉은 하지 말라고 시킬까?

최악의 시나리오를 생각해 보자. 아이가 감염된 다음 제일 가까운 가족 구성원들에게 바이러스를 노출시킨다. 그 가족 구성원들이 비교적 건강하고 위험요소가 적다면, 그 모임은 위험부담이 낮아진다. 그리고 여러분이 있는 지역의 감염 건수가 많지 않으면 아이를 그룹 활동에 보내도 문제가 없을 것이다.

팬데믹 기간중에 아이들끼리의 개별적인 놀이 약속은 어떻게 할 것인가? 이는 새로운 일상에서 많은 부모들이 결정하기 어려운 문제이다. 다른 아이 집안의 건강 습관이나 조치에 대해 서로 못마땅한 생각을 하기 쉽고, 이 때문에 많은 불화와 사회적인 낙인찍기, 따돌림이 생겨난다. 나는 건강 습관과 위험 감내 수준이 여러분 가족과 비슷한 가족을 찾으라고 권하고 싶다. 궁금한 점에 대해서는 물어봐도 된다. 새로운 일상에서는 사람 많은 곳에 갈 때 마스크를 쓰는지, 백신을 맞았는지 등을 누가 물어본다고 기분 나쁘게 생각하지 말도록 한다.

아이들끼리의 놀이 약속이든 단체 모임에 보내든, 아무리 조심하더라도 위험을 제로로 떨어뜨릴 수는 없다는 점을 명심해야 한다. 그리고 아이를 학교에 보내지 않는다거나, 또래 친구들과 어울려 놀지 못하게 하면 정신적으로 정서적으로, 신체적으로도 심각한 수준의 손실이 뒤따르게 된다. 마지막으로, 아이들이 무슨 짓을 하든, 거기에는 위험이 뒤따른다는 점을 잊어서는 안 된다. 코로나-19가 무서워 아이들을 집에만 있게 할 수는 있다. 하지만 그렇게 하면 아이들에게 나쁜 결과가 일어날 수 있

다. 그 나이 또래 아이들이 집에서 놀다 까딱 잘못해 다칠 일은 수없이 많다.[6]

10살에서 14살 사이

앞서 낮은 연령대 아이들에게 적용되는 방역수칙이 이 연령대 아이들에게도 똑같이 적용된다. 모두 마스크를 쓰고, 손을 자주 씻고, 사회적 거리 두기를 지키도록 한다. 십대 초반 아이들은 코로나-19에 걸려도 무증상인 경우가 많다. 그렇기 때문에 이들은 모르는 가운데 어른과 다른 아이들에게 바이러스를 전파할 수가 있다.

더 어린 아이들과 달리 이 연령대 아이들은 좀 더 성숙한 편이고, 보통은 어른의 지시에 잘 따르는 편이다. 그리고 예를 들어, 왜 마스크를 써야 하는지 그 이유에 대해 설명해 주면 제대로 이해할 수 있는 인지능력을 갖고 있다. 또한 십대 초반은 감수성이 아주 예민한 시기이기 때문에, 십대 후반 아이들보다 지시에 더 잘 따르는 경향을 보인다. 그래서 팬데믹 시기에 이 연령대 아이들은 방역수칙을 시행하는 데 있어서 '스윗 스팟'sweet spot으로 불린다. 최적의 연령대라는 말이다.

부모들은 아이의 이런 특성을 잘 이해하고 (1)사실대로 설명해 주고, (2)어떤 수칙을 지키면 좋겠다고 분명하게 알려주도록 한다. 아이들과 성숙한 수준의 대화를 갖고, 바이러스에 대해 아는 내용을 알려주고, 우리가 모르는 가운데서도 질병이 전파될 수 있다는 점을 충분히 설명해 준다. 본인은 전혀 아프지도 않은 가운데 질병을 전파시켜서 다른 사람을 매우 아프게 만들 수 있다는 점을 분명히 말해준다. 겁을 주는 대신 팩트에 대화의 초점을 맞춘다. 새로운 일상에서 어른들이 느끼는 감정과 불안감을 아이도 함께 갖도록 해준다.

고교생과 대학생 자녀

십대 후반과 젊은 성인들을 상대할 때는 환자 인구의 특성을 제대로 아는 게 매우 중요하다. 이 연령대 젊은이들을 더 어린 아이들이나 더 나이 많은 성인처럼 대하다가는 99퍼센트 틀리게 된다. 부모, 친척, 혹은 가족의 친구이건 관계없이 고교생과 대학생 아이들의 심리를 잘 활용하면 그들의 행동을 잘 이끌 수 있을 뿐만 아니라, 새로운 일상을 사는 모든 이들을 더 건강하고 행복하게 이끌 수 있다.

알다시피 십대 후반은 아이들이 부모로부터 떨어져서 자신의 독립성을 찾고, 기존의 권위에 의문을 제기하고, 맞서기도 하는 시기이다. 자신의 정체성을 적극 모색하고, 자기감정을 조절하고, 가족 외의 세상과 보다 성숙한 관계를 맺으려고 노력하는 때이다. 팬데믹 이전에도 이들은 다루기 힘든 연령대였다. 팬데믹 시대에는 이들을 다루는 게 특히 더 힘들다.

이들은 다른 사람으로부터 이래라저래라 지시 듣는 걸 제일 싫어한다. 이들에게는 사회적인 교류가 생명소와 같고, 친구들과 어울리고 싶어 한다. 자신의 정체성을 고집하기 때문에 이들 가운데 다수가 마스크 쓰는 걸 좋아하지 않는다. 마스크를 쓰면 각자의 개성이 드러나지 않기 때문이다. 그리고 밀접한 접촉을 하고 싶어 하고, 성에도 눈을 뜨는 시기이다. 이런 모든 게 극히 정상적인 행동이다.

내가 이 연령대 젊은이들에게 주는 조언은 훌륭한 의사가 환자들에게 하는 조언과 같다. 솔직하게 터놓고 이야기를 시작하라는 것이다. 팬데믹 때문에 모두가 힘든 시간을 보내고 있다는 사실을 인정한다. 이 연령대 젊은이들은 사회적으로, 성장 면에서 특히 더 어려운 시기에 처해 있다. 아이들의 사정이 그렇다는 점을 인정해 주는 게 좋다. 그렇지 않으면 다음부터 아이들은 당신이 무슨 말을 해도 듣지 않으려고 할 것이다.

십대 초반 아이들에게 해준 것처럼 질병의 배후에 있는 과학을 설명해 주도록 한다. 질병 전파 과정에서 이 연령대 아이들이 어떤 역할을 하는지, 이들이 자신도 모르는 사이에 쉽게 질병을 확산시킬 수 있다는 사실을 알려준다. 여러분을 비롯한 나머지 가족 구성원들과 학교 선생님, 그리고 친구와 친구의 가족들에게까지 병을 옮길 수 있다는 말을 해주는 것이다.

이 연령대 아이들은 자기중심적인 경향이 강하기 때문에 그들 자신만 위험한 게 아니라, 주위에 있는 모든 사람의 안전이 위협받기 쉽다. 그래서 더 큰 범위 안에 있는 사람들의 이익을 위해 방역수칙이 필요하다는 점을 아이들에게 설명한다. 성숙한 책임감이 필요한 상황에서 이제 그들도 성인이 되었음을 입증해 보일 때라고 말해준다. 어른이 된다는 것은 자기가 원치 않더라도 꼭 필요하고, 해야 한다면 하는 것이라고 설명해 준다.

십대나 나이 어린 성인들과 이야기할 때는 아이들이 지켜야 할 세부적인 예방조치들에 대해 솔직하게 말해준다. 그러면서 기대치 또한 현실적으로 갖는 게 좋다. 아이들의 행동을 일일이 이래라저래라 통제할 수 없다는 점은 알아야 한다. 친구들과 최소한 2미터 거리 두기는 지키는 게 좋지만 2.5미터면 더 좋고, 어쨌든 20센티미터보다는 2미터 떨어지는 게 더 낫다는 식으로 말한다. 마스크 쓰기를 거부한다면 자기 개성을 나타낼 수 있는 얼굴 가리개를 써보라고 권한다. 색깔이 들어가고, 패션감, 디자인이 모두 살아 있는 것으로 해도 좋다고 말해준다.

십대나 대학생 아이들에게는 팬데믹을 보다 지속적인 방법으로 견딜 수 있는 방법을 권한다. 예를 들어, 나는 아이들의 제일 가까운 친구나 연인을 우리 가족 구성원에 포함시키는 데 대해 좋다고 동의했다. 그렇게 하니 우리 가족 모두 지내기가 한결 수월해졌다. 집안 식구들이 관심을 돌릴 수 있도록 기분전환 거리를 만들어 보는 것도 좋다. 식구들이 하지 못하게 된 일에 대한 보상이 되도록 하는 것이다. 예를 들어 반려견이나 반려 고양이를 입양해서 십대 아이들이 돌보도록 하면 많은 시간을 집안에서 지내게 된 아이들에게 도움이 될 수 있다. 아이들에게 자기 방 페인트 칠을 하도록 시키거나, 용돈을 조금 주고 동생 돌봐주기 같은 것을 맡기는 것도 괜찮은 방법이다.

그리고 마지막으로, 새로운 일상에서는 십대와 어린 성인들도 겉으로 드러내지 않지만 실제로는 많은 걱정을 하고, 겁먹고 있다는 사실을 명심하도록 한다. 내가 돌보는 환자의 절반은

코로나 양성 판정을 받으면 어떻게 할 것인가

코로나-19 양성 판정을 받으면 제일 먼저 할 일은 집으로 가서 자가격리에 들어가는 것이다. 두 번째 할 일은 최근 2주 동안 밀접 접촉을 한 사람들 모두에게 전화를 거는 것이다. 직장에서 접촉한 사람들을 비롯해 식당, 헬스클럽, 교회, 술집 등 모든 장소가 포함된다. 전화를 거는 일이 쉽지 않을 것이다. 하지만 이는 절대적으로 필요한 일이다. 여러분이 접촉한 친구나 친척이 이 질병을 다른 사람 수십 명에게 퍼트릴지 모른다는 두려움에 사로잡혀 지내는 것보다는 전화 거는 게 훨씬 더 쉬운 일이다. 죄책감과 당혹감, 두려움을 느낀다면 통화할 때 솔직하게 그런 감정을 이야기해 주는 게 좋다. 어쩌면 여러분의 친구나 친척들이 생각보다 더 이해심이 많다는 사실을 알고 놀라게 될 것이다.

21세 미만이고, 그들 가운데 다수가 시험장에서 졸도한 적이 있는 아이들이다. 그리고 자기들이 알던 세상이 이처럼 뒤집어지고 나서부터 스트레스와 불안감에 시달리고 있다고 털어놓았다. 아이들이 어떤 감정 상태에 있는지 민감하게 주의를 기울이고, 감정을 솔직하게 털어놓으라고 용기를 북돋워준다. 털어놓을 상대가 부모라도 좋고, 전문 심리치료사라도 좋다.

팬데믹 시기의 현명한 부부관계와 연인관계

팬데믹은 결혼한 부부와 연인들에게 스트레스와 사회적 고립, 경제적 불확실성, 자녀 양육의 어려움, 결혼생활과 애정을 유지하는 데 여러 가지 어려운 문제를 안겨주었다. 모두 다 상당 기간 우리를 괴롭힐 문제들이다. 결말은 복합적으로 나타난다. 관계가 더 깊어지는 경우도 있고, 파탄이 나는 관계도 있다. 결혼하지 않은 커플들은 기혼자들보다 폭풍우를 더 잘 견디는 것 같다. 여론조사기관 입소스Ipsos의 조사결과에 따르면 결혼하지 않은 10명 가운데 7명이 팬데믹이 시작된 이후 연인과의 관계가 더 깊이 발전했다고 대답했다.[7]

하지만 이런 커플은 일반적인 경우가 아니라 예외에 속할지 모른다. 이혼 전문 변호사들이 든 사례를 보면 이혼에 대한 관심이 급증한 것으로 나타났다.[8] 그리고 앞에서 든 입소스 조사 결과에서는 미국 내 결혼한 커플이나 동거 중인 커플 10쌍 가운데 1쌍은 팬데믹과 관련한 문제로 헤어질 가능성이 매우 높은 것으로 나타났다.[9] 5쌍 가운데 1쌍은 이전보다 더 많이 싸우며, 미국인 27퍼센트는 언제든 팬데믹이 끝나기만 하면 서로 헤어지거나, 별거 내지 이혼할 가능성이 높은 커플을 1쌍 이상 알고 있다고 대답했다.[10]

나도 굿모닝 아메리카에서 여러 차례 말했지만, 위기는 최상의 결과와 최악의 결과를 사람들에게 안겨준다. 이러한 양 극단이 벌어지는 것을 제일 먼저 목격하는 장본인이 바로 우리의 가

팬데믹 시기의 섹스와 독신생활

팬데믹 시기에 데이트를 해도 괜찮을까? 섹스는 해도 되나? 독신 환자들로부터 거의 매일 듣는 질문이다. 내 대답은 이렇다. 답하기 쉬운 문제가 아니다. 대단히 복잡미묘한 상황이다. 여러분이 하는 모든 행동에는 늘 위험이 따르고, 여러분은 그런 위험을 줄이기 위해 현명한 판단을 할 수가 있다. 섹스로 전파되는 질병에 감염될 가능성을 줄이기 위해 적용하는 판단기준을 거의 그대로 생각하면 될 것이다.

우선 데이트 상대를 골라서 하도록 한다. 상대가 여러분과 같은 수준의 건강 습관과 위험 감수 습관을 갖고 있는가? 예를 들어 나는 마스크를 쓰는데 마스크의 효용을 믿지 않는 사람과 데이트하고 싶지는 않을 것이다. 그리고 나는 사회적 거리 두기를 실천하는데 붐비는 술집에서 시간을 보내려는 사람과는 데이트하고 싶지 않을 것이다. 또한 그 사람과의 관계가 자신에게 얼마나 중요한지 자문해 본다. 진실로 좋아하고, 미래를 함께할 사람이라면 위험을 무릅쓸만한 가치가 있을지도 모른다. 하지만 몇 주 만나고 말 상대라면, 앞의 경우와 같은 위험부담을 하지 않는 게 현명하다.

장 중요한 다른 한 사람인 경우가 많다. 특히 커플 가운데 어느 한쪽이나 양쪽 모두가 정신건강상에 문제를 겪는 경우 서로의 관계를 이끌어나가기가 결코 쉽지 않다. 하지만 이런 일은 새로운 일상에서 다반사로 일어난다. 내가 줄 수 있는 최선의 조언은 소통하고, 소통하고, 또 소통하라는 것이다. 파트너를 비난하지 말고, 겁이 나는지, 스트레스가 심한지, 숨이 막힐 것 같은지 등등 자신의 기분을 파트너에게 있는 그대로 이야기하라는 것이다. 공감과 연민의 정을 가지고 무엇이 필요한지를 배우자나 파트너에게 털어놓는다. 상대도 스트레스로 가득찬 시간을 보내는 사람이다. 지금 어떻게 해주면 건강하고 행복한 기분이 들겠는지 서로 물어보도록 한다.

배우자나 동반자와의 관계가 어떻든 상관없이 지금 있는 근심, 걱정에다 건강 걱정까지 보태지 않도록 한다. 배우자나 파트너가 아프면 같은 침대에서 자지 않도록 한다. 코로나-19 이전에도 한쪽이 아프면 그렇게 하는 게 옳았지만, 이제는 예전보다 훨씬 더 중요하게 되었다. 한 침대에서 하루에 8시간 가까이 같이 자는 것은 타인과 가장 밀접하게 접촉하는 것이다. 어느 한쪽이 아프면 침대는 그 사람에게 양보하고, 건강한 상대방은 보조침대를 이용하거나 바닥에서 자도록 한다. 아플 때는 너무 가까이 지내지 말도록 한다. 초기 증상이 나타나고 열흘 정도는 그렇게 조심하는 게 좋다.

원만한 친구관계를 위한 7가지 요령

팬데믹에서는 우리가 맺는 모든 관계가 사회적인 의미를 갖는다. 다른 사람이 여러분에게 매우 심각한 질병을 전파할 수 있는 상황에서는 여러분이 아는 모든 사람에 대한 평가를 다시 할 수밖에 없다. 보고 싶지만 반드시 보지 않아도 되는 친구들은 우선순위에서 뒤로 미룰 수밖에 없다. 그렇기 때문에 친구들을 철저히 재평가할 수밖에 없다. 이런 이유로, 새로운 일상에서는 위험 감내 습관과 건강 습관을 놓고 이견이 생기고, 또한 서로 만나지 않다 보니 많은 친구 관계가 깨지게 된다. 반대로 위기가 친구 관계를 더 밀접하게 만드는 경우도 있다. 서로가 필요해서 함께 시간을 보내다 보니 그렇게 되는 것이다.

나는 의사이지 치료사는 아니기 때문에 여러분의 친구 관계를 회복시킬 수 있는 방법을 알려주지는 못한다. 하지만 친구에게 지켜야 할 에티켓은 말해줄 수 있다. 가족처럼 아주 가까운 사이가 아닌 사람들과 시간을 보낼 때 명심해야 할 7가지 요령을 소개한다.

1. **몸이 아플 때는 집에 있어라.** 잔소리처럼 들릴지 모르지만 그래도 해야겠다. 아프면 집에 있어라. 친구를 만나는 데는 다른 잣대를 적용하는 사람들도 있겠지만, 감염병의 시대에는 반드시 함께 하는 게 우정은 아니다.

2. **예방조치에 대해 미리 이야기한다.** 친구를 한두 명이나 여러 명 단체로 만나면 어떤 방역수칙을 취하는 게 모두가 편할지에 대한 이야기부터 일부러 시작한다. 이렇게 하면 혹시라도 언짢아하는 사람이 생기지 않도록 미리 예방할 수

있다. 이런 대화를 통해 각자의 생각을 미리 밝힘으로써 다른 친구들이 취하는 예방조치를 서로 존중하도록 한다.

3. **최대공약수를 따른다.** 안전문제에 특히 민감한 친구가 있을 수 있다. 식당에 가지 않겠다거나 실내 모임을 좋아하지 않을 수가 있다. 이럴 때는 그의 생각을 존중해 주고, 만날 때마다 그의 입장을 감안하도록 한다. 다른 사람 차에 타면 안전벨트를 맨다거나 친구 집에 들어갈 때 신발을 깨끗이 털고 들어가는 것과 비슷한 일이라고 생각하면 될 것이다. 상대방이 그렇게 해주기를 원한다면 고개를 끄덕여 주거나 미소를 지어주고, 그렇게 따르는 게 바람직하다.

4. **각자의 위험 감수 성향을 존중한다.** 각자 자기만의 위험 감수 한계가 있다. 팬데믹 이전에도 그랬다. 예를 들어, 비행기를 타고 스카이다이빙을 즐기는 친구가 있는가 하면, 스카이다이빙은 고사하고 경비행기에 올라탈 때도 무서워서 벌벌 떠는 친구가 있다. 각자 모험을 감내하는 개인적인 한계를 존중해 주도록 한다.

5. **상대의 입장을 존중한다.** 여러분이 보기에 과하다 싶을 정도로 방역조치를 취하려는 친구가 있을 수 있다. 본인 때문이 아니라 집안에 있는 약한 사람을 보호하기 위해서, 아니면 손님을 생각해서 그럴 수도 있다. 그 사람 입장이

되어보지 않고서는 왜 그렇게 하는지 정확히 알 수 없다. 상대방은 그럴 만한 사유가 있어서 그렇게 하는 것인데, 그걸 보고 언짢아하거나 기분이 상하지 않도록 한다.

6. **조심해서 나쁠 건 없다.** 애매할 때는 안전한 쪽을 택한다. 새로운 일상에서는 누가 2미터 거리 두기를 지킨다고 해서 욕하지 않는다. 마찬가지로, 함께 간 사람이 식당에서 마스크를 계속 쓰고 있다고 그 사람에게 서운한 감정을 가져서는 안 된다. 내가 마스크를 쓰지 않아서 다른 누군가가 나 때문에 아프게 된다면 그게 진짜 미안한 일이다.

7. **우정보다 당신의 건강이 우선이다.** 만약 어떤 친구가 당신이 지키려고 하는 위험 감수 수준을 인정해 주지 않으려고 할 경우에는 우정보다 당신 건강이 우선이다. 당신의 생각을 계속 무시한다면 그런 친구는 진정한 친구가 아니다.

팬데믹이 가져온 가장 큰 변화 가운데 하나는 바로 다른 사람들과 만남의 방식이 바뀐 것이다. 우리가 맞이한 새로운 일상은 가족, 친구들과의 관계를 바꾸어놓아서 이제 누구를 만날지, 어떻게 만나야 할지 판단하기가 쉽지 않게 되었다. 그렇다고 새로운 일상에서 다른 사람과의 관계에 너무 민감할 필요는 없다. 누구를 만나고, 어떻게 만날지에 대해 정신을 바짝 차리고, 관련 정보를 챙기면서 현명한 판단을 내리도록 한다. 그렇게 하면 여

반려동물의 경우

먼저 안 좋은 정보부터 소개하겠다. 코로나-19는 개와 고양이에게도 감염될 수 있다. 하지만 확진된 사례는 드물고, 이 바이러스로 사망한 경우는 더 드물다. 대부분의 반려동물은 무증상이고, 증세를 보인다고 해도 극히 미약하다. 나아가 미국 질병통제예방센터CDC에 따르면 여러분이 키우는 반려동물이 여러분에게 이 질병을 전파할 위험성은 낮다.[11] 그보다는 여러분이 반려동물에게 바이러스를 전파할 가능성이 더 높다. 키우는 강아지나 고양이도 코로나-19 검사를 받아볼 수 있지만, CDC는 반려동물이 이 바이러스와 연관된 증상을 보이고, 또한 바이러스에 감염된 사람과 접촉한 경우에 한해서만 검사를 받으라고 권한다.[12] 만약 여러분이 코로나-19나 다른 병에 걸린 경우에는 반려동물과 한 침대에서 자거나 입을 맞추고, 껴안고 하는 행동은 삼가도록 한다.

러분과 여러분의 가족이 새로운 일상에서 가장 소중한 사람들과의 관계를 계속 유지하면서 안전하게 지낼 기회를 크게 높일 수 있을 것이다.

바이러스를 이기는 새로운 습관

제10장

공공장소에서

Public Places

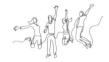

여객기 기장인 데니스 타제르Dennis Tajer씨는 매주 며칠씩 비행기를 탄다. 그게 직업이기 때문이다. 그는 보잉 737기를 모는 파일럿이다. 새로운 일상에서 타제르씨는 직업 때문에 자신의 건강이 위험에 처하지는 않는다고 자신 있게 말한다. "사람들이 공기 흐름이 표준standard 수준인 레스토랑에 가서 마스크를 벗고 식사하면서 공기 흐름이 헤파HEPA 필터를 통해 정화되어서 아주 우수한superior 수준인 비행기 타는 건 망설입니다. 아이러니한 일이지요." 타제르씨는 최근에 나와 전화로 이야기하며 이렇게 말했다. "비행기는 안심하고 타셔도 됩니다. 내 생각이 그렇다는 게 아니라, 공학적으로 그렇습니다."

2020년 5월 ABC 방송의 나이트라인Nightline 프로그램에 출연한 타제르씨를 화면으로 본 적이 있다. ABC 뉴스의 교통 담당 기자인 지오 베니테즈Gio Benitez가 그를 섭외했는데, 코로나-19가 시작되면서 여러 주 동안 발이 묶여 있다가 비행을 재개한 날이었다. 방송이 나가고 여러 달이 지난 뒤, 타제르씨는 항공사들이 마스크 사용을 의무화하기 전 몇 주는 힘들었다고 내게 말했다. 하지만 지금은 비행기 승객이나 공항에 오는 사람 모두가 마스크로 코와 입을 제대로 가리고 있다고 비행기조종사협회 Allied Pilots Association 대변인이기도 한 그는 말했다. 새로운 일상에서 마스크 착용 의무화는 항공기 여행의 안전을 유지하는 데 하나의 게임 체인저 역할을 했다.

"내가 모시는 승객이 안전하다는 확신이 없으면 매일 이 일에 종사할 수 없습니다. 도덕적으로뿐만 아니라 직업적으로도 비행기를 조종할 수 없지요." 타제르씨는 이렇게 말했다. "나는 조종석에 앉을 때마다 이 의무사항을 승객들에게 알려줍니다." 그가 하는 말에는 지혜가 담겨 있다. 타제르씨는 30년 넘게 조종사로 일했다. 그 오랜 기간 팬데믹처럼 항공기 여행에 큰 영향을 끼친 일은 본 적이 없었다. 그는 팬데믹이 앞으로도 여러 해에 걸쳐 항공산업에 큰 영향을 미칠 것이라고 했다. "이런 일을 겪으면 여러분의 삶이 바뀌지 않을 수가 없습니다." 그는 이렇게 말했다. "그동안 인류가 경험해 온 바에 비춰 보면 그렇습니다. 앞으로 코로나-19가 아니더라도, 사람들이 마스크를 써야 안심되는 그런 시기가 올 것입니다. 사람들이 스스로 알아서 이런 방역조치를 취할 것으로 나는 생각합니다."

그러면서 타제르씨는 새로운 일상에서는 비행기 타는 걸 겁낼 필요가 전혀 없다고 했다. 물론 주저하는 사람이 있겠지만, 그 또한 이해되는 일이라고 했다. "그런 불안감이 있다고 해도 문제될 건 없습니다." 그는 이렇게 말했다. "시간이 걸릴 것입니다. 서서히 나아지면서 비행기를 타도 편안한 기분이 드는 시점

바이러스를 이기는 새로운 습관

이 올 것입니다. 여러분이 준비되면, 우리도 여러분을 태울 준비가 되어 있을 것입니다."

타제르씨의 말이 옳다. 회복하는 과정이 필요하고, 시간이 걸릴 것이다. 비행기를 타도 안전하겠느냐는 질문에 대한 답은 하나의 변수에 달려 있다. 그 변수는 바로 여러분 자신이다. 직장에 나가도 되겠느냐, 헬스클럽, 식당, 영화관, 술집, 교회를 비롯한 여러 공공장소에 나가도 안전하겠느냐에 대한 답도 마찬가지다. 나가도 안전할지에 대한 최종 판단을 해줄 수 있는 사람은 바로 여러분 자신밖에 없다.

여러분이나 여러분이 사랑하는 사람들에게 어느 정도 위험한지 가늠하고, 안전 여부를 평가하는 데는 특별한 방법들이 있다. 사람이 많이 모이는 공공장소에 갈 때 반드시 고려해야 할 네가지 위험요소를 살펴보기로 한다. 다시 여행을 시작하고, 식당에 가서 식사하고, 술집에 가고, 종교 예배에 참석하고, 박물관, 영화관에 가고, 콘서트를 보러 갈 때, 새로운 일상에서 여러분을 지켜줄 특별한 방법들을 소개한다.

어떤 활동, 사건, 행동하기 전 위험요소를 평가하는 데 있어서 미세한 관점이 아니라, 거시적인 매크로적 관점으로 접근하는 게 왜 최상의 방법인지 그 이유를 설명해 보겠다. 새로운 일상에서 어떤 일을 할지 따져볼 때 진공이나 멸균 버블 안에 들어가서 그런 결정을 내릴 수는 없다. 우리가 놓인 환경, 코로나바이러스뿐만 아니라 여러 병원체, 다른 사람들, 그리고 나 자신과 관련된 여러 요소들을 통합해서 볼 필요가 있다. 그런데 이런 요소들은 가만히 있지 않고 계속 변한다. 우리 자신도 이런 변화하는 요소들을 따라서 함께 변할 수 있어야 한다.

위험요소 평가뿐만 아니라 위험을 완화하는 노력도 중요하다. 정보에 입각한 결정을 내리고, 공공장소에서 코로나-19에 감염될 위험을 낮추는 조치를 주도적으로 취할 수 있도록 여러분을 도와줄 도구를 제공하려고 한다. 다시 말해, 여러분이 유쾌한 기분으로 공공장소에 나갈 수 있도록 방법을 가르쳐 주려는 것이다. 그리고 앞으로 어떤 일을 하든 여러분이 건강하고 행복한 삶을 유지하도록 도우려는 것이다.

의사처럼 생각하고 행동하라

'이런 일을 해도 괜찮을까요?' 코로나바이러스가 터지고 나서 지금까지 시청자, 환자, 가족, 친구들로부터 제일 자주 받는 질문이다. 하지만 쉽게 답하기 힘든 질문이다. 이 바이러스에 대해 우리가 아는 정보가 계속 늘어나고, 전 세계적인 차원에서 나오는 가이드라인과 연방정부, 주정부, 지방정부, 거기다 커뮤니티 종사자들까지 계속 새로운 가이드라인을 내놓고 있다. 개별 상황 하나하나가 다 특별하다. 예를 들어, 서비스업에 종사하는 어떤 이가 일터로 다시 복귀하는 문제와 다른 사람들과 자주 접촉하지 않는 일반 사무실 근무자의 경우는 다르다.

그렇기 때문에 여러분에게 어떤 장소에서는 코로나바이러스가 어떤 영향을 미치는지에 대한 개별 정보를 일일이 외워서 따라 하는 대신, 이 책 전반을 통해 내가 주장하는 바를 따라 해보라고 권한다. 그건 바로 의사처럼 생각하라는 것이다. 의사가 특정 개인이 처한 상황을 평가할 때 쓰는 정신적 과정을 따라 한다면 여러분이나 여러분 가족에게 최상의 결정을 내릴 수 있게 될 것이다. 그 결정은 여러분이 하고자 하는 일이 놓인 고유한 상황에 기초해서 각자의 위험요소와 위험을 감수하는 한계 등을 함께 감안해서 내려진다. 이런 식으로 하면 앞으로 마주하게 될 모든 상황에서 최선의 결정을 내릴 수 있게 된다.

의사처럼 생각하기의 첫 번째 단계는 마주하게 되는 상황에 대해 아는 정보와 그 상황이 빚어낼 내재적인 위험요소를 모두 평가하는 것이다. 새로운 일상에서 코로나-19에 감염될 위험요소를 시간, 장소, 사람, 공간이라는 4대 요인으로 나누어서 정리해 보자.

⇨ **시간**: 공공장소에 얼마나 오래 머물 것인가? 일반적으로 말해 15분이 넘는 행사에 가는 경우에는 안전 문제를 면밀히 살펴볼 필요가 있다.

⇨ **장소**: 실내 행사인가 실외 행사인가? 실내 행사인 경우, 열어놓을 수 있는 창문과 출입문이 있는 곳인가? 환기는 잘 되는가?

⇨ **사람**: 대략 몇 명이 모일 예정인가? 얼마나 밀집해서 모일 것인가? 참석자 모두 입과 코를 가리도록 마스크 착용을

의무화하고 있는가?

⇨ **공간:** 참석자들 간 거리는 어느 정도 될까? 의자에 앉아 있을 건지? 아니면 한 곳에 계속 서 있을 건지? 여기저기 옮겨 다녀도 되는지? 일반적으로 공간이 넉넉할수록 더 안전하다.

이 네 가지 요인 외에도 여러분이 사는 도시나 지역의 테스트 양성률percent positivity rate이란 게 있는데, 전체 주민 가운데서 테스트 양성 반응이 나온 주민이 차지하는 비율을 나타낸다. 전체 양성 반응자 수가 아니라, 검사가 실시된 해당 지역에서 코로나-19가 얼마나 널리 퍼졌는지를 보여주는 수치이다. 예를 들어 여러분이 사는 지역의 양성률이 1퍼센트 미만이면 코로나바이러스에 감염될 위험은 비교적 낮은 편에 속한다. 그래도 감염 위험이 전혀 없는 것은 아니다. 세계보건기구WHO는 2020년 5월 각국 정부에 봉쇄조치를 해제하려면 최소한 2주 이상 양성률 5퍼센트 미만을 유지하라고 권고했다. 하지만 많은 주들이 이 권고를 따르지 않고, 두 자리수 양성률 때도 봉쇄조치를 취하지 않았다. 여러분이 사는 지역의 사정은 어떤지 모르나 양성률이 높을 때는 공공장소를 피하도록 한다. 거듭 강조하지만 여러분이 사는 지역의 코로나 양성률이 1퍼센트 미만이라고 하더라도 코로나-19에 감염될 위험은 여전히 남아 있다는 점을 잊지 말아야 한다.

사는 지역의 양성률을 포함해 상황별 위험요소를 모두 평가한 다음에는 여러분의 신체적 위험요소를 평가하도록 한다. 코로나-19의 경우, 신체적 위험요소는 연령, 건강, 중증 증상을 일으키기 쉬운 특정 질환을 앓고 있는지 유무에 달려 있다. 이런 질환에 대한 보다 자세한 정보는 제1장에 소개돼 있다.

여러분의 신체 위험도가 위험 감수 수준까지 결정할 수 있다. 그래서 이런 저런 일을 해도 될지 여부를 판단할 때 신체 위험도 고려할 변수이다. 예를 들어, 본인이 여러 신체적 위험요소를 갖고 있거나, 그런 위험요소를 가진 사람과 함께 살고 있다면 여러분의 위험 감수 수준은 그렇지 않은 사람에 비해 더 낮을 가능성이 높다. 단순한 상황에서도 다른 사람들처럼 편치 않을 수가 있다. 그런 느낌만으로도 위험 감내 수준이 낮아질 수 있다. 지문처럼 각자의 위험 감내 수준도 사람마다 다르다. 다른 게 정상이다. 누구에게나 맞는 프리 사이즈란 있을 수 없다. 제9장에서 보았듯이, 비행기를 타고 가서 편안한 마음으로 스카이다이빙을 즐기는 사람이 있는가 하면, 스카이다이빙은 고사하고 겁이 나서 작은 경비행기도 제대로 못 타는 사람이 있다.

여러분의 위험 감수도는 타협 불가능한 필수 위험요소들과 긴밀히 연관돼 있다. 필수 위험요소란 새로운 일상에서 우리가 하지 않을 수 없는 활동을 말한다. 예를 들어, 필수 업무 종사자들은 영화관이나 식당에 가서 추가로 위험을 감수하고 싶지 않을 것이다. 이미 많은 사람을 매일 접촉하기 때문이다. 나도 그런 편이다. 나는 이미 환자들을 보고 있으며, ABC 방송 스튜디오에 출연한다. 스튜디오에 가면 메이크업할 때와 방송할 때 마스크를 쓰지 못한다. 그렇기 때문에 추가로 다른 위험요소를 받아들일 때는 신중하게 골라서 한다. 반면에 재택근무하는 사람은 한결 더 편안한 마음으로 가끔 외식을 하거나 영화관에 가는 식으로 위험요소를 추가할 수 있을 것이다.

마지막으로, 훌륭한 의사들이 환자를 분석할 때 모두 어떻게 하는지 생각해 보자. 정신적인 면과 감정적인 면까지 모두 고려한다. 어떤 일을 하는 게 정신적으로, 정서적으로 본인에게 얼마나 중요한지 자문해 보도록 하자. 개인적으로 좋아하지만, 식당에 가서 외식하는 게 내게 그렇게 중요한 일은 아니다. 하지만 발 관리를 받거나 머리손질을 하러 가는 것은 내게 중요한 일이다. 두 가지 모두 나의 몸 관리 목록에 들어가 있고, 하고 나면 기분이 좋다. 그런가 하면 교회에 가고, 미술작품을 감상하고, 행사에 참석하기 위해 여행을 가는 일이 그런 활동에 포함된 위험요소를 감내할 만큼 가치 있다고 여기는 사람들도 있다.

사람들은 내게 어떤 일을 해도 괜찮겠느냐고 물을 때 그게 B.C.(코로나바이러스 이전) 때 하던 것처럼 안전하겠는지 알고 싶어서 묻기도 한다. 하지만 새로운 일상에서 하는 어떤 활동이 안전한지 여부를 예전 일상에 적용하던 필터를 통해 가늠할 수는 없다. 그래서 새로운 일상이라고 부르는 것이다. 예를 들어 집에서 디너파티를 열어도 안전할지 여부를 검토할 때 만약 2019년에 하던 것처럼 집안에 있는 작은 테이블에 여러 사람이 마스크를 쓰지 않은 채 둘러앉아서 식사할 생각이라면 답은 안 된다는 것이다. 하지만 야외에 의자를 띄엄띄엄 가져다 놓고,

먹을 때를 제외하고 모두 마스크를 쓴다면 안전한 파티, 가능한 한 안전한 파티를 할 수 있을 것이다.

마지막에 언급한 이 방역수칙은 중요한 항목이다. 알다시피 위험을 완전히 없앨 수는 없다. 코로나-19와 같은 감염병의 경우 방안에 본인 외에 다른 한 명만 더 있어도 위험하다. 그렇다고 혼자 집안에만 틀어박혀 살 수는 없다. 하지만 집안에 혼자 있더라도 계단에서 굴러떨어질 수 있고, 벼락을 맞거나 심장병에 걸릴 수 있다. 사회적 고립과 관련된 진짜 위험요소들이다. 괜히 겁을 주려고 하는 말이 아니다. 보는 관점에 따라 달라질 수 있다는 점을 일깨워 주려는 것이다. 우리 모두 새로운 일상에서 각자의 삶을 살아가야 한다. 그러면서도 가능한 한 안전한 생활을 해나가기 위해 노력하자는 것이다.

일상으로 돌아가도 괜찮을까?

사람들은 다양한 직업을 갖고 있다. 일하는 환경도 서로 정말 다르다. 10명이 함께 일하는 사무실에 나가는 사람이 있는가 하면 1,000명이 일하는 사무실에 나가고, 사무실에 나가지 않지만 종일 사람을 상대하는 직업도 있다. 일터로 돌아가도 안전하겠는지, 직장에서 위험 수준을 낮추려면 어떻게 해야 할지에 대해 사람들이 궁금해한다. 그에 대한 답은 그게 어떤 일이냐에 따라 달라지는 부분도 있고, 또 그렇지 않은 부분도 있다. 여기서는 일에 따라 달라지지 않는 부분을 다루고자 한다.

여러분이 일터로 돌아가도 안전할지 여부를 말하려면 먼저 알아야 하는 요소들이 있다. 어떤 생업에 종사하는지, 건강 상태는 어떤지, 나이는 얼마인지, 그리고 앞서 언급한 상황에 따른 위험과 관련된 네 가지 요소, 다시 말해 일하는 시간, 장소, 사람, 공간에 대해 알아야 한다. 평일 작업시간은 얼마나 되는지? 작업 환경이 환기는 잘 되는 곳인지, 창문과 출입문은 열어놓을 수 있는 곳인지? 함께 일하는 사람이 몇 명이나 되는지? 함께 일하는 사람들이 모두 마스크를 쓰는지? 사람들이 얼마나 밀집해서 일하는 곳인지?

당사자인 여러분의 건강과 위험요소, 위험 감수 수준과 이런 주변 상황을 함께 고려해야 한다. 또한 많은 사람들이 일터로 돌아갈지 여부를 결정하는 선택권을 본인이 갖고 있지 않다는 사실도 나는 안다. 이미 직장에 복귀했건, 조만간 돌아가기로 결정해 놓았건, 아니면 그런 선택권이 자기 손에 없는 사람이건 불문하고, 자신이 일하는 업무 환경을 가능한 한 안전하게 만들기 위해 할 수 있는 모든 일을 다 하라는 말을 해드리고 싶다.

뉴저지에 있는 내 개인 병원에서 환자들을 다시 보기 시작하기 전에 나는 어떻게 하면 안전하게 진료를 할 수 있을지 직원들과 함께 전략을 짰다. 주정부에서 만든 방역 가이드라인이 있기는 했다. 하지만 그것은 의학교재 같은 것이다. 가이드라인을 참고는 하지만 환자를 진찰하고 치료하고, 환자 개개인의 증상과 징후를 보고 상황을 가늠하는 것은 결국 의사인 내가 할 일이다. 그래서 병원 문을 다시 열기 전에 나는 직원들과 함께 방역 계획을 만들었다. 우리 병원의 업무 한도 내에서 의료 서비스의 품질을 떨어뜨리지 않으면서 안전 수준을 더 끌어올리기 위한 계획이었다. 결과적으로 여러 자잘한 개선조치들을 통해 팬데믹 시기에 큰 성과를 낼 수 있었다.

예를 들어, 지금은 우리 병원에 대기실, 수납실이 따로 없다. 대신 환자들에게 전화로 부를 때까지 타고 온 자동차에서 기다리라고 한다. 그런 다음 곧바로 진료실로 안내한다. 그리고 환자들에게 코로나-19에 노출된 적이 있는지 알아보기 위해 설문지를 작성해 달라고 부탁한다. 쓰는 건 일회용 펜으로 한다. 그 전에 전화로 여러 항목에 대해 질문하고 답을 듣는다. 모두 마스크를 쓰고, 진료실 출입문은 일부러 열어둔다. 진료하는 동안 환기가 원활히 되도록 진료실 창문도 가능한 한 열어놓는다.

새로 온 환자와 진료실에서 나누는 대화 시간에 제한을 두고, 기존의 환자들과도 면담 시간을 줄인다든지 하는 식으로 다른 예방조치를 취한다. 팬데믹 이전에는 새로 온 환자의 진료시간은 보통 1시간, 기존 환자 진료시간은 30분으로 했다. 새로운 일상에서는 이 시간을 크게 줄였다. 앞으로 몇 년에 걸쳐 이 진료 시간은 조금씩 늘려 나가겠지만, 다른 조치들은 한동안 그대로 시행할 예정이다.

팬데믹은 세상사의 많은 일들을 완전히 바꾸어놓았다. 그러니 직장에 다니고, 병원에 진료 받으러 다니고 하는 일이 완전히 바뀌었다고 해서 너무 놀랄 일은 아니다. 다른 사람들도 그렇겠지만 내가 업무에 다시 복귀하고 나서 겪는 이야기는 유별나다. 하지만 내 이야기도 어느 면에서는 새로운 일상에서 많은 사람들이 적응하며 살아가야 하는 보편적인 현실을 보여준다. 직장을 보다 안전하게 만들기 위해 내가 추천하는 전략 몇 가지를 소개한다.

- **방역수칙이 미흡하면 회사에 적극적으로 개선 요구를 한다.** 어떤 방역수칙이 시행되는지 회사 측에 먼저 알아본다. 회사에서 시행하는 방역수칙이 미흡하다고 생각되면 적극적으로 의견을 제시한다. 불평불만자로 회사에 찍힐까 겁낼 필요는 없다. 이제 직장에서의 건강 안전 문제는 직장 내 성희롱과 동일한 수준에서 다루도록 되어 있다. 직원이 안전 문제에 대해 불안한 점이 있다고 지적하면 사용자는 그 문제를 처리해야 할 책임이 있다.

- **코로나-19 방역수칙을 철저히 지킨다.** 직장에서도 다른 장소에서 하는 것과 똑같이 방역수칙을 지킨다. 마스크를 쓰고, 다른 사람과의 거리 두기를 하고, 손을 자주 씻도록 한다. 직장에서 8시간이나 시간을 보내기 때문에 마스크를 대충 써도 된다고 생각하면 잘못이다. 굳이 말하자면 한 장소에서 시간을 오래 보낼수록, 마스크를 제대로 쓸 필요성은 더 높아진다.

- **직원들의 출퇴근 시차를 두자고 요구한다.** 시차를 두고 업무 시간을 나누라고 회사 측에 요청한다. 동일한 시간에 한 사무실에서 같은 업무를 보는 사람의 수를 줄이자는 것이다.

- **직원들끼리는 가급적 대면 업무를 피한다.** 전에는 다른 부서에 볼 일이 있으면 이메일을 보내거나 전화로 하지 말고 직접 가서 처리하라는 말을 자주 들었다. 자리에 가만히 앉아 있는 시간을 줄이는 게 건강에 도움이 된다는 생각에서였다. 새로운 일상에서는 직접 찾아가는 대면 업무를 줄이는 게 모두에게 더 안전하다. 건강을 위해 걷고 싶으면 사무실 바깥으로 나가서 주위를 산책하도록 한다.

- **사무실 창문과 출입문을 열어둔다.** 가능하면 사무실 창문을 열어 환기가 잘되도록 해서 바이러스 입자에 노출될 위험을 줄인다. 출입문도 열어두는 게 환기와 공기 흐름을 좋게 하는 데 도움이 된다.

- **회사 내 공동 휴식 공간은 없앤다.** 새로운 일상에서는 공동 주방, 커피 휴게실, 간이식당이 있어서는 안 된다. 그런 공간이 운영되고 있다고 해도 이용하지 말도록 한다.

- **당신이 결근해도 회사는 돌아간다.** 직장에 나가 보면 간밤에 얼마나 몸이 아팠는지 모른다고 자랑삼아 떠드는 사람들

필수 인력 여러분께 드리는 편지

모든 식료품 가게 점원, 버스 운전기사, 우편집배원, 약사, 의료 분야 종사자, 식당 점원 등등 여러 분야에서 일하는 필수 인력 여러분께 드립니다. 여러분 모두 자신이 처한 현실을 잘 아실 것입니다. 미국은 지금 여러분의 헌신이 얼마나 필요한지, 그리고 여러분이 하는 일이 얼마나 위험할지 잘 알고 있습니다. 많은 흑인과 아시아계를 비롯한 유색인들은 코비드-19에 노출될 위험이 훨씬 더 높고, 감염될 경우 중증 증상을 나타낼 가능성이 매우 높습니다. 언제 직장으로 복귀할지 여부를 결정할 권한이 여러분 자신에게 있지 않다는 점도 잘 압니다. 그리고 여러분 가운데 많은 분들이 직장에서 일하는 동안 마주하게 되는 위험요소를 크게 줄일 수 없는 처지라는 점도 잘 압니다. 이런 많은 이유들 때문에 미국은 여러분께 정말 엄청난 신세를 지고 있습니다.

여러분 감사합니다. 의사 제니퍼 애슈턴 드림

이 많다. 출근하지 않으면 그만큼 급여가 깎이는 경우가 있고, 처리할 일이 너무 많아 집에서 쉴 수 없다는 사람들도 있을 것이다. 하지만 아무리 돈이 중요하고, 처리할 일이 많다고 하더라도 자신의 건강을 위험에 빠트릴 핑곗거리는 되지 못한다. 나도 미안한 마음 때문에 쉬지 못한 경우들이 있었다. 그러다 몇 번 집에서 쉬어 보았더니 놀라운 일이 일어났다. 세상은 아무 일 없다는 듯이 돌아가는 것이었다. 단언하건데 여러분도 마찬가지일 것이다.

여행해도 괜찮을까?

사람들은 여행을 정말 하고 싶어 한다. 나는 매일 시청자와 환자, 가족, 친구들로부터 비행기를 타도 안전할지, 자동차 여행을 떠나도 좋은지, 호텔에 묵어도 괜찮을지 등에 관한 질문을 받는다. 모든 여행은 다 특별하기 때문에 각자 떠나고자 하는 여행을 우리가 제시한 네 가지 기본 요소인 시간, 장소, 사람, 공간이라는 필터로 한번 걸러 볼 것을 권한다.

⇨ **시간**: 여행 기간은 얼마 동안으로 잡는지?

⇨ **장소**: 비행기, 자동차, 기차, 버스 중 어떤 걸로 움직일 생각인지? 공항, 기차역, 버스 터미널 중에서 어떤 곳을 이용할 것인지?

⇨ **사람**: 누구와 함께 여행할 계획인지? 가족 중 한 명과 둘이서 자동차로 전국을 다닐 생각인지? 다른 가족과 네 명이서 자동차 한 대로 다닐 생각인지? 여행 중에 모두 마스크를 쓸 것인지? 이용하려는 항공기나 열차, 버스 회사는 마스크 방역수칙을 잘 시행한다는 평을 듣는지?

⇨ **공간**: 여러분이 이용할 교통수단은 사람이 붐비는지? 여러분이 타고 갈 항공기, 열차, 버스 회사는 좌석 제한이나 빈 좌석 정책을 운영하는지?

여행 목적지에 대해 생각해 보자. 코비드-19 감염자나 다른 질병이 많이 발생한 곳을 찾아갈 생각인가? 여행자 설사와 같은 지역 풍토병은 코로나바이러스 못지않게 위험하다는 사실을 간과하면 안 된다. 가서 무엇을 할지도 중요한 고려사항이다. 예를 들어 가족과 함께 숲에 들어가 캠핑을 할 것인가? 숲에서는 라임병, 바베스열원충병babesiosis 같은 진드기 매개 질병에 노출될 수 있다. 아니면 대도시로 관광을 가서 모르는 사람 수천 명과 부대낄 생각인가? 많은 이들이 비행기를 탈까 자동차 여행을 갈까를 놓고 쉽게 결정을 내리지 못하고 고민한다. 어디로 갈 것인가도 무엇을 타고 갈 것인가 못지않게 고려해야 할 중요 변수이다.

항공 여행의 숨은 진실

많은 이들이 항공기 여행을 두려워하지만, 새로운 일상에서 항공 여행은 사실 가장 안전한 대중교통 수단 가운데 하나일지 모른다. 크루즈 선박, 파티장, 기업 발표회장에서는 코비드-19 집단 감염자가 발생한 적이 있지만 항공기에서 코로나바이러스 감염자가 집단으로 발생했다는 보도는 지금까지 나온 적이 없다. 일반적으로 항공기는 열차나 버스 여행보다 더 안전하다. 그 이유가 무엇일까? 타제르 기장이 말한 것처럼 민항기들이 사용하는 헤파HEPA 공기 필터는 객실 내에 떠도는 코로나바이러스보다 더 작은 크기의 입자들까지 깨끗하게 걸러 줄 수 있다.[1]

헤파 필터는 또한 기내 공기를 몇 분마다 규칙적으로 순환시켜 기차, 버스 등 다른 대중교통 수단에서는 볼 수 없는 수준으로 환기가 이루어지도록 해준다.[2] 또한 대부분의 항공기들은 기내에서 마스크 착용 의무화를 엄격히 시행하고 있고, 승무원들이 이를 철저히 감독한다. 이는 승무원이 승객들에게 이런 수준의 통제를 하지 않고 있는 기차나 버스와 대비된다. 일부 항공사는 중간좌석의 판매를 중단해 밀집도와 위험도를 줄이는 데 크게 기여하고 있다.

MIT 연구결과에 따르면, 이런 조치들 덕분에 항공기 승객이 모두 마스크를 쓴 가운데 두 시간 비행기를 타고 가는 동안 코로나-19에 걸릴 가능성은 4,300명 중 1명꼴로 추산되었다.[3] 중간좌석을 비워놓을 경우 이 확률은 7,700명 중 1명으로 크게 줄어들었다.[4] 연구결과는 미국에서 일상적인 비즈니스 활동을 하는 경우, 코로나-19에 걸릴 확률은 5,900명 중 1명꼴인 것으로 추산했다. 비행기 안에서 코로나-19에 감염되어 사망할 확률은 좌석을 채울 경우 40만 명 중 1명, 중간좌석을 비워놓을 경우는 60만 명 중 1명이 될 것으로 추산했다.[5]

결론적으로 말해, 새로운 일상에서 항공기 여행은 상당히 안전한 것으로 생각해도 된다. 다음에 소개하는 요령을 따르면 항공기 여행에서 안전도를 더 높일 수 있을 것이다.

⇨ 중간좌석 티켓을 팔지 않는 항공사를 골라서 탄다.

⇨ 통로를 오가는 사람들로부터 거리를 두기 위해 창가 좌석을 예약한다.

⇨ 대면접촉을 최소화하기 위해 온라인 체크인을 한다.

⇨ 탑승 즉시 트레이 테이블, 좌석 팔걸이 등 여러분이 접촉할 가능성이 있는 물건을 깨끗이 닦는다. 독감이나 코로나 바이러스 같은 감염병의 전파를 예방하기 위한 조치이다.

⇨ 눈 보호기구를 이용한다. 미국 질병통제예방센터CDC의 공식 권고 사항은 아니지만, 앤서니 파우치 박사를 비롯한 감염병 전문가들은 안경, 독서용 돋보기, 선글라스, 보안경 같은 눈 보호기구를 쓰면 눈의 점막이 바이러스 입자에 노출되는 것을 막을 수 있다고 권고한다. 일상생활에서 눈 보호기구를 사용할 필요는 없지만 제법 긴 시간 동안 밀폐된 공간에 들어가 있을 때는 항상 눈 보호기구를 쓰는 습관을 들일 것을 권한다. 보안경 같은 안면 보호기구가 마스크 대용이 될 수 없다는 점은 잊지 말아야 한다.

물론 항공 여행을 한다고 해서 비행기 기내가 여러분이 머무는 유일한 실내 공간은 아니다. 위안이 되는 것은 주요 공항은 대부분 규모가 커서 다른 사람들과 2미터 거리 두기를 할 만큼 공간이 넉넉하다는 점이다. 붐비는 기차역이나 버스 터미널에서는 누리기 힘든 일이다. 항상 마스크를 끼고, 한 사람이 내쉬는 공기에서 일정 기간 계속 숨을 쉬지 않도록 장소를 계속 옮겨 다니도록 한다.

새로운 일상에서 하는 항공기 여행의 장점을 하나 더 소개한
다. 감기, 장염, 독감을 비롯한 여러 감염병에 걸리는 사람이 줄
어들 것이라는 점인데, 그것은 바로 시행되는 마스크 착용 의무
화 조치와 기내 탑승객 수가 줄어든 덕분이다.

가장 안전한 여행: 자기 자동차를 직접 운전해서 간다

가장 안전한 여행은 자기 차를 몰고 혼자 떠나는 것이다. 그
렇게 하면 다른 사람의 비말을 들이마실 가능성은 없다. 하지만
장거리 여행을 혼자서 가는 사람은 드물다. 대부분 가족이나 친
구들과 함께 떠나고 싶어 한다. 팬데믹 시기에 그나마 함께 가
기에 제일 안전한 사람은 같이 사는 사람일 것이다. 하지만 부
부 사이라고 해도 안전에 전혀 문제가 없는 것은 아니다.

좁은 공간에서 같은 사람과 장시간 함께 있는 것이기 때문에
상대의 비말에 직접 노출된다. 비말에 노출되는 시간이 한 집에
서 같이 살며 노출되는 것보다 더 길어질 것이다. 자동차 안에
서 여러 시간 계속 함께 보내기 위해 차에 올라타기 전 두 사람
모두 코로나-19 검사를 받거나 2주 동안 자가격리를 하도록 한
다. 가족이나 아주 가까운 사이가 아닌 사람과 함께 가는 경우
에는 사전에 모두 검사를 받고, 2주 자가격리를 한 다음 떠나도
록 한다. 사정이 안 되면 며칠이라도 자가격리를 하는 게 좋다.

자동차에 함께 타고 가는 사람들 모두의 안전을 위해 가능한
한 자주 차창을 내리고, 마스크를 쓰도록 한다. 도중에 연료를

주유하거나 식당에 들리는 경우에는 자동차에 다시 타기 전 손을 깨끗이 씻는다.

호텔: 생각보다 안전하다

호텔이나 모텔에 묵어도 안전하겠느냐는 질문을 많이 받는다. 내 개인적인 생각도 그렇고, 전문가적인 입장에서 말할 때 내 대답은 안전하다는 것이다. 코로나바이러스가 난방이나 환기장치, 에어컨 시스템을 통해 얼마나 쉽게 전파되는지에 대해서는 아직 정확히 파악되지 않고 있다. 하지만 지금까지 환기 시스템이 코로나-19 바이러스 전파에 큰 역할을 하는 것 같지는 않다.

호텔이 안전하다고 말하는 이유는 또 있다. 호텔에는 보통 혼자 아니면 다른 사람 한 명과 함께 머문다. 호텔이 병원 음압병실 같지는 않겠지만, 그래도 비교적 격리된 공간에 머무는 셈이다. 방은 사전에 청소가 되어 있고, 방에 들어간 다음 사람의 신체가 많이 닿는 부분은 깨끗이 닦아내 추가적인 감염 예방조치를 취할 수 있다. 가능하다면 체크인 즉시 창문을 열고 신선한 공기가 방안으로 들어올 동안 바깥으로 나가 잠시 산책을 즐기는 것도 좋다.

바깥으로 나갈 입장이 못 되면 처음 몇 시간은 방안에서도 마스크를 쓰도록 한다. 혹시 객실 청소부나 이전에 투숙했던 사람의 비말을 들이키는 것을 예방하기 위해서이다. 객실 청소부는 마스크를 쓰고 청소했을 가능성이 매우 높고, 이전 투숙객이 체

바이러스를 이기는 새로운 습관

코비드-19가 에어컨 환기 시스템을 통해 전파될까?

내가 만나 본 감염병 전문가들 모두가 지금까지 코로나-19의 온방, 환기, 에어컨 공조 시스템HVAC을 통한 전파가 큰 위험이 되지 않는다고 말한다. 연구결과에 따르면 코로나바이러스는 에어 덕트air ducts에서도 생존하는 것으로 알려졌지만, 그게 곧바로 감염으로 연결되는 것은 아니다. 코로나-19가 HVAC 시스템을 통해 쉽게 전파된다는 확실한 증거는 없다.[6] HVAC 시스템은 본래 입자를 제거하고, 실내 공기와 외부 공기를 서로 바꿔주는 기능이 있다. 그래서 코비드-19의 확산 위험을 오히려 줄여줄 수 있다.[7] 팬대믹 시기에 HVAC 시스템의 효능을 높이기 위해 WHO는 공기 정화 능력과 함께 외부 공기의 비율을 늘릴 것을 권고하고 있다.[8] WHO는 또한 손님이 방에 들어오기 전과 들어온 다음 두 시간 동안 HVAC 시스템을 가동할 것을 권고한다. 그렇기 때문에 여러분은 호텔에 체크인한 다음, 그리고 체크아웃하고 떠날 때 난방이나 에어컨 스위치를 켜는 게 좋다.

크아웃 한 것도 여러 시간이 지났겠지만, 만일의 사태에 대비하자는 것이다.

한마디로 말해, 호텔 숙박은 생각보다 안전할 가능성이 높다. 호텔에 투숙할 때는 내가 묵는 객실뿐만 아니라, 호텔 건물 전체가 조심해야 할 공간이라는 점을 명심한다. 비대면으로 체크인, 체크아웃 방식을 택해서 하고, 다른 사람과 함께 엘리베이터를 타는 것을 피하고, 조식 뷔페나 공동 커피 휴게실도 가능한 한 피하도록 한다.

헬스클럽에 다녀도 괜찮을까?

많은 사람이 내가 헬스클럽 다니는 걸 좋아한다는 사실을 안다. 그러니 내가 이걸 아주 중요한 문제라고 생각한다고 해도 놀라지 않을 것이다. 다른 운동 애호가들도 다 그랬겠지만 매일 가던 헬스클럽 운동을 팬데믹이 시작되고 나서부터 하지 못하게 되어서 너무 아쉬웠다. 운동을 좋아하지 않는 사람은 상관없을지 모르나, 헬스클럽에 나가지 못하고, 피트니스 클래스에 다니지 못해 신체적으로나 심리적으로 엄청나게 스트레스를 받는 사람들이 많다.

나는 정신적, 정서적으로 받는 스트레스에도 불구하고 이 기간에 헬스클럽에 가서 웨이트를 들어 올리거나, 친구들과 스핀 클래스에 나갈 생각이 선뜻 들지는 않았다. 헬스클럽은 감염병이 활동하기에 최적의 장소이다. 많은 사람들이 밀폐된 공간에 모여서 땀흘리고, 가쁜 호흡을 내쉬고, 기구를 만지고, 자기 얼굴을 만지는 곳이기 때문이다.

사람들로 북적일 때가 많고, 한번 들르면 보통 한 시간 이상 머무는 곳이기도 하다. 전염성 호흡기 바이러스는 거칠게 내쉬는 호흡을 통해 더 쉽게 감염될 수 있다. 이런 이유 때문에 나를 포함해 많은 사람이 헬스클럽에 나가고 싶은 마음을 억지로 누르고 한 번 더 생각하게 되는 것이다.

하지만 사람마다 차이가 있다. 내가 헬스클럽에 나갈 마음이 내키지 않는다고 여러분도 그럴 것이라거나, 헬스클럽에 가서 운동하면 안전하지 않다고 말할 수는 없다. 여러분이 헬스클럽에 가면 얼마나 위험할지 여부를 평가하려면 나는 먼저 여러분의 신체건강부터 체크할 것이다. 만약 여러분이 코비드-19 중증 증상을 나타낼 고위험군에 속하거나, 그런 사람과 함께 산다면 실내운동 외에 다른 운동 방법을 찾으라고 권할 것이다.

여러분이 고위험군에 속하지 않는다면 실내운동을 해도 괜찮을지 여부는 부분적으로는 해당 헬스클럽의 시설 운용에 달려 있다고 할 수 있다. 예약제를 시행하거나 출입 인원을 제한하는 헬스클럽들이 있다. 그리고 이용객들에게 시설을 이용하기 전 설문지에 기입하고, 체온 체크도 할 것이다. 또 환기가 잘되도록 창문을 열어놓거나, 천장을 열어놓는 곳도 있을 것이다. 많은 곳이 의무적으로 마스크를 쓰도록 요구한다. 시설에 따라 직원들이 마스크를 쓰라고 철저히 요구하는 곳도 있고, 그렇지 않을 곳도 있을 것이다. 기구는 2미터 이상 떨어지게 배치하고, 규칙적으로 실내 소독을 할 것이다. 헬스클럽에서 예방조치를 더 철저히 할수록 그곳은 여러분이 운동하기에 더 안전한 곳이 된다.

그래도 나는 스핀이나 요가처럼 다른 사람들과 함께 하는 실내 피트니스 클래스는 피하려고 한다. 이런 종류의 운동은 주로 좁고 밀폐된 공간에 많은 사람이 함께 모여서 한 시간 정도 같이 숨을 쉬며 한다. 실내 운동 교실의 경우에는 다른 사람의 비말에 지속적으로 노출되는데, 비말은 코로나-19의 주요 확산 경로이다. 다른 감염성 호흡기 질환의 경우도 마찬가지다. 이런 운동 교실은 실외에서 하도록 방법을 찾아보고, 온라인 수업이 가능한지도 알아본다.

헬스클럽에 가는 데 따르는 위험을 줄이려면 다음과 같은 방법도 고려해 보자.

⇨ 예약제나 출입 인원을 제한하는 정원제로 운영하는 헬스클럽만 다닌다. 실내에 사람이 적을수록 감염병에 걸릴 위험은 더 낮아진다.

⇨ 예약제를 시행하지 않는 헬스클럽에는 피크 타임을 피해서 가거나 미리 전화를 걸어 사람이 붐비지 않는지 확인한다.

⇨ 헬스클럽에서 운동할 때는 가능한 한 다른 사람과 거리를 멀리 두도록 한다. 숨을 가쁘게 내쉬는 사람을 보면 특히 더 조심한다. 사람들이 많이 모여 숨을 거칠게 내쉴 때는 2미터보다 3미터 떨어지는 게 더 좋고, 1미터보다는 2미터 떨어지는 게 낫다.

⇨ 손으로 얼굴을 만지지 않도록 조심한다. 일상생활에서 잊기 쉽고, 운동할 때는 특히 잊기 쉬우니 명심한다.

⇨ 기구를 사용할 때는 사용 전후에 깨끗이 닦는다. 시설 운영자나 다른 회원이 닦아 놓았을 것이라는 생각은 하지

않는 게 좋다.

⇨ 운동 중에는 항상 마스크를 쓴다. 운동할 때는 마스크를 벗고 싶은 마음이 강해지지만 그래도 벗으면 안 된다. 특히 실내에서 다른 사람들과 함께 운동하는 것은 위험도가 높기 때문에 마스크 착용은 꼭 필요하다.

식당에 가도 괜찮을까?

팬데믹이 시작되기 전에는 뉴욕과 보스턴 일대에 있는 멋진 레스토랑을 순회하다시피 다니며 식사하는 것을 즐겼다. 하지만 이제는 레스토랑에 가지 않는다. 실내 테이블이든 야외 테이블이든 불문하고 식당에는 아예 가지 않는다. 어려움을 겪는 요식업계를 돕고 싶은 마음이 간절하고, 그래서 테이크아웃과 배달 주문을 통해 그런 마음을 대신하고 있다. 하지만 2미터도 떨어지지 않은 자리에 다른 사람들과 함께 앉아 마스크를 벗고 한 시간 반 정도 음식을 먹고 음료를 마시는 것은 왠지 꺼림칙하다. 특히 나는 매일 환자를 진료하고, 방송국에 나가서 일하기 때문에 굳이 레스토랑에까지 가서 위험 부담을 추가하고 싶지 않다.

식당에 가서 외식을 해도 안전한지 여부를 알려면 어떻게 하면 될까? 식당 외식을 하는 게 안전한지 여부를 가늠하는 데는 시간, 장소, 사람, 공간이라는 네 가지 요인을 적용해 보는 게 최선의 방법이다.

- ⇨ **시간**: 식당에 머무는 시간이 얼마나 될까?
- ⇨ **장소**: 실내에서 먹을 것인가, 실외 자리에서 먹을 것인가? 실내에서 먹는다면 그 식당이 창문을 열어놓는가, 출입문은 열어놓는가?
- ⇨ **사람**: 식당 안에서 먹을 때 다른 손님은 몇 명이나 될까? 바깥 자리에서 먹는 경우 인접한 곳에 자리를 잡은 손님은 몇 명이나 될까?
- ⇨ **공간**: 규모가 크고 천장이 높은 식당인가? 아니면 작은 곳인가? 테이블 배치는 2미터 이상 떨어져 있는가? 사람들이 큰 소리로 떠들어 소란스러운 곳인가? 그래서 사람들이 공기 중으로 비말을 많이 내뿜는 곳인가?

이런 요인을 곰곰이 따져보면, 지금은 식당 안에서 식사하는 게 여러분이 할 수 있는 가장 위험한 일 가운데 하나라는 생각을 하게 될 것이다. 밥 먹고 음료를 마시는 동안에는 마스크를 벗을 수밖에 없다는 사실만으로도 그렇다.

이런 관점에서도 생각해 보자. 식당에서 식사할 경우 일어날 수 있는 최악의 시나리오는 무엇일까? 코로나-19 환자가 마스크를 벗고 식사 중인 옆자리에 앉았다고 가정해 보자. 또한 식당 안이나 야외 테이블에 자리를 잡고 앉았을 때 옆자리 손님의 비말이 나 있는 쪽으로 향하도록 공기 흐름이 일정 기간 동안

흐른다고 가정해 보자. 여러분도 식사를 해야 하니 마스크를 벗을 것이다. 이렇게 되면 감염 위험이 매우 높아진다.

이거 하나는 분명히 말해두겠다. 식당 측에서 여러분을 더 안전하게 하기 위해 할 수 있는 조치는 다음과 같다. 테이블 사이 공간을 더 늘리고, 야외 테이블 사이에 투명 아크릴 판이나 플라스틱 칸막이를 설치한다. 그리고 손님이 실내에서 식사하는 동안에는 창문과 출입문을 열어둔다. 그 이상 식당 측이 할 수 있는 일은 없다. 그런데 코비드-19에 걸린 어떤 손님이 식당 안으로 들어와 마스크를 벗고 두 시간 가까이 식사하고 음료를 마신다고 치자. 거기다 나는 테이블 간격이 얼마인지, 환풍 시설은 잘돼 있는지 별로 신경을 쓰지 않는다고 해보자. 이런 경우는 정말 심각한 위험에 노출되는 것이다.

음식 서빙하는 사람이 마스크를 쓰면 안전하다고 생각해서는 안 된다. 식당 종업원들이 손님 테이블에 들르는 시간은 한 번에 불과 몇 분에 지나지 않는다. 여러분이 정말 경계해야 할 상대는 다른 테이블에 앉은 손님들이다.

실외 테이블에서 하는 식사는 코로나-19 감염과 관련해 한결 더 안전한 게 사실이다. 다른 야외 활동의 경우와 마찬가지다. 이런 경우에도 코로나바이러스에 감염된 다른 사람이 내보내는 공기 흐름에 직접 노출되는 위치에 마스크를 쓰지 않고 몇 시간 동안 앉아 있을 수 있다는 사실은 명심하기 바란다.

요약하자면, 식당에서 외식을 해도 괜찮을지 여부는 쉽게 답할 수 있는 문제가 아니다. 식당에 가는 게 위험을 무릅쓸 정도

공중화장실을 이용해도 괜찮을까?

알다시피 공중화장실은 세균을 배양하는 페트리 접시petri dishes나 마찬가지다. 그곳은 사람의 손길이 닿은 물건이 많은 비좁고 밀폐된 공간이다. 그리고 오줌과 대변에서 바이러스가 검출되고, 변기 물이 빠져나갈 때 바이러스가 공기 속으로 분무처럼 에어로졸화한다는 사실이 확인되었다. 그렇다고 공중화장실 사용을 무조건 겁낼 필요는 없다. 마스크를 쓰고, 화장실 이용 시간을 가급적 최소한으로 줄이도록 한다. 그리고 사용 후에는 반드시 손을 씻고 나온다. 코로나 팬데믹 이전에는 공중화장실 사용 때 특별한 주의를 기울이지 않았다는 사실도 반성해 보기 바란다. 사실 공중화장실에는 그때나 지금이나 로타바이러스rotavirus, 노로바이러스norovirus 같은 무서운 질병이 다량으로 서식한다. 이 두 가지 바이러스 모두 오염된 배설물을 통해 전파될 수 있다.

로 가치 있는 일인지 따져보라 하고 싶다. 그럼에도 불구하고 가야겠다면, 쉬운 일은 아니지만 감정과 팩트를 분리해서 냉정한 판단을 하라고 권하고 싶다. 나를 포함해 대부분의 사람들은 가능한 한 외식을 하고 싶어 한다. 그렇다고 외식이 불가피한 일은 아니다.

대수롭지 않은 생각으로 외식을 나갈 수 있다. 종업원이 여러분이 먹을 음식을 향해 호흡하고, 바이러스 입자가 떠 있는 공

바이러스를 이기는 새로운 습관

기를 헤치고 음식접시를 날라 왔다고 해서 코로나-19에 감염된다는 근거는 어디에도 없다. 코로나-19에 감염된 사람이 만든 음식을 먹는다고 여러분이 감염될 것이라는 근거 또한 없다. 하지만 거듭 강조하지만, 이것은 호흡기 감염 바이러스이고, 바이러스가 전파되는 주요 수단은 공기 중에 있는 침방울을 가리키는 호흡기 비말이라는 사실을 명심하기 바란다.

미용실은 안전한가?

코로나 바이러스가 유행하기 전에는 미용실에 가는 게 자기 관리의 매우 중요한 부분을 차지했다. 머리손질을 하고, 매니큐어와 페디큐어 관리를 받으면 몸이 노곤해지며 긴장이 풀렸다. 스스로 자신을 돌보고, 챙겨주는 기분이 들게 해주는 서비스였다.(그렇게 하는 게 환자나 ABC 방송 시청자들이 내 몰골을 보고 겁먹고 도망치지 않도록 하는데도 도움이 되었다!) 하지만 새로운 일상에선 이런 내 몸 관리도 위험을 무릅쓰고 계속할 만한 일인지 한 번 생각할 수밖에 없게 되었다.

그러면서 다른 괜찮은 대안이 있는지 모색해 보게 되었다. 예를 들어 식당에 가는 대신 테이크아웃을 하면 되는데, 나의 경우 테이크아웃은 위험도를 대폭 낮추면서 활용할 수 있는 대단히 괜찮은 대안이다. 그런데 미용실 서비스에는 마땅한 대안을 찾기 힘들었다. 손톱관리는 직접하면 되고, 매니큐어는 하지 않아도 지장이 없다는 걸 배웠다. 하지만 발 관리는 아무리 해봐도 내 손으로 직접 못할 것 같았다. 이 녀석들에게는 전문가의 도움이 필요했다. 그리고 매일 TV에 나가야 하기 때문에 머리 손질을 내 손으로 하는 건 애초에 말이 안 되었다. 그래서 나는 미용실에 가끔 들러 머리손질과 페디큐어 손질을 받기로 했다.

그렇다고 길거리에서 미용실이나 손톱 관리실이 눈에 띄면 무턱대고 들어가지는 않는다. 대신 언제, 어디로, 얼마나 자주 갈지를 정해서 가려고 하고 있다. 미용실에 자주 들르거나, 다시 가 보려고 하는 사람들을 위해 보다 안전하게 미용실에 다닐 수 있는 요령을 몇 가지 소개한다.

⇨ 얼마나 자주 다닐지 빈도를 다시 생각한다. 미용실에 가는 틈틈이 집에서 손수 머리 손질과 피부 손질을 해보도록 한다. 어깨 마사지는 배우자에게 해달라고 부탁해 본다. 그렇게 해서 미용실 가는 빈도를 줄이면 돈도 절약되고 좋다.

⇨ 미용실에 미리 전화해서 어떤 방역수칙을 시행하는지 알아본다. 손님 의자 사이에, 그리고 손님과 네일아트 관리사 사이에 플라스틱이나 투명 아크릴 칸막이를 설치해놓은 곳이 더러 있다. (하지만 입자는 칸막이 아래위로 얼마든지 넘나들기 때문에 이런 칸막이는 소용없다고 하는 전문가도 있다.) 고객들의 체온 체크를 하고 수용 인원을 제한하는 곳들도 있다. 하여튼 방역수칙을 많이 시행할수록 여러분의 안전을

바이러스를 이기는 새로운 습관

위협하는 요소는 그만큼 줄어든다.

⇨ 가능한 한 손님이 붐비지 않는 시간대를 골라서 예약하고 간다. 수용 인원을 제한하는 곳이 있겠지만, 그래도 금요일이나 토요일 오후보다는 월요일 오전이 손님이 좀 더 뜸한 시간대일 가능성이 높다.

⇨ 약속시간보다 미리 가서 기다리지 않는다. 미용실 직원들에게 가도 좋은 시간에 맞춰 전화를 달라고 부탁해 둔다.

⇨ 미용실 직원들에게 창문과 출입문을 열어 환기가 잘되도록 해달라고 부탁한다. 그렇게 하는 게 모두에게 더 안전하다고 설명하면 대부분 기꺼이 그렇게 해줄 것이다.

⇨ 마스크와 보호경을 착용한다.

⇨ 가능한 한 비대면 결제방법을 이용하고, 팁은 봉투에 따로 챙겨가서 놓고 오도록 한다.

교회에 나가도 괜찮을까?

수세기에 걸쳐 종교시설은 감염병 확산에 기름을 끼얹는 역할을 해왔고, 코로나바이러스 팬데믹 때도 예외가 아니었다. 예를 들어 한국에서는 개신교 교회가 초기 확산과 몇 개월 뒤 2차 확산에 불을 붙이는 데 큰 역할을 했다.[9] 미국에서는 팬데믹 초기 아칸소주에 있는 교회에서 예배 관련자 35명이 양성 판정을 받았고, 그 가운데 3명의 사망자가 생겼다.[10] 미국 전역에서

2020년 7월까지 코비드-19 확진자 가운데 650명이 40건에 가까운 종교 집회와 관련 있는 것으로 집계됐다.[11] 언론보도에 따르면, 일부 확진자들은 예배 참석자들이 마스크를 쓰고 사회적 거리 두기를 지킨 가운데 감염이 이루어진 것으로 알려졌다.[12]

새로운 일상에서 예배시설이 그토록 위험한 이유는 어디에 있을까? 교회와 모스크, 유대교 회당은 기본적으로 많은 사람이 동시에 좁은 공간에 모이는 곳이다. 큰소리로 설교가 행해지고, 찬송가를 부르는데, 두 경우 모두 많은 바이러스 입자를 나르게 된다. 예배 참석자들끼리 포옹과 키스를 나누고 악수도 한다. 새로운 일상에서는 그렇게 하지 말라고 권하지만 별로 효과가 없다.

시간, 장소, 사람, 공간이라는 네 가지 요소를 적용해 보면 예배 장소는 중간 단계에서 높은 단계 사이의 위험도가 나온다. 예배는 대부분 환기가 제대로 되지 않는 실내에서 한 시간 넘게 진행된다. 사람들이 찬송가를 부를 때 바이러스 입자들을 공기 중으로 내뿜는다. 이런 이유로 전염병 전문가들은 종교 예배를 고위험군으로 분류한다.[13]

종교 예배는 많은 사람들의 삶에서 핵심적인 부분을 차지한다. 따라서 그것을 포기하는 것은 애당초 고려사항이 아니다. 그러니 만약 여러분이 예배에 참석키로 했다면 그에 따르는 위험을 인정하고 마스크와 보안경을 쓰고 가도록 하라. 마스크 착용을 의무화하고, 사회적 거리 두기를 시행하는 예배를 찾아가도록 한다. 가능하면 찬송가를 부르지 않고, 요란한 설교 대신 조

326
—
바이러스를 이기는 새로운 습관

용한 기도를 우선시하는 곳을 찾아서 간다. 찬송가를 포함해 소리 내서 하는 기도는 따라하지 않는다. 그리고 교회 측에 창문과 출입문을 열고 예배를 볼 수 없는지 부탁해 본다. 날씨가 쌀쌀한 계절이라도 그렇게 물어보도록 한다.

직접 참석하지 않아도 되는 경우에는 가상 예배를 보는 방안도 생각해 본다. 나는 팬데믹이 시작된 이후 이 가상 예배를 보고 있다. 많은 예배가 실시간으로 방송되는데, 실제로 참석해서 예배를 보는 듯한 기분이 든다. 다른 점이 있다면 전혀 위험하지 않다는 것이다.

박물관, 극장, 콘서트에 가도 괜찮을까?

먼저 좋은 소식부터 전하겠다. 이 장에서 다루는 여러 분야 중에서 사람이 직접 행사장에 가는 대면 행사 대신 그보다 더 안전하고, 실질적인 대안을 공연 예술 분야보다 더 잘 제시한 분야는 없다. 박물관, 극장, 댄스 컴퍼니, 공연 기획, 뮤지션, 영화 제작자를 비롯한 여러 아티스트들과 예술 기획자들 모두가 새로운 일상에서 많은 온라인 공연과 전시회를 선보였다.

가상 공연이 관객이 직접 현장에 가서 보는 것과 같을 수야 없겠지만, 여러분과 여러분 가족의 안전을 지키면서 가려운 데를 긁어주는 효과는 분명히 있다. 이제 많은 야외 전시회와 야외 공연이 등장하고 있는데, 실내 공연이나 실내 전시회보다는 훨씬 더 안전한 대안이다.

다음으로 안전하게 문화적 갈증을 해소할 수 있는 대상은 박물관 관람이다. 박물관에서는 사람이 적은 구역을 찾아 이곳저곳을 옮겨 다닐 수 있다. 그래서 다른 사람들과 한 공간에 오래 머물며 같은 공기 속에서 숨을 내쉬는 것을 피할 수 있다. 그리고 박물관에서는 큰소리로 이야기하거나 노래하는 게 아예 규정으로 금지돼 있다. 그리고 사람들이 붐비지 않는 시간을 골라서 가면 된다. 나는 개인적으로 사람들이 제일 적은 야간에 박물관에 가는 것을 엄청 좋아한다.

극장은 이보다 좀 더 복잡하고 위험한 곳이다. 극장에 들어가면 한 자리에서 세 시간 가까이 앉아 있게 된다. 그리고 코로나-19에 걸린 사람이 있으면 그 사람과 같은 공기 흐름 속에 있게 된다. 2미터 거리 두기를 하더라도 공기 흐름을 피할 수는 없다. 그렇더라도 관객 모두 마스크를 써야 한다. 그렇게 하면 아마도 식당에서 밥 먹는 것보다는 극장이 더 안전할 것이다. 따라서 나는 먹을 것과 마실 것을 파는 극장은 가지 않겠다. 관객들이 먹고 마실 때 마스크를 내리기 때문이다. 극장에 전화해서 이런 위험을 차단하기 위해 구내매점의 문을 닫았는지 여부를 미리 확인한다.

새로운 일상에서는 공연 중에서 라이브 콘서트가 제일 위험할 것이다. 예배 시설과 마찬가지로 라이브 콘서트에는 많은 사람이 모여서 노래하고 떠들어댄다. 극장식 의자를 갖춘 콘서트는 일반 극장과 같은 수준으로 위험하고, 의자가 없는 콘서트는 공연이 진행되는 동안 관객들이 2미터 거리 두기를 끝까지 지키지 않을 가능성이 높다. 라이브 뮤직을 꼭 봐야겠다고 생각하는 사람은 바이러스 전파 위험이 훨씬 적은 야외 공연장을 알아보도록 한다. 원형 극장에서 유명 콘서트가 더러 열리는데, 관객들이 마스크를 쓰고, 사회적 거리 두기를 잘 지킨다면 원형 극장도 보다 안전한 대안이 될 수 있다.

여기서 소개하는 정보를 바탕으로 여러분과 여러분 가족이 공공장소에 안전하게 나갈 수 있도록 최선의 결정을 내릴 수 있으면 좋겠다. 코로나-19나 다른 감염병이 여러분이 사는 마을이나 도시에 유행하면 그것에 감염될 가능성을 완전히 부정할 수는 없을 것이다. 하지만 보다 안전하게 공공장소에 나갈 수 있는 방법은 있다. 또한 공공장소에서 해도 되는 일과 하면 안 되는 일에 대해서도 정확한 정보를 바탕으로 합당한 결정을 내릴 수 있다.

코로나-19는 앞으로도 여러 해 동안 우리 곁에 머물 것이라는 점을 잊지 말아야 한다. 삶을 계속 즐기는 동시에 코로나바이러스를 비롯해 언제 나타날지 모르는 여러 병원체와 안전하게 더불어 살 방법을 배워야 한다. 그래야 새로운 일상에서 여러분의 삶을 행복하고 건강하게 이끌어 나갈 수 있다.

제11장

팬데믹이 주는 희망적인 교훈

Silver Linings

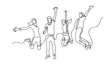

코로나바이러스가 유행하는 가운데서도 희망의 빛은 한두 가지가 아니다. 여러분도 직접 겪지 못했더라도 그런 이야기를 들은 적이 있을 것이다. 가족이 함께 보내는 시간이 많아지고, 격조했던 친구를 서로 다시 찾고, 손수 요리하는 시간이 더 많아지고, 많은 사람이 마침내 천천히 사는 삶을 찾게 되었고, 심호흡을 하고, 새로운 열정을 찾게 되었다. 그리하여 많은 이들의 삶이 바뀌고, 삶의 방식도 바뀌었다.

사랑하는 사람을 잃었다면, 어둠 속에서 밝은 한 줄기 빛을 찾기가 쉽지 않을 것이다. 당연히 그럴 것이다. 일자리를 잃고, 집을 잃고, 사업이 어렵게 된 사람도 마찬가지이다. 그 무엇으로도 메우기 힘든 소중한 것을 잃은 사람들이다. 하지만 잃은 게 없다면 밝은 희망의 빛도 보기 어렵다. 어두운 구름이 있어야 가장자리가 태양빛으로 밝은 둥근 테두리가 나타난다. 이 밝게 빛나는 둥근 테두리를 실버 라이닝silver lining이라고 부른다. 빛이 없는 어둠 속을 헤매는 것보다는 실버 라이닝을 찾는 게 훨씬 더 바람직한 일이다.

물론 실버 라이닝을 보라고 억지로 팔을 비틀지는 않을 것이다. 팬데믹 와중에 탄생한 긍정적인 스토리의 주인공들을 다시 소개하지도 않겠다. 놀라운 이야기들이지만 모두 각자 특별한 사연을 갖고 있다. 내가 여러분께 소개하고 싶은 것은 팬데믹이 우리에게 가르쳐준 실버 라이닝의 교훈들이다. 실버 라이닝 교훈은 무엇을 말하는가? 사람들은 코로나바이러스가 유행하는 동안 현실이 얼마나 힘든지 알게 되었다. 그게 무엇인지 뚜렷이 잡히지는 않지만, 우리는 이제 이 역경과 그를 통해 얻은 교훈을 활용해 자신과 삶을 향상시킬 수 있는 기회를 갖게 되었다.

내가 겪은 일을 소개해 본다. 팬데믹이 시작되고 초기 몇 달 동안 나는 에이미 로바흐Amy Robach를 쳐다보면서 GMA3 방송 준비를 했다. 이 프로의 공동 진행자인 그녀는 내가 ABC 뉴스에 합류하고 나서부터 10년 가까이 친구로 지내 온 사이이다. 팬데믹을 맞아서 우리는 ABC 뉴스의 다른 직원 수십 명과 함께 코로나바이러스 관련 보도를 하느라 계속 오버타임 근무를 했다. 뉴욕시를 비롯해 미국 전역, 나아가 전 세계가 코로나 팬데믹으로 시끄러웠다.

에이미를 쳐다보고 있으니 우리의 우정이 슬라이드 쇼처럼 마음속으로 스쳐 지나갔다. 나는 그녀의 유방암이 최초로 검진된 유방조영상mammogram 촬영 트럭에 그녀와 함께 타고 있었다. 그로부터 몇 년 뒤 나는 당시 남편이던 롭Rob과 곧 이혼할 거라는 사실을 직장에서는 처음으로 그녀에게 털어놓았다. 몇 개월 뒤 롭이 스스로 목숨을 끊었을 때, 그녀는 직장에서 내가 믿고 의지하는 든든한 버팀목이 되어 주었다. 굿모닝 아메리카 촬영 기사 한 명이 코로나-19로 목숨을 잃었을 때는 두 사람 모두 큰 충격을 받았다. 팬데믹 초기에 그녀는 업무적으로, 그리고 개인 적으로도 끊임없이 나를 격려하고, 의욕을 북돋워 주었다.

어려운 시기에 우리는 견고하게 잘 버티고 있고, 수백만 명의 시청자가 보는 전국 방송에서 팬데믹 보도를 해내고 있다. 이제 는 유방암 진단을 받은 에이미와 전 남편의 죽음으로 고통을 받 은 나, 이렇게 두 사람만 힘든 시간을 보내는 게 아니다. 프로그 램을 진행하는 팀원 모두, 집에서 방송을 보는 시청자들 모두가 광범위하게 퍼진 심각한 어려움으로 고통을 당하고 있었다. 그 럼에도 불구하고, 우리 모두는 살아남아서 할 일을 하고 있으며, 도저히 가능할 것 같지 않던 방법으로 앞으로 나아가고 있다.

팬데믹 초기를 되돌아보면 지금도 그때 일이 믿기지 않는다. 하루도 쉬지 않고 몇 달을 그렇게 했다. 하루 13시간씩 방송에 출연해서 어마어마한 양의 의학 정보를 처리하고, 분석하고, 종 합해서 방송에 내보냈다. 해야 하는 일이고, 달리 선택의 여지가 없었다. 나 자신을 위해, 그리고 함께 일하는 ABC 뉴스 동료들, 그리고 내가 좋아하는 일이라 열심히 했다. 정확하고 솔직한 정 보를 듣기 위해 나를 쳐다보는 1,100만 명의 시청자들을 위해 열심히 했다. 그리고 그 많은 시청자들 가운데서도 특별히 두 명은 늘 나를 주시하고 있었다. 바로 내 아이들이다. 절대로 그 아이들을 실망시킬 수는 없었기 때문에 더 열심히 했다.

각자 처한 상황은 당연히 다르겠지만, 그래도 여러분의 이야기는 곧 나의 이야기이다. 여러분은 힘을 내서 버텼고, 우리 모두 그랬다. 여러분 모두 각자의 방식대로 강해졌다. 자신을 위해, 가족, 동료들과 이웃을 위해, 그리고 매일 길거리에서, 편의점에서 마주치며 미소를 건넨 낯선 사람들을 위해 우리 모두 힘을 냈다. 모두가 각자의 방식대로 힘을 냈다. 그렇게 해서 우리들 한 명 한 명 모두가 2019년 12월보다는 더 강한 회복력을 갖게 되었다.

전쟁, 기아, 자연재해, 9/11 같은 큰 위기들을 겪으며 우리는 용기 있고 강인한 힘을 보인 여러 사람의 이야기를 알게 되었다. 하지만 코로나바이러스 대유행은 우리 모두가 내면에 가지고 있던 강인한 힘을 드러내 보여주었다. 다른 위기들과 달리 팬데믹은 일부 지역이나 특정 도시, 특정 국가에 국한되지 않고, 전 세계를 휩쓸었다. 누구도 재앙을 피해갈 방법이 없었다. 나 혼자 비행기에 올라타고 위험지역을 벗어날 수도 없고, 외딴 오지에 숨어서 바이러스를 피할 방법도 없고,(외딴 시골이 바이러스 온상이 된 곳도 여러 군데 있다.) 돈으로 감염 안전지대를 사서 숨어들어갈 수도 없는 노릇이다.

팬데믹은 아주 심각한 형태로 며칠, 몇 주가 아니라 1년 넘게 계속되었다. 그렇게 시간이 흐르면서 우리 모두를 완전히 녹초로 만들어 놓았다. 그러더니 우리 모두의 내면에 회복력이라는 작은 돌멩이가 만들어지기 시작했다. 시간이 흘러도 부스러지거나 빛이 바래지 않는 다이아몬드 보석이 만들어지는 과정과 다르지 않다. 사람들의 회복력이 이렇게 자라는 것은 팬데믹 전과정을 겪으면서 우리가 얻은 가장 큰 실버 라이닝 교훈이라고 나는 생각한다. 검은 구름을 헤치고 한 줄기 밝은 빛이 나타나기 시작한 것이다. 고난이 그것을 견뎌낸 모든 이들의 가슴 속에 회복력이라는 작은 보석을 심어 준 것이다.

우리가 배운 실버 라이닝 교훈은 이것 말고도 또 있다. 얼핏 보면 긍정적인 면보다는 부정적인 면이 먼저 드러나는 일들이 많다. 하지만 어떤 고난도 그 고난을 견뎌내고, 그것을 우리 자신과 우리의 삶을 향상시키는 계기로 바꾸는 기회가 반드시 오게 되어 있다.

내가 돌본 환자들 가운데도 이런 사람들이 있다. 20년 간 의사 생활을 하면서 정말 상상하지 못한 일들을 많이 보았다. 암환자도 있고, HIV 양성자도 있었다. 태아가 사산하고, 앞으로 아이를 가질 수 없게 된 사람들도 있었다. 이런 병을 얻으면 정말 감당하기 힘든 고통이 따른다. 하지만 어떤 환자들의 경우 고난이 내면에 있는 놀라운 힘을 발휘하도록 풀어놓는다.

몇 달 뒤, 이 환자들은 다시 돌아와 내게 이렇게 말한다. '그거 알아요, 애슈턴 박사님? 암에 걸린 건 내게 일어날 수 있는 최고의 선물이었어요.' 그리고는 아프기 전 트레드밀을 걸을 때 기분이 어땠는지에 대해 말해 주었다. 그런데 병이 나면서 더 이상 걷기 운동을 할 수 없게 되었고, 그때부터 매 순간을 음미하게 되었다고 했다. 새로운 삶이 시작되고, 삶에서 무엇이 중요한지에 대한 우선순위가 다시 만들어졌다고 했다.

아주 진귀한 이야기가 아니라, 주위에 아는 사람으로부터 들은 것과 비슷한 이야기일 수 있다. 아니면 여러분이 직접 경험해 본 이야기일 수도 있을 것이다. 물론 모든 환자가 다 역경 속에서 실버 라이닝 교훈을 얻고, 고난을 자신을 향상시키는 기회로 바꾸게 되는 것은 아니다. 하지만 실버 라이닝 교훈은 늘 존재하고 있으며, 교훈을 통해 고난을 놀라운 기회로 바꾸는 것은 여러분 자신에게 달렸다.

새로운 일상은 사람들이 실버 라이닝을 보는 방식도 바꾸어 놓았다. 예전에는 과거를 뒤돌아볼 때만 그때 그랬구나 하고 뒤늦게 깨달았다. 그런데 팬데믹이 우리가 실버 라이닝을 실시간으로 볼 수 있도록 만들어 놓았다. 긴박하고 불안정한 새로운 일상의 특성상 과거를 뒤돌아보는 사치를 누릴 수가 없게 되었기 때문이다. 아직 폭풍우가 치고 있는 가운데서 검은 구름 사이를 뚫고 나갈 돌파구를 찾아내야만 하는 것이다. 그러기 위해서는 정신을 똑바로 차리고, 회복력을 키워 폭풍우를 다스릴 수 있도록 교훈을 배워야 한다.

이 장의 앞부분에서는 자신을 향상시키고, 건강을 증진시키는 데 활용할 수 있는 실버 라이닝 교훈에 대해 여러분과 함께 알아보고자 한다. 뒷부분에서는 팬데믹을 통해 배운 교훈에 대해 함께 알아볼 것이다. 의학 발전과 앞으로 모든 사람의 건강과 보건을 위해 활용할 수 있을 것으로 생각한다. 보건이라고 해서 국가와 병원 시스템을 개선하는 차원의 문제만 다루지는 않는다. 여러분 자신과 여러분 가족의 건강관리에 대해서도 이야기하고자 한다.

바이러스를 이기는 새로운 습관

팬데믹이 주는 4가지 평생 교훈

보통 사람들은 어려운 일을 겪으면서 더 힘든 일에 대비할 수 있게 된다. 자신이 겪은 일을 인정하고, 그것을 통해 배운 교훈을 지렛대 삼아 자신을 더 건강하고 행복한 사람으로 만들어 나갈 때 특히 더 그렇다. 다음은 우리가 팬데믹을 겪으며 막연하게 배운 교훈이 아니라, 마음만 먹으면 실생활에 적용할 수 있는 생생한 진실들이다. 이렇게 배운 교훈을 실천하고, 우리가 겪은 어려움을 최대한 활용할 네 가지 방법을 소개한다.

교훈 #1: 자기 건강은 자기가 책임진다.

코로나바이러스 팬데믹은 이런 기회가 아니었으면 우리 인간이 절대로 마주하지 못했을 상황을 드러내 보여주었다. 그것은 바로 자신의 건강과 안위에 대한 책임은 궁극적으로 각 개인에게 있다는 사실이다. 팬데믹은 제도가 우리를 구원해 주지 못한다는 사실을 입증해 주었다. 정부나 과학기술, 의학이 우리에게 닥친 난관을 모두 물리쳐 주지는 못한다. 자신의 몸이 처한 운명과 안전을 좌우하는 것은 자기 자신이다. 다시 말해, 개개인의 건강은 시작과 끝이 모두 자기 자신이다. 매일 아침, 내가 거울 앞에서 마주 보는 그 사람이 바로 내 건강의 주인이다.

받아들이기 힘들겠지만, 부담스러우면서도 중요한 사실이다. 자신의 운명을 궁극적으로 책임지는 사람이 자신이라는 사실을 받아들이고 나면 자신의 건강에 대한 책임도 온전히 자기 자신에게 있다는 생각을 하게 된다. 새로운 일상에서 이런 생각을 하게 된 사람들은 체중을 줄이고, 당뇨병 같은 만성질환도 고칠 수 있게 되었다. 그리고 운동을 다시 시작하고, 나중에는 정신건강 이상도 고칠 의욕을 갖게 되었다. 그리고 힘들더라도 자신의 건강과 행복에 대한 통제권을 자신이 되찾아오는 모습을 보였다.

자신의 건강에 대한 최종 책임을 자기가 갖는다는 것은 여러 필수 기본지식을 배운다는 뜻이기도 하다. 언제 응급실로 가야 할지, 어떤 약을 갖추고 있을지, 의학 뉴스를 어떻게 받아들이고, 어떻게 하면 자신의 건강과 관련해 바람직한 판단을 내릴 수 있을지, 올바른 판단을 내리도록 도움을 줄 좋은 의사를 어떻게 만날 것인지 등에 대해 알아야 한다는 말이다.

나는 이 책에서 어떻게 하면 우리가 새로운 일상에 더 잘 적응해서 건강과 행복을 증진해 나갈 수 있을지 보여주려고 했다. 그렇게 해서 모두가 더 만족스럽고 회복력이 강한 삶을 살도록 돕고 싶다. 예를 들어, 헬스클럽이 안전하지 않다고 운동을 아예 그만두면 그건 바이러스가 우리 건강에 결정권을 행사하는 게 된다. 그렇게 하지 않고 다른 창의적인 방법을 찾아 운동을 계속할 수 있다. 어떤 병원균에 대해 비이성적으로 두려움을 가져서 정상적인 생활을 못하는 대신, 그 병원균의 정체에 대해 배우고, 자신을 지킬 방법을 배우는 것이다. 무작정 여행을 가지 않고, 외식도 하지 않는 대신, 위험요소를 정확히 진단해서 자신과 주위 사람들에게 더 안전한 결정을 내리도록 한다.

새로운 일상은 여러 가지 면에서 자신의 건강은 자기가 직접 돌보는 DIY_{do-it-yourself} 태도를 갖게 만들었다. 예를 들어 우리는 이제 DIY로 운동하고, DIY로 위험평가를 해서 어떤 게 안전하고 어떤 게 안전하지 않은지를 결정한다. 음식도 DIY로 만들어 먹는다. 더 많은 사람이 더 자주 집에서 직접 요리를 한다. 잠도 정해진 스케줄 없이 DIY로 자고, DIY로 여행하고 일한다. 자녀 교육도 DIY로 하는 이들이 많아졌다. 여가활동도 DIY로 할 수밖에 없게 되었다. 이 중에서 가장 중요한 일은 어쩌면 신체건강과 정신건강을 위한 노력을 DIY로 강화하는 것이다. 여러분 스스로 회복력을 키우는 노력을 하는 게 중요하다.

> **제니퍼 박사의 처방:** 자신을 신체적, 정신적, 정서적으로 건강한 완전체로 유지하는 일이 전적으로 자신에게 달렸다는 사실을 깨닫고 받아들이는 것은 멋진 일이다. 팬데믹 시기에 DIY 건강법을 실천하는 것은 큰 의미를 갖는다. 우리에게 힘을 주고, 이전과 다른 사람으로 바꾸어놓을 수 있다.

교훈 #2: 지금 이 순간에 집중하라

팬데믹은 우리 모두를 장기간 불확실성에 노출시켰다. 최근 인류 역사에서 전례가 없는 일이었다. 방역수칙과 규제조치도 수시로 바뀌었다. 국경이 봉쇄되고, 영업점과 학교가 예고도 없이 문을 닫았다 열었다를 반복했다. 언제쯤 무슨 활동을 안심하고 할 수 있을지, 언제 백신 접종을 하게 될지, 언제 정상생활로 돌아갈 수 있을지 누구도 예측할 수 없게 되었다. 하루하루 유동적인 상황에서 살게 되었다. 이런 불확실성은 여러 면에 저주스러운 영향을 미쳤지만, 궁극적으로는 하나의 선물이라고 나는 생각한다. 미래가 어떻게 될지 내다볼 수 없다면, 삶의 속도를 늦추고, 지금 이 시간, 이곳에 집중하도록 해보자.

나를 포함한 많은 이들에게 현재에 집중해 살아간다는 게 쉬운 일은 아니다. 팬데믹 이전에 나는 아침에 눈을 떠서 밤에 잠자리에 들 때까지 늘 시속 160킬로미터의 속도로 뛰어다녔다. 늘 바쁜 생활을 즐겼다. 도전을 좋아했고, 도전이 가져다주는 에너지와 아드레날린이 좋았다. 미래에 이루고자 하는 목표와 계획, 꿈을 생각하면 기분 좋고, 그것을 이루기 위해 열심히 노력했다. 심리적으로도 바쁜 게 좋았다. 바쁘면 생산성과 목표로 가득찬 삶을 돌진해 나가는 기분이 들어 좋았다.

하지만 팬데믹이 나를 포함한 우리 모두의 삶의 속도를 늦추게 만들었다. 이제부터는 삶을 돌진하듯이 살거나, 트레드밀 위에서 달리는 것처럼 살지 않도록 만든 것이다. 트레드밀 위에서 달리는 것도 이제 쉽게 누리기 힘든 사치가 되었다. 무서운 진단을 받은 환자들처럼, 우리도 이제 정지 버튼을 누를 수밖에 없는 처지가 되었다. 정지 버튼을 누름으로써 우리에게는 속도를 늦추고, 멈추어 서서, 서로를 돌아보고, 매 순간을 음미할 수 있는 기회가 생겼다.

팬데믹 이전에 우리 일정표는 업무, 여행, 집안일을 비롯한 갖가지 일로 빼곡히 채워져 있었다. 하지만 대유행이 시작되고 나서부터는 예정되었던 거의 모든 일정을 취소, 연기, 혹은 무기한

뒤로 미룰 수밖에 없게 되었다. 새로운 일상을 맞이한 지금도 미래에 대한 계획을 세우기는 여전히 어렵다. 이제 어떻게 할 것인가? 이럴 때는 지금 이 순간을 사는 수가 있다. 많은 이들이 이런 식으로 사는 데 익숙하지 않을 것이다. 하지만 안전지대를 벗어날 때 진짜 삶이 시작된다는 말도 있지 않은가.

가장 실감나는 실버 라이닝 교훈은 매시간 계획대로 움직이지 않아도 된다는 말이다. 다음 달, 다음 주, 혹은 내일 무슨 일을 할지 계획대로 움직일 필요가 없게 되었고, 또한 그럴 수도 없다. 우리에게 주어진 것은 오늘, 지금 이 시간, 우리와 함께 하는 일분일초이다. 지금 이 순간 우리가 가진 것에 집중하기로 마음을 먹는다면, 그것은 바로 지금 진정으로 행복하기를 선택하는 것이다. 그럴 능력을 갖추기로 하는 것이다.

제니퍼 박사의 처방: 코로나바이러스로부터 배운 게 있다면 그것은 바로 새로운 질병이 등장함으로써 우리의 삶이 자신도 모르는 사이에 순식간에 바뀔 수 있다는 사실이다. 일정표를 스케줄로 채우는 대신 지금 당장 즐길 수 있는 일이 무엇인지 찾아 즐기도록 해보라.

교훈 #3: 진짜 중요한 일이 무엇인지 다시 생각하라

조용히 눈을 감고 2019년 12월에 여러분의 삶이 어땠는지 한 번 생각해 보라. 당시 여러분에게 무엇이 중요한 일이었나? 송년파티를 기다리며 들떠 있었을 수도 있고, 가족이나 친구들에게 줄 선물을 고르느라 정신이 팔렸을 수도 있고, 아니면 연말 연시 휴가를 어디로 갈까 고민하고 있었을지도 모르겠다. 지금 여러분은 사무실로 복귀해서 바쁘게 일하고 있을 수도 있고, 새 일자리를 찾던가, 아니면 가족들과 모처럼 휴가를 즐기고 있을 지도 모르겠다.

새로운 일상이 시작되며 많은 이들의 삶의 우선순위가 바뀌 었다. 삶의 속도를 늦추거나 마침내 완전히 멈출 수밖에 없게 됨으로써 얻게 된 혜택이다. 주위에 있는 사물을 꼼꼼히 살펴보 면, 필요한 것과 필요하지 않은 것을 가려낼 수 있다. 그런 다음 사소한 것은 뒷전으로 밀어내고, 정말 중요한 물건은 눈에 잘 띄는 곳으로 옮겨 놓는다. 마찬가지로 팬데믹은 우리 삶에서 정 말 중요한 일이 무엇인지 다시 생각하게 만들어 주었다.

예를 들어, 나는 앞으로 또 팬데믹이 닥치면 그때는 내 남자친 구와 서로 다른 도시에서 떨어져 살고 싶지 않다는 사실을 깨닫 게 되었다. 코로나바이러스 대유행이 일어나지 않았더라면 절 대로 고려해 보지 않았을 생활방식을 택하기로 생각을 바꾸고 있는 것이다. 나는 이처럼 내 삶에서 중요한 게 무엇인지 깨닫 고, 과감하게 그 일을 실천하기로 마음먹은 데 대해 감사한다.

전 세계 수백만 명의 삶과 생각에도 나에게 일어난 이런 변화 가 일어나고 있다. 자기가 소유하고 있는 재산, 자기가 아는 장 소, 자기가 하는 일보다 가족과 친구가 더 소중하다는 사실을 깨닫게 된 사람들도 있다. 그런가 하면 가족을 남겨두고 비행기 여행을 떠나는 게 싫어졌다는 사람들도 있다. 앞으로 또 팬데믹

이 닥치면, 그때는 나이 드신 부모님과 친척을 함께 모시고 살겠다는 사람들도 있다.

이런 인간관계에서의 변화뿐만 아니라, 팬데믹은 많은 이들에게 업무적으로, 인간적으로 정말로 하고 싶은 일이 무엇인지의 우선순위를 바꾸어놓았다. 원하지 않는 일을 하며 살기에는 인생이 너무 짧다는 사실을 깨달은 사람들도 하고, 교외로 나가 단순한 삶을 살겠다는 사람들도 있다. 그리고 거의 모든 사람이 건강의 중요성을 다시 생각하게 되었다.

> **제니퍼 박사의 처방:** 앞으로 삶이 다시 바빠지더라도 새로 정한 팬데믹 우선순위를 외면하지 말라. 행복하고 건강한 삶을 누리고 싶다면 가족, 친구, 좋아하는 일, 건강과 같이 정말 중요한 일에 집중하도록 하라.

교훈 #4: 이만해서 다행이라고 생각하라

정말 놀라운 진단결과를 환자에게 알려주어야 할 때마다 나는 말하기 전에 환자에게 잠시 시간을 갖고 마음을 가다듬으라고 시킨다. 예를 들어, 암 진단이 나왔지만 4기는 아닌 경우, 아니면 4기라고 하더라도, 양질의 치료를 받을 수 있고, 돌봐줄 가까운 가족과 친구가 있어서 얼마나 다행이냐는 식으로 말해 준다. 그렇다고 기다리고 있는 힘든 과정을 대수롭지 않게 보이게 하려고 밝은 면을 부각시키려고 하지는 않는다. 그렇지만, 진단결과를 넓은 시각으로 보고, 환자가 잃은 것보다 아직 가지고 있는 일들에 관심을 갖도록 하는 게 도움이 된다는 사실을 나는 알고 있다.

그런 식으로, 환자들은 두려움과 근심, 외로움의 감정 대신 감사의 마음을 가질 수 있게 된다. 팬데믹 기간 동안 나는 감사의 마음을 갖기 위해 가능한 한 자주 이런 시각을 가지려고 노력했다. 예를 들어, 내 남동생이 코비드-19 확진판정을 받았을 때, 나는 그가 세계 최상의 치료를 받을 수 있게 된 게 얼마나 감사한 일이냐고 스스로를 위로했다. 그가 경미한 증상만 보이고 완치되는 것을 보고, 나는 입원하거나 산소 호흡기를 끼지 않게 된 게 얼마나 감사한 일이냐고 생각했다.

이렇게 생각한다고 걱정거리가 없어지는 것은 아니지만, 긍정적으로 생각하게 되고, 강한 의지와 회복력으로 난관을 이겨내는 데 도움이 되었다. 이는 새로운 일상에서 내가 경험한 놀라운 실버 라이닝 교훈이다. 팬데믹은 선택권이 항상 우리에게 주어져 있다는 사실을 많은 이들에게 한 번 더 상기시켜 주었다.

우리는 이미 잃어버린 것에 파묻혀 지낼 수도 있고, 잃은 것은 관심 밖으로 치워 버리고, 지금 가지고 있는 것에 관심을 집중할 수도 있다. 특히 끔찍한 상실을 겪은 사람에게는 이렇게 하는 게 쉬운 일이 아니다. 새로운 일상에서 이런 태도는 회복력을 찾는 데 도움이 되고, 앞으로 어떤 일이 닥치든 잘 대비하는 데도 도움이 된다. 예를 들어, 팬데믹 기간 중에 직장을 잃은 사람들이 있다. 하지만 그 와중에도 코비드-19에 걸리지 않은 것에 감사할 수 있고, 걸렸더라도 운좋게 살아남았으니 감사할 일이라고 생각할 수 있을 것이다.

만약 새로운 일상에서 배우자와의 관계나, 연인과의 관계가 손상을 입었다고 해도, 그 일로 인해 두 사람 사이에 해결해야 할 문제가 무엇인지 드러내 보여주었기 때문에 괜찮다. 그 일을 계기로 두 사람 사이가 앞으로 나아가고, 보다 지속적인 관계로 나아가게 될 것이다. 간단히 말하자면, 무슨 일에든 항상 밝은 면이 있다는 것이다. 새로운 일상에서 실버 라이닝에 집중해서 보면 감사하는 마음을 갖게 되고, 더 강한 회복력을 가질 수 있게 될 것이며, 나아가 더 깊은 행복감을 맛보게 될 것이다.

제니퍼 박사의 처방: 위기에 처하면 시야가 좁아지기 쉬운데, 그건 아주 좋지 않다. 더 넓은 시각에서 새로운 일상을 받아들이려고 해보자. 상황이 계속 나빠질 수도 있을 것이다. 그래도 두려움과 불안감, 스트레스를 가능한 한 감사의 마음으로 바꾸어 보도록 하자.

팬데믹이 의료계에 주는 7가지 교훈

새로운 일상에서 우리 모두에게 실버 라이닝 교훈이 있는 것처럼, 팬데믹은 전 세계 의료계에 몇 가지 교훈을 안겨주었다. 앞으로 의료계가 더 나은 방향으로 발전해 나가는 데 도움이 되었으면 하는 교훈들이다. 이 교훈이 어느 정도 영향을 미칠지는 더 두고봐야 하겠지만, 코비드-19 위기가 시작되고 비교적 짧은 기간에 배운 교훈으로 의료계의 변화는 이미 어느 정도 일어나고 있다.

개개인의 생활에서 일어나는 실버 라이닝과 비슷하게, 의료계의 실버 라이닝도 어느 정도는 의료계 전문가들이 여러 해 전부터 이미 알고 있던 문제들이다. 그런데 최근 몇 개월에 걸쳐 일어난 상황이 이 문제들을 긴급히 해결해야 할 중요 문제로 부각시켜 주었다. 이제 무엇이 중요한지 분명해졌다. 우리 의사들은 물론이고, 일반 개인들은 이 실버 라이닝을 사람들을 도울 수 있는 능력을 향상시키는 계기로 삼자는 것이다.

앞으로 또 팬데믹이 닥칠 경우, 이를 잘 관리해서 더 안전하고 더 효과적으로 환자를 치료할 수 있도록 의료계를 바꾸어 줄 7가지 실버 라이닝 교훈을 소개한다.

교훈 #1: 통합 대응훈련으로 위기 대처 능력을 키운다

통합훈련은 임상의학에서 기본 원칙이다. 미리 훈련하지 않으면 비상시에 움직일 수 없다. 쉽게 말해, 연습이 사람의 목숨을 살린다. 이런 종류의 의료 준비태세는 플로리다주 올랜도의 펄스 나이트클럽 총기 난사 사건 때 진가를 발휘했다. 2016년에 일어난 미국 역사상 가장 참혹한 대량 총기 난사 사건이다. 당시 나는 ABC 뉴스에 이 사건을 보도했는데, 같은 의사로서 사건 현장에서 불과 세 블록 떨어진 곳에 있는 올랜도 지역메디컬센터ORMC가 당시 얼마나 환상적으로 대응했는지에 대해 증언할 수 있다.

ORMC는 사건 발생 42분 만에 38명의 총기 부상자를 받아들였다. 환자가 도착한 시간은 새벽 2시 넘어서였고, 일대가 총격사건 현장이라 응급실도 이미 접근 금지된 상태였다. 이후 24시간에 걸쳐 ORMC 수술팀은 29명의 수술을 실시했고, 응급실로 실려온 총기 부상자 49명 가운데 40명의 목숨을 구했다. 의사들이 이렇게 할 수 있었던 단 한 가지 이유는 ORMC가 플로리다주 중부의 유일한 1급 외상센터로 이런 응급사태에 대비한 훈련을 여러 해 동안 실시해 왔기 때문이다.

마찬가지로, 코로나바이러스 대유행이 뉴욕시를 비롯한 여러 지역을 최초로 강타했을 때도 많은 병원이 환자가 밀려들어올 것에 대비해 놓고 있었다. 이런 비상사태에 대비한 훈련을 이미 여러 차례 실시했기 때문이다. 문제는 시 단위와 국가 전체가 하나의 통합된 의료 커뮤니티로서 동시에 여러 병원에 환자가 대량으로 밀려들어올 것에 대한 대비가 전혀 되어 있지 않은 것이었다.

의료에서는 훈련이 위력을 발휘한다. 우리는 코로나바이러스 대유행이 시작되기 오래 전부터 이런 사실을 알고 있었다. 팬데믹은 시와 카운티, 주, 국가 차원에서 의료적 비상사태에 대비한 훈련이 필요하다는 사실을 우리에게 보여주었다. 우리는 이러한 대응 체제의 범위를 과감하게 늘려야 하고, 그럴 여력도 있다. 나를 포함한 많은 의사들이 의료보건상의 위기가 또 닥치기 전에 이런 조치가 취해지기를 바라고 있다.

이제는 병원 단위의 사고 패러다임에서 벗어나 각자가 훨씬 더 큰 팀의 일부라는 생각을 가져야 한다. 내가 소속된 병원이 전부가 아니다. 이런 패러다임 전환을 이룬다면, 다음에 닥칠 팬데믹에는 더 신속하고, 훨씬 더 효과적으로 대응할 수 있는 충분한 잠재력을 우리는 가지고 있다.

교훈 #2: 더 많은 연구 데이터가 필요하다

코로나바이러스 대유행이 시작되고 몇 주가 지나자 코비드-19로 인한 사망자 비율에서 백인과 유색인종이 서로 다르다는 사실이 알려졌다. 하지만 2020년 7월까지 미국 질병통제예방센터CDC는 코비드-19 확진자 가운데 45퍼센트 정도만 인종과 민족적인 특성을 분석해 놓고 있었다. 그 정도로는 분석 결과를 받아들이기에 불충분한 수치였고, CDC도 그런 점을 인정했다. CDC는 당시 여러 면에서 많은 시달림을 받고 있었지만, 모든 주에 코로나바이러스로 인한 사망자와 입원환자에 관한 데이터를 인종별, 민족별로 보내달라고 당당하게 요구할 수 있어야 했다.

팬데믹을 계기로, 왜 어떤 질병의 경우 흑인과 유색인종들에게 발병률이 더 높게 나타나는지에 대해 더 많은 데이터가 필요해졌다. 양질의 의료혜택을 받는지 여부와 관계되는 경우도 있지만, 그건 극히 일부분에 불과했다. 동등하게 의료보험 혜택을 받는 흑인 시민과 백인 시민을 비교하면, 서로 비슷한 사회경제적인 환경에서도 흑인의 감염률이 더 높았다.

요점은 이런 것이다. 흑인과 유색인종이 특별한 의료적 위험 요소를 보유하고 있음을 보여주고 있으며, 이런 특별한 위험요소에 맞춰 보건의료 정책을 시행해야 한다는 것이다. 공공보건 기관들이 나서서 질병에서 인종이나 민족과 관련한 이런 불균형을 시급히 해소할 필요가 있다. 인종과 질병의 관계에 대한 연구의 필요성은 이미 여러 해 전부터 알려져 있었는데, 팬데믹이 그 필요성을 더 시급하게 만들었다.

너무나 많은 흑인과 유색인종이 코비드-19로 목숨을 잃었다. 이런 통계에서 얻는 실버 라이닝 교훈이 있다면, 그것은 바로 이들의 죽음이 헛되지 않도록 해야 한다는 것이다.

교훈 #3: 의료 문제는 전 세계가 힘을 합쳐 대응한다

지난 20여 년 동안 미국은 세계의 다른 지역 사람들이 사스, 메르스, 조류독감, 황열병, 에볼라 바이러스, 지카 바이러스 같은 치명적인 감염병과 싸우는 모습을 멀리서 지켜보았다. 미국에서도 이런 감염병이 드물게 나타나기는 했지만, 그것은 독립된 사례들이었다. 그런 탓에 미국은 거의 자국 중심적인 입장을 유지했다. 미국 내에서는 이런 감염병이 대규모로 유행하지 않았고, 다른 나라에서 일어나는 의료적인 위기에 협력하는 데 대해 거부반응이 있었기 때문이다.

하지만 코로나바이러스는 병원균이 개발도상국 주민이건, 선진국 주민이건 상대를 전혀 가리지 않는다는 사실을 보여주었다. 미국은 고립된 상태에 있기 때문에 이런 감염병으로부터 계속 안전할 것이라는 잘못된 믿음은 이제 사라졌다. 코로나 팬데믹이 가르쳐주는 실버 라이닝 교훈은 이제 미국도 글로벌 의료보건 문제에 더 많은 관심을 가져야 한다는 것이다.

미국 자신을 위해서도 그렇게 하는 게 옳은 일이 되었다. 중국 우한에서 시작된 코로나바이러스가 얼마나 신속하고 광범위한 속도로 미국을 초토화시키는지 지켜보았기 때문에, 다음에 또 감염병 대유행이 닥치면, 그게 어디서 시작되든 불문하고 못 본 체할 수 없게 되었다.

앞으로 다가올 의료보건 위기에 대응하는 데는 공감 능력도 역할을 할 것이라고 나는 생각한다. 공감 능력이 전 세계 의료 수준을 향상시켜 줄 수 있을 것이다. 지구상에서 가장 막강한 의료 능력을 가진 나라 가운데 하나인 미국은 인류가 질병과 싸우는 데 결정적인 영향력을 행사할 수 있을 것이다. 그렇게 하는 게 미국인들에게 도움이 되기도 하지만, 그게 전 세계를 위해 옳은 일을 하는 것이다.

또한 팬데믹은 어떻게 하면 국제 의료계가 더 잘 협력해서 일할 수 있을지 가르쳐주었다. 대유행 초기에 전 세계 연구팀들이 연구결과를 공유하며 코비드-19 확산을 저지하기 위해 함께 협력했다. 의학은 항상 국제적인 협력이 이루어지는 분야이기는 하지만, 이런 협력 관계가 이전보다 더 다방면에서 더 강력하게 이루어지고 있다.

교훈 #4: 의약품은 국내 생산 체제로 바꾸어야 한다

대유행 초기에 병원들이 코비드-19에 걸린 환자들을 치료하려고 동분서주하는 동안 예상치 못한 위기가 의료계 전반에 닥쳤다. 처방약의 절대량이 부족한 것이었다. 미국 내 제약공장이 문을 닫아서 일어난 문제가 아니라, 중국을 비롯한 다른 나라에 있는 제약공장들이 폐쇄되면서 생긴 문제였다. 미국에서 쓰이는 의약품과 의료장비 대부분은 해외에서 생산되고 있다. 실제로, 미국에서 소비되는 항생제와 소염진통제 이부프로펜, 피부염과 관절염 치료제에 쓰이는 히드로코르티손hydrocortisone 공급량의 90퍼센트를 중국 공장에서 생산한다.[1]

여기서 얻을 실버 라이닝 교훈은 이제부터 우리가 쓰는 처방약 생산을 외국에만 의존해서는 안되겠다는 것이다. 앞으로 또 대유행이 시작되거나 자연재해, 정치적 격변을 비롯해 끔찍한 위기사태가 닥쳐서 장기간 계속되고, 해외 공장의 생산이 몇 주가 아니라 몇 달씩 중단되면 어떻게 할 것인가?

의약품 생산을 해외에서 아웃소싱하는 사치는 이제 더 이상 누릴 수 없는 상황이 되었다. 앞으로 또 의약품 부족 사태가 닥치는 것을 피하기 위해 의약품의 국내 생산을 곧바로 시작해야만 한다. 그렇게 하는 것이 미국의 의료 회복력을 키우는 길이다.

교훈 #5: 의료인들은 나이와 상관없이 소중한 자산

나는 늘 의료계 종사자들은 영웅이라고 생각한다. 우리 가족은 거의 모두가 의사나 간호사이다. 그래서 나는 의료인들이 늘

보이는 용기와 헌신을 보고 들으며 자랐다. 팬데믹은 내가 평생 동료 의료인들에게 가진 그런 존경심을 전 세계인들에게 나누어주는 계기가 되었다. 이것은 엄청나게 좋은 일이다. 왜냐하면 의료계 종사자들은 수백만 명에 달하는 사람의 목숨을 다룬다. 더 많은 존경을 받을수록 이들이 훨씬 더 수월하게 자신들의 일을 수행할 수 있을 것이기 때문이다.

의료계 종사자들과 관련된 실버 라이닝 교훈을 하나 더 소개한다. 팬데믹은 새로운 일상에서 의료 종사자들이 나이를 불문하고 모두 소중한 자산이라는 사실을 상기시켜 주었다. 대유행 초기에 미국의 많은 주들이 은퇴한 의료인들에게 병원에서 자원봉사 일을 해달라고 요청했다. 이들은 심각한 인력 부족을 메우기 위해 자신의 목숨이 위태로워질 수 있음에도 불구하고 기꺼이 나섰다. 뉴욕시에서만 수천 명의 은퇴한 의료계 종사자들이 이러한 지원 요청을 받아들였다.[2] 이들이 아니었더라면, 분명히 더 많은 목숨이 사라졌을 것이다. 이들의 헌신은 65세가 넘은 사람들도 우리 사회에서 꼭 필요한 역할을 얼마든지 할 수 있음을 보여준다.

교훈 #6: 식용 가축을 더 건강한 방식으로 키워야 한다

팬데믹 이전에는 동물이 감염병 확산에 어떤 역할을 하는지에 대해 아는 사람이 극소수에 불과했다. 동물·사람 공통감염 전문가와 수의사들의 이야기를 듣기 전까지는 나도 이 분야에 완전히 깜깜이였다. 팬데믹 덕분에 더 많은 사람이 전문가들이 여러 해 전부터 경고해 온 사실들에 대해 알게 되었다. 또다시 팬데믹을 맞지 않으려면 특히 식용으로 쓰는 동물들을 어떻게 다루어야 할지에 대해 다시 생각해 볼 필요가 있다.

코로나바이러스를 포함해 인류가 그동안 겪은 거의 모든 팬데믹이 동물에서 비롯되었다.[3] 동물에서 인간으로 전파되는 감염병은 매년 지구상에서 발생하는 10억여 건에 달하는 질병의 원인이 되고 있다.[4] 하지만 문제는 중국 우한의 동물시장에서 팔리는 산 동물뿐만이 아니다. 전염병 전문가들은 우한을 신종 코로나바이러스의 발원지로 의심한다. 비위생적이고 밀폐된 공간에서 돼지, 소를 비롯한 여러 가축을 키워서 도살까지 하는 재래 가축 농장들도 위험하다.[5]

그렇다고 모두 채식주의자가 되라는 말은 아니다. 하지만 팬데믹은 가축 사육에도 유기농 방식 등 보다 건강한 방법을 도입해 바이러스가 동물에서 사람으로 전파되는 위험을 줄일 필요가 있음을 보여주었다. 가축을 더 넓은 공간에서 항생제를 적게 쓰고 키우는 게 더 건강하고, 더 안전하고, 더 인도적인 사육방식이다. 그렇게 키우는 게 육식을 하는 사람들에게도 더 건강하고 더 안전한 방식임은 말할 것도 없다.

교훈 #7: 원격의료를 적극 활용하자

팬데믹 때문에 원격의료가 시작된 것은 아니다. 의사들은 여러 해 전부터 가상 서비스로 환자를 진료하고 치료할 줄 알았다. 하지만 대유행이 수백만 명에 달하는 종합병원, 메디컬 클리닉, 개인병원 의사들의 원격의료 이용을 가속화했다. 의료에 첨단기술 이용을 망설여 온 사람들도 원격의료를 이용할 수밖에 없는 상황이 된 것이다. 이들 가운데 다수는 가상 서비스가 대면 진료 못지않게 효과적일 뿐만 아니라, 더 편리하다는 사실을 알게 되었다.

원격진료가 좋은 진료방식이 될 수 있다는 소식은 전 세계 수백만 명에게 유익한 실버 라이닝 교훈이다. 팬데믹 덕분에 이제 더 많은 환자들이 양질의 의료혜택을 누릴 수 있게 되었다. 특히 시골을 비롯해 의료 서비스를 받기 힘든 지역에 사는 사람들에게 원격의료는 하나의 게임 체인저이다. 나이 많은 사람이나 장애가 있어서 대면 진료를 받으러 가기 힘든 사람들에게는 더 말할 필요도 없다.

팬데믹이 우리에게 가르쳐준 실버 라이닝은 이밖에도 많이 있다. 그 가운데는 얼핏 혜택이 아니라 불이익을 줄 것처럼 보이는 것들도 있다. 무슨 난관이든 그것을 통해 무언가 교훈을 얻을 수 있다. 우리 모두 이 소중한 교훈을 우리 자신을 더 나은 존재로 만드는 데 쓰도록 해야 한다. 개인뿐만 아니라 공동체, 나아가 국가 전체가 이 교훈을 활용하도록 하자.

에필로그

Epilogue

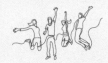

금요일인 그날 새벽 1시 3분에 왜 잠이 깼는지 모르겠다. 하여튼 눈이 떠졌다. 전날 밤 9시 30분부터 깊은 잠에 빠져들었는데, 무슨 영감이 떠올랐는지 아니면 엉뚱한 생각이 들었는지 모르지만 하여튼 눈이 떠졌다. 일어나 화장실로 갔다. 1분 뒤인 1시 4분에 침대 머리맡에 놓아둔 핸드폰이 격하게 울리기 시작했다. 핸드폰을 보니 미국 대통령이 코로나-19에 걸렸다는 소식이 들어와 있었다.

그로부터 20분 뒤 나는 말짱한 정신으로 ABC 뉴스의 24시간 앵커팀과 전화로 생방송을 진행했다. 스피커폰으로 방송을 진행하면서 블라우스를 챙겨 입고 메이크업을 하고 머리 손질을 했다. 그리고 10분 뒤, 나는 홈 스튜디오의 카메라 앞에서 대통령의 확진 소식과 관련한 생방송을 진행했다. 그때부터 24시간 넘게 대통령의 감염과 관련해 열 번 넘게 생방송을 진행했다.

그날 새벽, 대통령이 자신이 코로나-19 양성반응이 나왔다는 사실을 트위터에 올린 직후인 새벽 1시 30분부터 3시 15분까지 우리는 그 사실을 긴급뉴스로 방송했다. 그 소식은 의료 분야의 가장 중대한 뉴스인 동시에 전 세계적으로도 가장 뜨거운 뉴스로 퍼져나갔다. 3시 30분에 침대로 돌아가 1시간 동안 잠깐 눈을 붙인 다음 다시 일어나 굿모닝 아메리카, 월드뉴스 투나잇, 나이트라인을 비롯해 ABC 방송의 여러 프로그램 생방송 준비를 시작했다. 이후 나흘에 걸쳐 바이러스는 백악관을 들쑤셔 놓았고, 나는 하루 14시간 생방송을 진행했다.

대통령 확진 뉴스가 터져 나오고 난 다음 월요일에 나는 주치의와 1시간가량 통화를 했다. 몇 해 전, 전 남편이 스스로 목숨을 끊은 뒤부터 가급적 빠트리지 않고 우선적으로 해오던 일이었다. 하지만 그날은 나의 기분 상태나 인간관계, 그리고 자기개발을 위해 무슨 일을 할 것인지 등등에 대한 이야기는 하고 싶지 않았다. 나는 의학전문기자로서, 그리고 의사로서, 미국시민으로서 겪은 일들에 너무 몰두해 있었다. 1시간 통화 가운데 처음 10분을 트럼프 대통령의 코로나-19 감염 이야기로 보냈다.

그때 이런 생각이 퍼뜩 들었다. '이놈의 바이러스 정말 지겹다. 코로나-19 이제 신물이 난다.' 나는 코로나바이러스 때문에 좌절감과 무기력감에 빠지고, 완전히 녹초가 되어 있었다. 팬데믹 피로감에 젖어 있었던 것이다. 여러분도 이제 코로나바이러스에 진절머리가 날 것이다. 이렇게 사는 게 벌써 몇 달째인가. 그런데도 바이러스는 아직 물러나지 않고 있다. 이 때문에 수많은 사람들이 좌절감과 절망감에서 헤어나지 못하고 있다.

　하지만 괜찮다. 그런 좌절감은 극히 정상적인 현상이고 당연한 반응이다. 우리 모두 바이러스에 진절머리가 나는 건 사실이지만 그렇다고 가드를 내릴 때는 아니다. 사실은 과거 그 어느때보다도 경계심의 고삐를 더 단단히 조여야 한다. 팬데믹 피로감이 확산되고 있고, 사람들의 마음이 느슨해지기 시작했다. 트럼프 대통령이 코로나-19에 감염된 것은 가드를 내리면 어떤일이 일어나는지를 분명하게 보여주었다. 그는 자기는 마스크를 쓰지 않겠노라는 말을 몇 번이나 했고, 마스크를 써야 하는자리에서도 마스크를 쓰지 않는 모습이 여러 차례 텔레비전에비쳤다. 꼭 지켜야 할 장소에서 사회적 거리 두기를 지키지 않는 모습도 여러 차례 방송에 나왔다.

　백악관은 트럼프 대통령을 비롯한 행정부 고위관료들의 안전을 위해 이들을 정기적으로 검사한다는 사실을 공개해 왔다. 하지만 백악관이 위치한 펜실베이니아 애비뉴 1600번지에서도검사는 방역수단이 되지 못한다. 검사는 경계와 진단에 효과가있을 뿐이다. 트럼프 대통령은 대유행이 시작되고 8개월은 용케 바이러스를 피할 수 있었지만, 그의 이러한 행동은 결국 자신을 바이러스에 내주고 말았다. 결국 바이러스는 전 세계에서가장 안전한 권력의 핵심 서클 안으로 뚫고 들어갈 길을 찾아낸것이다. 트럼프 대통령의 확진은 이 감염병에 관한 한 세상 그누구도 자기는 안전하다는 그릇된 확신을 가질 수 없음을 단적으로 보여주었다. 앞으로 많은 시간이 더 지나도 사정은 마찬가지일 것이다.

미국 대통령의 코로나-19 확진 판정은 이 바이러스가 중국 우한에서 처음 나타났을 때부터 의사들은 알고 있던 사실을 전 세계인들에게 다시 한 번 보여주었다. 그것은 바로 코로나-19는 신분 고하를 가리지 않고 누구든 감염시킬 수 있으며, 실제로 그렇다는 사실이다. 이 바이러스는 신분 확인 절차를 거치지 않고 백악관을 출입한다.

이 점은 분명히 해두자. 코로나바이러스는 정치와 아무 상관 없이 움직인다. 많은 사람들이 트럼프 대통령이 코로나바이러스에 걸렸다는 사실을 정치적으로 해석하려고 했다. 하지만 나는 그걸 의학적이고 과학적인 사안으로 받아들였다. 매사추세츠주 의학협회에서 발간하는 뉴잉글랜드 저널 오브 메디신The New England Journal of Medicine은 사설에서 팬데믹에 대한 미국인들의 반응과 관련해 이런 말을 했다. "진실은 진보와 보수 어느 쪽도 아니다."

대통령의 코로나-19 확진을 정치화하려는 시도는 많은 이들이 얼마나 심각한 수준의 악의적인 분노를 품고 있는지 보여준다. 팬데믹 사태가 장기화하면서 모든 분야에서 혼란이 계속되고, 차분한 대응을 보기가 점점 더 어려워지고 있다. 하지만 냉정해져야만 한다. 내가 냉정을 유지하는 비결은 내가 아는 사실을 충실히 지키는 것이다. 내가 아는 사실이란 바로 과학을 말한다. 앞서 소개한 감염병 통제 원칙과 위험도 계층화risk stratification

방식 등이 여기에 해당된다.

팬데믹이 시작되고 오랜 시간이 지나면서 많은 점포들이 다시 문을 열었다. 점포들은 계속 문을 열 것이다. 여행을 가고, 외식을 하고, 외부에서 함께 어울리는 사람들도 계속 늘어나고 있다. 모두 잘된 일이다. 하지만 그렇다고 모든 생활이 '정상'으로 돌아왔다는 의미는 아니다. 더 많은 점포가 문을 열고, 더 많은 사람이 일상적인 활동을 시작했다고 해서 이 바이러스가 짐을 챙겨 지구를 떠난 것은 아니기 때문이다. 바이러스는 여전히 우리 곁에 남아서 위협을 가하고 있고, 앞으로 여러 해 지날 때까지 계속 위협적인 존재로 남아 있을 것이다. 효과적인 치료제와 백신이 개발된 이후에도 위험요소는 여전히 남아 있다.

나는 이 점을 강조하고 싶다. 아무리 효과적인 백신이 나오더라도 세상을 하루아침에 2019년으로 되돌려놓지는 못한다. 그래서 나는 그릇된 희망을 키우지 않는 게 중요하다고 생각한다. 이 책을 쓰는 시점에도 미국 시민의 30~50퍼센트가 자기들은 코로나-19 백신을 맞지 않겠다고 응답한다는 조사결과가 있었다. 백신을 맞는 과정에 대한 불신과 함께 백신의 안전과 효능에도 우려가 있기 때문이라는 것이다. 백신이 제공하는 보호장치를 이용하지 않을 사람이 많을 것이라는 말이다.

그리고 백신이 코로나-19에 대한 면역력을 얼마나 오래 유지해 줄지 당분간은 의사들도 잘 모를 것이다. 만약 코로나바이러스가 독감처럼 수시로 변이된다면 1~2년마다 백신 접종을 해야 하는 일이 생긴다. 그렇게 되면 백신 조달에 심각한 어려움을 겪게 될 것이다.

일부러 찬물을 끼얹으려는 게 아니다. 결국에는 백신이 팬데믹을 백미러로 뒤돌아보게 만들 것이다. 팬데믹도 과거의 일이 될 것이라는 말이다. 이렇게 조심스레 낙관하는 태도를 유지하는 게 정말 중요하다고 나는 생각한다. 하지만 우리 인생도 그렇지만 의학에서도 미래를 내다보는 게 중요하다. 우리 앞에 무엇이 기다리는지 두 눈을 똑바로 뜨고 직시해야만 한다. 그래야 이 세상을 정확하고 안전하게 헤쳐 나갈 수 있다.

하지만 앞길에 무엇이 놓여 있는지 그것만 똑바로 응시하다 보면 끝이 보이지 않을 것이다. 그래서 나는 일관되게 가족, 친구, 일, 자기관리처럼 나에게 중요한 일에 집중했다. 불안감을 잠재우기 위해 많은 애를 썼고, 제대로 돌아가는 세상사에 감사하는 마음을 가지려고 노력했다.

제대로 돌아가는 일이라면 무엇을 말하는가? 첫째는 살아 있다는 사실이다. 그건 상당히 의미 있는 일이다. 2020년 전반기 8개월 동안 사망한 미국인의 수는 1970년 이후 어떤 해 같은 기간보다도 사망자수가 더 많았다.[2] 1970년은 대대적인 흡연 반대 캠페인이 시작되고, 직업안전법이 통과된 해이다. 코로나-19는 이제 뇌졸중, 알츠하이머병, 당뇨병, 자동차 사고를 제치고 미국인들의 세 번째 주요 사망원인이 되었다.

다행히 지금까지 살아남았다면 그것은 확실히 대단한 일이라고 인정하고 자축할 만한 일이다. 하지만 그렇다고 코로나바이러스에 면역력이 생기고, 앞으로 감염되지 않을 것이라는 보장은 없다. 여러분에게 겁을 주려는 게 아니라, 항상 현실적인 인식을 가지고, 경계심을 늦추지 말 것이며, 감사하는 마음과 희망을 잃지 말라는 당부에서 하는 말이다.

감사와 희망의 마음을 꼭 지녔으면 좋겠다. 감사할 일, 희망을 주는 일은 여전히 많기 때문이다. 팬데믹과 상관없이 세상은 여전히 멋지고, 아름답고, 축복받은 곳이다. 어린아이는 계속 태어나고, 젊은이들은 새로운 지식을 배우고, 새로운 부부는 계속 탄생되고 있다. 성공하는 사람도 많고, 많은 이들이 취미생활을 통해 행복을 추구하고, 사랑을 나누며, 가족, 친구들과의 사랑을 더 두텁게 한다.

분명한 사실이 또 하나 있다. 코로나바이러스는 세상을 바꾸고, 우리가 사는 방식을 바꾸어놓았으며, 일상의 개념을 뒤집어놓았다. 하지만 우리가 어떤 존재이며, 어떤 존재가 될 수 있는지까지 팬데믹이 규정하지는 않았다는 점을 기억하자. 새로운 일상에서 여러분은 아직 자신이 원하는 존재가 될 수 있다. 감사하고 희망을 갖고, 행복하게 되는 길을 선택할 수 있다. 친절하고 인정 많고, 사랑이 넘치는 사람이 될 수 있다. 그리고 회복력이 강한 사람이 될 수 있다.

다시 말해, 여러분은 최고의 자신이 될 수 있는 힘을 가지고 있다. 어떤 바이러스나 팬데믹도 그 힘을 빼앗아가지 못한다.

Notes

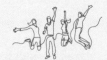

제1장 몸 건강

1. Christopher H. Herbst, Reem F. Alsukait, Mohammed Alluhidan, Nahar Alazemi, and Meera Shekar, *"Individuals with Obesity and Covid-19: A Global . . . ,"* Wiley Online Library, https://online library.wiley.com/doi/full/10.1111/obr.13128, accessed August 26, 2020.

2. Christopher M. Petrill, Simon A. Jones, Jie Yang, Harish Rajagopalan, Luke O'Donnell, Yelena Chernyak, Katie A. Tobin, Robert J. Cerfolio, Fritz Francois, and Leora I. Horowitz, *"Largest US Study of Covid-19: Obesity Single Biggest Chronic Factor,"* Physician's Weekly, April 14, 2020.

3. Roni Caryn Rabin, *"Obesity Linked to Severe Coronavirus Disease, Especially for Younger Patients,"* New York Times, April 16, 2020.

4. David C. W. Lau, *"Practical Approaches to the Treatment of Obesity,"* Julia McFarlane Diabetes Research Centre, https://www.accrockies.com/downloads/slides/2012/1_Sunday/Sunday_04_Lau_Obesity_Rx.pdf, March 11, 2012.

5. *"Covid-19 Study Shows More Than 4 Times In-Hospital Mortality Rate and Increased Length of Stay for Patients with Diabetes and Hyperglycemia,"* Business Wire, April 17, 2020.

6. Sara Rigby, *"Coronavirus: High Blood Pressure Could Double Risk of Death,"*

BBC Science Focus Magazine, June 5, 2020.

7. *"High Blood Pressure Linked to Increased Risk of Dying from Covid-19,"* European Society of Cardiology, June 5, 2020.

8. *"Facts About Hypertension,"* Centers for Disease Control and Prevention, September 8, 2020.

9. *"Million Hearts® Undiagnosed Hypertension,"* Centers for Disease Control and Prevention, Division for Heart Disease and Stroke Prevention, November 8, 2019.

10. Brunilda Nazario, *"Coronavirus and High Blood Pressure: What's the Link?"* WebMD, September 23, 2020. 11 Bruce Goldman, "High Blood Pressure Drugs Don't Increase Covid-19 Risk, Stanford Study Finds," Scope 10k (blog), Stanford Medicine, July 14, 2020.

12. Emily Ihara, Health Policy Institute, Georgetown University, February 13, 2019.

13. Roengrudee Patanavich and Stanton A. Glantz, *"Smoking Is Associated with Covid-19 Progression: A Meta-Analysis,"* Nicotine & Tobacco Research 22, no. 9 (September 2020): 1653–56.

14. Erin Digitale, *"Vaping Linked to Covid-19 Risk in Teens and Young Adults,"* Stanford Medicine News Center, Stanford Medicine, August 11, 2020.

15. Serena Gordon, *"Vaping-Related Lung Injuries Still Happening—And May Look Like Covid-19,"* U.S. News & World Report, June 30, 2020.

제2장 마음 건강

1. Joel Achenbach, *"Coronavirus Is Harming the Mental Health of Tens of Millions of People in U.S., New Poll Finds,"* Washington Post, April 2, 2020.

2. William Wan, *"The Coronavirus Pandemic Is Pushing America into a Mental Health Crisis,"* Washington Post, May 12, 2020.

3. James Hamblin, *"Is Everyone Depressed?"* The Atlantic, May 22, 2020.

4. *"Substantial Investment Needed to Avert Mental Health Crisis,"* World Health Organization, May 14, 2020.

5. Robin Wright, *"How Loneliness from Coronavirus Isolation Takes Its Toll,"* The New Yorker, March 23, 2020.

6. Daisuke Nishi, Shigenobu Kanba, and Tadafumi Kato, *"Mental Health Issues Associated with Covid-19 Outbreak,"* virtual issue, Psychiatry and Clinical Neurosciences, Wiley Online Library, April 20, 2020.

7. Wright, *"Loneliness from Coronavirus Isolation."*

8. *"Loneliness and Social Isolation Linked to Serious Health Conditions,"* Centers for Disease Control and Prevention, May 26, 2020.

9. *"The 'Loneliness Epidemic,' "* U.S. Health Resources & Services Administration, January 10, 2019.

10. *"The Rise in Alcohol & Drug Relapses from Coronavirus,"* Banyan Treatment Centers, June 15, 2020.

11. Kristen Monaco, *"Mental Health Challenges After Covid-19 Recovery,"* Medical News and Free CME Online, MedpageToday, May 18, 2020.

12. Lisa L. Colangelo, " *'Not Alone': Mental Health Experts Help Patients Cope After Covid-19,"* Newsday, June 29, 2020.

13. Melinda Smith, Lawrence Robinson, and Jeanne Segal, *"Coping with Grief and Loss,"* HelpGuide, September 2020.

14. Judith Rodin, The Resilience Dividend: Being Strong in a World Where Things Go Wrong (New York: PublicAffairs, 2014).

제3장 보건 의료

1. William Booth, Aaron Gregg, and Isaac Stanley-Becker, *"Americans Warned of 'Pearl Harbor Moment' as Trump Tells Parts of the Nation to Brace for 'Peak,'"* Washington Post, April 6, 2020.

2. Alejandro de la Garza, *"Emergency Room Visits Plunge During Covid-19 Pandemic,"* Time, June 4, 2020.

3. Will Stone and Elly Yu, *"Empty ERs Worry Doctors as Heart Attack and Stroke Patients Delay Care,"* U.S. News & World Report, May 8, 2020.

4. Alexandra Galante, *"After Man, 38, Dies of Heart Attack, Wife Shares Urgent Message: 'Go to the ER,'"* TODAY.com, June 16, 2020.

5. Kathleen P. Hartnett, Aaron Kite-Powell, Jourdan DeVies, Michael A. Coletta, Tegan

K. Boehmer, Jennifer Adjemian, and Adi V. Gundlapalli, *"Impact of the Covid-19 Pandemic on Emergency Department Visits—United States, January 1, 2019– May 30, 2020,"* Centers for Disease Control and Prevention, June 11, 2020.

6. Steven H. Woolf, Derek A. Chapman, and Roy T. Sabo, *"Excess Deaths from Covid-19 and Other Causes, March–April 2020,"* JAMA, August 4, 2020.

7. *"More People Are Dying During the Pandemic—And Not Just from Covid-19,"* American Heart Association, June 16, 2020.

8. Greg Jaffe and Amy Brittain, *"Obama: 'We Can't Give in to Hysteria or Fear' of Ebola,"* Washington Post, October 18, 2014.

9. Stephanie Evans, Emily Agnew, Emilia Vynnycky, and Julie V. Robotham, *"The Impact of Testing and Infection Prevention and Control Strategies on Within- Hospital Transmission Dynamics of Covid-19 in English Hospitals,"* MedRxiv, May 20, 2020.

10. Rich Daly, *"Preventable ED Use Costs $8.3 Billion Annually: Analysis,"* Healthcare Financial Management Association, February 11, 2019.

11. Lori Uscher-Pines, Jesse Pines, Arthur Kellermann, Emily Gillen, and Ateev Mehrotra, *"Deciding to Visit the Emergency Department for Non-Urgent Conditions: A Systematic Review of the Literature,"* September 5, 2014.

12. Oleg Bestsennyy, Greg Gilbert, Alex Harris, and Jennifer Rost, *"Telehealth: A Quarter-Trillion-Dollar Post-Covid-19 Reality?"* McKinsey & Company, June 1, 2020.

13. Ibid.

14. Kimberly Lankford, *"4 Ways Telehealth Can Save You Money,"* U.S. News & World Report, April 6, 2020.

15. Ana Blasco, Montserrat Carmona, Ignacio Fernández-Lozano, Carlos H. Salvador, Mario Pascual, Pilar G. Sagredo, Roberto Somolinos, et al. *"Evaluation of a Telemedicine Service for the Secondary Prevention of Coronary Artery Disease,"* Journal of Cardiopulmonary Rehabilitation and Prevention 32, no. 1 (2012): 25–31.

16. Mary Van Beusekom, *"In Pandemic, Many Seeing Upsides to Telemedicine,"* Center for Infectious Disease Research and Policy, University of Minnesota, May 21, 2020.

제4장 바이러스를 이기는 음식

1. Junxiu Liu, Colin D. Rehm, Renata Micha, and Dariush Mozaffarian, *"Quality of Meals Consumed by US Adults at Full-Service and Fast-Food Restaurants, 2003–2016: Persistent Low Quality and Widening Disparities,"* The Journal of Nutrition 150, no. 4 (2020): 873–83.

2. Megan Meyer, *"2020 Food and Health Survey,"* Food Insight, International Food Information Council, July 7, 2020.   3. Ibid.

4. Anagha Srikanth, *"Americans Are Gaining Weight and Buying More Fitness Equipment in Quarantine, But Are They Using It?"* The Hill, July 6, 2020.

5. Rajeshni Naidu-Ghelani, *"Comfort Food: Women More Likely to Admit to Overeating, Under Exercising amid Covid-19,"* Ipsos, May 28, 2020.

6. Josie Delap, *"Why Sourdough Went Viral,"* The Economist, August 4, 2020.

7. Rasha Ali, *"New Quarantine Cooking Trend Alert: Get Ready to Dig into a Bowl of Pancake Cereal,"* USA Today, May 16, 2020.

8. Kim Severson, *"7 Ways the Pandemic Has Changed How We Shop for Food,"* New York Times, September 8, 2020.

9. Debbie Koenig, *"Quarantine Weight Gain Not a Joking Matter,"* WebMD, May 21, 2020.

10. Srikanth, *"Americans Are Gaining Weight and Buying More Fitness Equipment in Quarantine."*

11. Sarah Maslin Nir, *"Tailors Know New Yorkers' Pandemic Secret: 'Everybody Got Fat!'"* New York Times, July 25, 2020.

12. Alexandra Ashbrook, "Nearly 60 Percent Increase in Older Adult Food Insecurity During Covid-19: Federal Action on SNAP Needed Now," Food Research & Action Center, July 31, 2020.

13. Gianna Melillo, *"Hyperglycemia Is an Independent Risk Factor of Covid-19 Mortality,"* The American Journal of Managed Care, July 18, 2020.

14. E. J. Mundell, *"Covid-19 May Spike Blood Sugar, Raising Death Risk,"* WebMD, July 13, 2020.

15. *"Covid-19 and Diabetes,"* International Diabetes Federation, August 27, 2020.

16. *"How Much Sugar Is Too Much?"* American Heart Association, n.d.

17. Sara Chodosh, *"Sorry, Keto Fans, You're Probably Not in Ketosis,"* Popular Science, June 8, 2020.

18. Adrian R. Martineau and Nita G. Forouhi, *"Vitamin D for Covid-19: A Case to Answer?"* The Lancet Diabetes & Endocri- nology 8, no. 9 (2020): 735–36.

19. *"Office of Dietary Supplements—Vitamin D,"* NIH Office of Dietary Supplements, U.S. Department of Health and Human Services, September 11, 2020.

20. Megan Meyer, *"Covid-19 Pandemic Transforms the Way We Shop, Eat and Think About Food, According to IFIC's 2020 Food & Health Survey,"* Food Insight, International Food Information Council.

21. *"Study Suggests Home Cooking Is a Main Ingredient in Healthier Diet,"* Center for a Livable Future, Johns Hopkins Bloomberg School of Public Health, November 17, 2014.

22. Hans Taparia, *"How Covid-19 Is Making Millions of Americans Healthier,"* New York Times, April 18, 2020.

23. Severson, *"7 Ways the Pandemic Has Changed How We Shop for Food."*

24. Mary Knight, *"How Much Money Do You Save by Cooking at Home?"* Wellio, July 10, 2018.

25. *"Cooking at Home Tonight? It's Likely Cheaper and Healthier, Study Finds,"* ScienceDaily, March 14, 2017.

26. *"Happy Couples: How to Keep Your Relationship Healthy,"* American Psychological Association, January 1, 2020.

27. Steven Reinberg, *"Typical Restaurant Meal Loaded with Fats, Salt, Calories: Studies,"* WebMD, n.d.

28. *"Meals at 92 Percent of Dining Establishments Tip the Scales,"* ScienceDaily, January 20, 2016.

제5장 운동, 최고의 백신

1. Jacob Meyer, Cillian McDowell, Jeni Lansing, Cassandra Brower, Lee Smith, Mark Tully, and Matthew Herring, *"Changes in Physical Activity and Sedentary*

Behaviour Due to the Covid-19 Outbreak and Associations with Mental Health in 3,052 US Adults," Cambridge Open Engage, 2020.

2. Jamie Ducharme, "Covid-19 Is Making Americans Even More Sedentary: The Effects Could Be Long-Lasting," May 12, 2020. 3. Ibid.

4. "Survey Reveals Gyms Will Never Be the Same After Coronavirus," LIFEAID Beverage Co. Blog, June 27, 2020.

5. Jade Scipioni, "59% of Americans Don't Plan to Renew Their Gym Memberships After Covid-19 Pandemic: Survey," CNBC.com, July 23, 2020.

6. "Survey Reveals Gyms Will Never Be the Same."

7. "Covid-19: Exercise May Help Prevent Deadly Complication," UVA Health Newsroom, University of Virginia Health System, April 15, 2020.

8. University of Bath, "Regular Exercise Benefits Immunity—Even in Isolation," ScienceDaily.

9. "Exercise Is an All-Natural Treatment to Fight Depression," Harvard Health Publishing, Harvard Medical School, July 2013. 10. "Exercise for Stress and Anxiety," Anxiety and Depression Association of America.

11. Rachel P. Tillage, Genevieve E. Wilson, L. Cameron Liles, Philip V. Holmes, and David Weinshenker, "Chronic Environmental or Genetic Elevation of Galanin in Noradrenergic Neurons Confers Stress Resilience in Mice," Journal of Neuroscience 40, no. 39 (2020): 7464–74.

12. Lawrence Robinson, Jeanne Segal, and Melinda Smith, "The Mental Health Benefits of Exercise," HelpGuide, June 2019.

13. ABCNews, "Ohio Man Builds Exercise Equipment from Timber After Gym Shuts Down over Coronavirus," YouTube.com, April 8, 2020.

14. John Hanc, "Keeping Clients Fit During the Pandemic by Going Virtual," New York Times, May 26, 2020.

제6장 수면 건강

1. "Sleep Habits Post Lockdown in the U.S.," Sleep Standards, May 2020.

2. Natana Raj, "Sleep Aids: Technologies and Global Markets," BCC Research, April

2020.

3. *"Sleep Habits Post Lockdown in the U.S."*

4. Ibid.   5. Ibid.

6. Dan Hurley, *"Sleep Neurologists Call It 'COVID-Somnia'— Increased Sleep Disturbances Linked to the Pandemic,"* Neurology Today 20, no. 13 (2020).

7. James M. Lang, *"Kids Are Spending More Hours on Screens Than Ever: Should Parents Worry?"* Fast Company, July 20, 2020.

8. Kelli Miller, *"COVID and Sleep: Sweet Dreams Aren't Made of This,"* WebMD, May 27, 2020.

9. Eric J. Olson, *"Can Lack of Sleep Make You Sick?"* Mayo Clinic, Mayo Foundation for Medical Education and Research, November 28, 2018.

10. Samir Deshpande and Walter Reed, *"A Full Night's Sleep Could Be the Best Defense Against Covid-19,"* Health.mil, Military Health System, March 23, 2020.

11. Elizabeth Fernandez, *"Sleep Affects Potency of Vaccines,"* University of California San Francisco, August 1, 2012.

12. Chun Shing Kwok, Evangelos Kontopantelis, George Kuli- gowski, Matthew Gray, Alan Muhyaldeen, Christopher P. Gale, George M. Peat, et al. *"Self-Reported Sleep Duration and Quality and Cardiovascular Disease and Mortality: A Dose-Response Meta-Analysis,"* Journal of the American Heart Association 7, no. 15 (2018).

13. *"What Temperature Should Your Bedroom Be?"* Sleep Foundation, July 28, 2020.

14. Julie Corliss, *"Mindfulness Meditation Helps Fight Insomnia, Im- proves Sleep,"* Harvard Health Blog, Harvard Health Publishing, June 15, 2020.

15. Deirdre Barrett, *"The 'Committee of Sleep': A Study of Dream Incubation for Problem Solving,"* Dreaming 3, no. 2 (1993): 115– 22.

16. *"Covid-19 TV Habits Suggest the Days Are Blurring Together,"* Comcast Corporation, May 6, 2020.

17. Ibid.

18. *"Coronavirus Pandemic and Americans Sleep (2020 Data),"* Sleep Standards, June 11, 2020.

19. *"Covid-19 TV Habits."*

20. *"Long-Term Ambien Use and Severe Addiction,"* American Addiction Centers, September 30, 2019.

제7장 건강 염려증

1. *"Pedestrian Fatalities on Interstate Highways, United States, 1993– 2012,"* AAA Foundation for Traffic Safety, September 14, 2012.

2. Annelieke M. Roest, Elisabeth J. Martens, Peter De Jonge, and Johan Denollet, *"Anxiety and Risk of Incident Coronary Heart Disease: A Meta-Analysis,"* Journal of the American College of Cardiology 56, no. 1 (2010): 38–46.

3. Allison Aubrey, Laurel Wamsley, and Carmel Wroth, *"From Camping to Dining Out: Here's How Experts Rate the Risks of 14 Summer Activities,"* NPR, May 23, 2020.

4. *"Always Worried About Your Health? You May Be Dealing with Health Anxiety Disorder,"* Harvard Health Publishing, Harvard Medical School, September 2018.

5. University of Bath, *"Lockdown Study Reports Surge in Health Anxieties: New Research into People's Coping Strategies Faced with Covid-19 Highlights the Mental Health Toll for Those Shielding,"* ScienceDaily, August 4, 2020.

6. Amy Gunia, *" 'I Don't Think We Should Ever Shake Hands Again': Dr. Fauci Says Coronavirus Should Change Some Behaviors for Good,"* Time, April 9, 2020.

7. Clare Lally, *"Child and Adolescent Mental Health During Covid-19,"* POST, UK Parliament, July 14, 2020.

8. *"Signs You May Be a Hypochondriac,"* Center for Treatment of Anxiety and Mood Disorders, June 15, 2020.

9. Ken Goodman, *"Health Anxiety: What It Is and How to Beat It,"* Anxiety and Depression Association of America, June 22, 2020.

10. Honor Whiteman, *"Cognitive Behavioral Therapy 'Effective' for Health Anxiety,"* Medical News Today, October 19, 2013.

11. Molly Jong-Fast, *"Why Are So Many Baby Boomers in Denial Over the Coronavirus?"* Vogue, March 13, 2020.

바이러스를 이기는 새로운 습관

12. *"United States Covid-19 Cases and Deaths by State,"* Centers for Disease Control and Prevention, n.d.

13. *"What Are the Odds of Dying From . . . ,"* National Safety Council, n.d.

14. *"Fifty Quotations by Ralph Waldo Emerson,"* Walden Woods Project, Thoreau Institute at Walden Woods, n.d.

15. Isabel Reche, Gaetano D'Orta, Natalie Mladenov, Danielle M. Winget, and Curtis A. Suttle, *"Deposition Rates of Viruses and Bacteria Above the Atmospheric Boundary Layer,"* The ISME Journal 12, no. 4 (2018): 1154–62.

16. Eniola Kasim, *"The Wonderful World of Virology,"* Institute for Public Health (blog), July 9, 2019.

17. *"CDC Updates Covid-19 Transmission Webpage to Clarify Information About Types of Spread,"* CDC Newsroom, Centers for Disease Control and Prevention, May 22, 2020.

18. *"How Covid-19 Spreads,"* Centers for Disease Control and Prevention, September 21, 2020.

19. *"Cleaning and Disinfection for Households,"* Centers for Disease Control and Prevention, July 10, 2020.

20. Terry Gross, *" 'The Beautiful Cure' Reveals the 'Profound' Power of the Immune System,"* Fresh Air, NPR, November 26, 2018.

21. Suzanne C. Segerstrom and Sandra E. Sephton, *"Optimistic Expectancies and Cell-Mediated Immunity,"* Psychological Science 21, no. 3 (2010): 448–55.

22. Natalie B. Compton, *"People Are Wearing Hazmat Suits on Planes: But Should They?"* Washington Post, May 25, 2020.

23. Darwin Malicdem, *"Your Favorite Bleach Could Produce Dangerous Indoor Air Pollutants,"* Medical Daily, October 3, 2019.

24. *"Cleaning Supplies and Your Health,"* EWG, n.d.

제8장 의학 뉴스 제대로 읽기

1. *"Remarks by President Trump, Vice President Pence, and Members of the Coronavirus Task Force in Press Briefing,"* White House.gov, April 3, 2020.

2. Sonal Desai, *"On My Mind: They Blinded Us from Science,"* Franklin Templeton Investments, July 29, 2020.

3. Mark Jurkowitz and Amy Mitchell, *"Coronavirus Stories Cited as Made-Up News Include Claims About Risks, Details of Virus,"* Pew Research Center's Journalism Project, August 18, 2020.

4. Md Saiful Islam, Tonmoy Sarkar, Sazzad Hossain Khan, Abu-Hena Mostofa Kamal, S. M. Murshid Hasan, Alamgir Kabir, Dalia Yeasmin, et al. *"Covid-19–Related Infodemic and Its Impact on Public Health: A Global Social Media Analysis,"* The American Journal of Tropical Medicine and Hygiene 103, no. 4: 1621–29.

5. Tedros Adhanom Ghebreyesus, *"Munich Security Conference,"* World Health Organization, February 15, 2020.

6. *"1st WHO Infodemiology Conference,"* World Health Organization, July 16, 2020.

7. Mark Jurkowitz, Amy Mitchell, J. Baxter Oliphant, and Elisa Shearer, *"Three Months In, Many Americans See Exaggeration, Conspiracy Theories and Partisanship in Covid-19 News,"* Pew Research Center's Journalism Project, September 18, 2020.

8. Sarah Kreps and Douglas Kriner, *"Good News and Bad News About Covid-19 Misinformation,"* Scientific American, June 10, 2020.

9. Jurkowitz et al., *"Three Months In."*

10. Ryan Broderick, *" 'I'm Not an Epidemiologist But . . .': The Rise of the Coronavirus Influencers,"* BuzzFeed News, March 18, 2020.

11. Julian E. Barnes and David E. Sanger, *"Russian Intelligence Agencies Push Disinformation on Pandemic,"* New York Times, July 28, 2020.

12. Jennifer Rankin, *"EU Says China Behind 'Huge Wave' of Covid-19 Disinformation,"* Guardian, June 10, 2020.

13. Monica Gandhi and George W. Rutherford, *"Facial Masking for Covid-19— Potential for 'Variolation' as We Await a Vaccine,"* The New England Journal of Medicine, September 8, 2020.

14. B. Blocken, F. Malizia, T. van Druenen, and T. Marchal, *"Towards Aerodynamically Equivalent Covid-19 1.5m Social Distancing for Walking and Running,"* 2020.

15. Sigal Samuel, *"Why You're Unlikely to Get the Coronavirus from Runners or*

Cyclists," VOX, August 13, 2020.

16. Eric Niiler, *"Are Running or Cycling Actually Risks for Spreading Covid-19?"* Wired, April 14, 2020.

17. Heena Sahni and Hunny Sharma, *"Role of Social Media During the Covid-19 Pandemic: Beneficial, Destructive, or Reconstructive?"* International Journal of Academic Medicine 6, no. 2 (June 29, 2020): 70–75.

18. Kreps and Kriner, *"Good News and Bad News About Covid-19 Misinformation."*

19. Emma Graham-Harrison and Alex Hern, *"Facebook Funnelling Readers Towards Covid Misinformation—Study,"* Guardian, August 19, 2020.

20. Katie Paul and Munsif Vengattil, *"Facebook Removed Seven Million Posts in Second Quarter for False Coronavirus Information,"* Thomson Reuters, August 11, 2020.

21. *"How Facebook Can Flatten the Curve of the Coronavirus Infodemic,"* Avaaz, April 15, 2020.

22. Amy Mitchell, Galen Stocking, and Katerina Eva Matsa, *"Some Readers Willing to Dig into Long-Form News on Cellphones,"* Pew Research Center's Journalism Project, May 30, 2020.

23. E. J. Mundell, *" 'COVID Toe' Probably Not Caused by Covid-19,"* WebMD, June 25, 2020.

24. Kim Schive, *"Will Gargling Wash the Virus Away?"* MIT Medical, April 13, 2020.

제9장 가족과 친구 관계

1. *"Older Adults and Covid-19,"* Centers for Disease Control and Prevention, September 11, 2020.

2. *"Covid-19 Hospitalization and Death by Age,"* Centers for Disease Control and Prevention, September 11, 2020.

3. *"Children's Role in Spread of Virus Bigger Than Thought,"* Harvard Gazette, August 20, 2020.

4. Robert L. DeBiasi and Meghan Delaney, *"Symptomatic and Asymptomatic Viral Shedding in Pediatric Patients Infected with Severe Acute Respiratory Syndrome Coronavirus 2 (SARS-CoV-2): Under the Surface,"* JAMA Pediatrics, August 28,

2020. 5. *"Health Department-Reported Cases of Multisystem Inflamma- tory Syndrome in Children (MIS-C) in the United States,"* Centers for Disease Control and Prevention, September 18, 2020.

6. *"CDC Childhood Injury Report,"* Centers for Disease Control and Prevention, February 6, 2019.

7. *"As Pandemic Drags On, Relationships Are Getting More Serious,"* Ipsos, August 4, 2020.

8. Andy Fies, *"Surge in Divorces Anticipated in Wake of Covid-19 Quarantine,"* ABCNews, April 17, 2020.

9. *"As Pandemic Drags On, Relationships."*   10. Ibid.

11. *"What to Do If Your Pet Tests Positive for the Virus That Causes Covid-19,"* Centers for Disease Control and Prevention, September 10, 2020.   12. Ibid.

제10장 공공장소에서

1. Tim Heffernan, *"Can HEPA Air Purifiers Capture the Coronavirus?"* New York Times, July 9, 2020.

2. *"How HEPA Filters Have Been Purifying Cabin Air Since the 1990s,"* American Airlines Newsroom, June 26, 2020.

3. Arnold Barnett, *"Covid-19 Risk Among Airline Passengers: Should the Middle Seat Stay Empty?"* MedRxiv, August 2, 2020.   4. Ibid.

5. Ibid.

6. Jessica Craig, *"Can Air Conditioners Spread Covid-19?"* NPR, August 15, 2020.

7. *"Air Conditioning Risks?"* MIT Medical, June 23, 2020.

8. *"Q&A: Ventilation and Air Conditioning in Public Spaces and Buildings and Covid-19,"* World Health Organization, July 29, 2020.

9. Choe Sang-Hun, *"South Korea Warns of Another Covid-19 Outbreak Tied to a Church,"* New York Times, August 16, 2020.

10. Allison James, Lesli Eagle, Cassandra Phillips, Stephen Hedges, Cathie Bodenhamer, Robin Brown, J. Gary Wheeler, and Hannah Kirking, *"High Covid-19 Attack Rate*

Among Attendees at Events at a Church—Arkansas, March 2020," Centers for Disease Control and Prevention, May 21, 2020.

11. Kate Conger, Jack Healy, and Lucy Tompkins, *"Churches Were Eager to Reopen: Now They Are Confronting Coronavirus Cases,"* New York Times, July 8, 2020.

12. Megan Hart, *"Sheboygan County Outbreak Highlights Risks of Reopening Church During Pandemic,"* Wisconsin Public Radio, June 17, 2020.

13. Allison Aubrey, Laurel Wamsley, and Carmel Wroth, *"From Camping to Dining Out: Here's How Experts Rate the Risks of 14 Summer Activities,"* WBUR News, May 23, 2020.

제11장 팬데믹이 주는 희망적인 교훈

1. Ana Swanson, *"Coronavirus Spurs U.S. Efforts to End China's Chokehold on Drugs,"* New York Times, March 11, 2020.

2. *"Retired Doctors and Nurses Don Scrubs Again in Coronavirus Fight,"* U.S. News & World Report, March 27, 2020.

3. Charlie Campbell, *"Don't Blame China: The Next Pandemic Could Come from Anywhere,"* Time, March 10, 2020.

4. Christian Walzer, *"The Covid-19 Pandemic Has Introduced Us to a New Word: Zoonosis (Op-Ed),"* LiveScience, April 1, 2020.

5. Ananya Mandal, *"Could the Next Pandemic Be 100 Times Worse Than Covid-19?"* News Medical Life Sciences, June 2, 2020.

에필로그

1. https://www.nejm.org/doi/full/10.1056/NEJMe2029812.

2. https://www.scientificamerican.com/article/covid-19-is-now-the-third-leading-cause-of-death-in-the-u-s1/.

옮긴이 이기동

서울신문에서 초대 모스크바특파원과 국제부장, 논설위원을 지냈다. 소련연방 해체를 비롯한 동유럽 변혁의 과정을 현장에서 취재했다. 경북 성주에서 태어나 경북고등과 경북대 철학과, 서울대학원을 졸업하고, 관훈클럽정신영기금 지원으로 미시간대에서 저널리즘을 공부했다. 『나스 데일리의 1분 세계여행』『김정은 평전-마지막 계승자』『AI의 미래-생각하는 기계』『현대자동차 푸상무 이야기』『블라디미르 푸틴 평전-뉴차르』『미국의 세기는 끝났는가』『인터뷰의 여왕 바버라 월터스 회고록-내 인생의 오디션』『마지막 여행』『루머』『미하일 고르바초프 최후의 자서전-선택』을 우리말로 옮겼으며 저서로『기본을 지키는 미디어 글쓰기』가 있다.

바이러스를 이기는 새로운 습관

초판 1쇄 인쇄 2021년 8월 10일
초판 1쇄 발행 2021년 8월 20일

지은이 제니퍼 애슈턴
옮긴이 이기동
펴낸이 이기동
편집주간 권기숙
편집기획 이민영 임미숙
마케팅 유민호 이정호
주소 서울특별시 성동구 아차산로 7길 15-1 효정빌딩 4층
이메일 previewbooks@naver.com
블로그 http://blog.naver.com/previewbooks

전화 02) 3409-4210
팩스 02) 463-8554
등록번호 제206-93-29887호

교열 이민정
편집디자인 디자인86
인쇄 상지사 P&B

ISBN 978-89-97201-57-0 03510